专病中西医结合诊疗丛书

湿疹的中西医结合治疗

茅伟安　主编
李　斌　主审

科学出版社
北　京

内 容 简 介

本书分基础、诊断、治疗、预防与护理共四篇，从中医、西医及中西医结合角度，系统地介绍湿疹的病因病机、诊断和治疗方法，几种特殊类型湿疹的预防与护理，并详细地对中西医结合特色诊疗方案进行了介绍。

书中内容从临床实际出发，内容严谨，突出中西医结合，适合皮肤科医师、中医工作者及湿疹患者参考阅读。

图书在版编目(CIP)数据

湿疹的中西医结合治疗 / 茅伟安主编. —北京：科学出版社，2018.10

(专病中西医结合诊疗丛书)

ISBN 978-7-03-057756-6

Ⅰ. ①湿… Ⅱ. ①茅… Ⅲ. ①湿疹—中西医结合疗法 Ⅳ. ①R758.23

中国版本图书馆 CIP 数据核字(2018)第 125059 号

责任编辑：陆纯燕

责任印制：黄晓鸣 / 封面设计：殷 靓

科学出版社 出版

北京东黄城根北街 16 号

邮政编码：100717

http://www.sciencep.com

南京展望文化发展有限公司排版

广东虎彩云印刷有限公司印刷

科学出版社发行 各地新华书店经销

*

2018 年 10 月第 一 版 开本：787×1092 1/16

2024 年 4 月第十七次印刷 印张：12 1/2

字数：257 000

定价：95.00 元

《湿疹的中西医结合治疗》
编 辑 委 员 会

主　编：茅伟安

主　审：李　斌

副主编：茅婧怡　张娟娟

编　委：（按姓氏笔画排序）

王　莉　孙圆圆　何海涛　张娟娟

茅伟安　茅婧怡　周　洁　胡　聃

姚红波

序

湿疹是常见的皮肤科疾病，其瘙痒难耐、反复发作等症状给患者带来极大困扰。近年来随着人类生活环境的变化和生活工作压力的日益增长，湿疹的发病率逐年上升。因此，湿疹的研究发展受到广大皮肤科工作者和湿疹患者的重视。

湿疹的发病人群广泛，年龄跨度大，地域分布广。随着科学研究的不断发展，湿疹的病因病机、临床治疗等研究逐渐深入。中医学博大精深，中医药对湿疹的认识源远流长。本书立足中西医结合，从中医、西医及中西医结合角度，向临床工作者和患者系统介绍了湿疹的一些基本概念、病因病机发展、现代医学诊断等内容；详细分析并总结了近年来临床用之有效的西医疗法和中医辨证施治的具体方案，列举了多例效果较好的中医疗法和中药汤剂。此外，本书还对常见湿疹的预防与护理方法进行了介绍，所谓医护结合，在减缓病症的同时减少患者的痛苦，降低湿疹的复发率。本书语言简练，内容丰富，突出中西医结合特色诊疗，为皮肤科医师、湿疹患者和中医爱好者提供参考。

湿疹是一种复杂的皮肤病，其研究和发展科学十分复杂，本书如有不足之处，希望各位专家学者和广大读者朋友指正。

秦万章

2018 年 5 月

目录

序

基 础 篇

诊 断 篇

治　疗　篇

预防与护理篇

基础篇

第一章　湿疹现代医学研究现况

湿疹是由多种内外因素共同引起的瘙痒剧烈的迟发型超敏反应，是一种常见的皮肤炎症反应，在成人和儿童中均有发生，但多发生于儿童或者青少年时期，是由多种内、外因素引起的真皮浅层及表皮炎症。其皮损特点为对称分布、多形损害、瘙痒剧烈、有渗出倾向、反复发作，易成慢性等。根据病程的不同可分为急性湿疹、亚急性湿疹和慢性湿疹，在不同阶段表现出特有的临床症状。亚急性湿疹、慢性湿疹病程较长，严重影响湿疹患者的生活和身心健康。近十年来，湿疹患者的人数显著上升，在发展中国家约10％的人患有湿疹，在西方发达国家大于20％的人患有湿疹，其中英国、尼日利亚及新西兰的湿疹波及范围最广，病情也最为严重。湿疹发病的病因非常复杂，主要是内因、外因共同作用的结果。

第一节　湿疹的病因学研究

目前全球有15％～20％的儿童和1％～2％的成人患有湿疹。临床表现通常是伴随着剧烈的瘙痒、渗出、红肿、丘疹，反复发作，在燥热环境中会加剧。它通常在幼儿期发生，有遗传过敏史的家庭较容易出现过敏性湿疹，随着年纪的增长，到了少年期，湿疹的症状可能开始加剧，发生哮喘、过敏性鼻炎等一系列过敏性疾病的可能性增加。

湿疹常为内外因相互作用的结果。内因如慢性消化系统疾病、情绪变化、精神紧张、失眠、过度疲劳、内分泌失调、感染、新陈代谢障碍等；外因如生活环境、气候变化、食物等均可影响湿疹的发生。外在因素包括物理、化学、食物、药物、生物和环境因素等多个方面的作用，其中常见的物理因素有紫外线、冷热、湿度、搔抓、摩擦等；化学因素有肥皂、沐浴露、化妆品等；食物为易过敏的海鲜、坚果、奶制品等。上述因素交互作用，导致湿疹的发生。患者自身的心理因素和所处的社会因素对湿疹的发生发展也有重要作用。由于湿疹诱发因素复杂，因此湿疹的发病机制目前尚未完全阐明，其过程主要是Ⅳ型过敏反应。近年来研究表明，皮肤屏障缺陷、众多免疫细胞浸润、病原微生物定植、基因多态性或变异等都参与了湿疹的发病过程。湿疹的免疫发病过程大致经历以下几个步骤：① 皮肤屏障缺陷，丝聚合蛋白（filaggrin，Flg）是皮肤屏障的重要成分，湿疹患者皮肤的丝聚合蛋白表达减少或者发生突变，天然保湿因子含量降低，表皮的保水能力、皮肤弹性及机械性能降低，屏障功能减退，这些改变均为各种微生物及病原体进入体内提供了入口及途径；② 抗原提呈，抗原提呈细胞在湿疹发生时表达高亲和力 IgE 受体(Fc epsilon RI，FcεRI)增加，俘获通过受损皮肤屏障侵入的病原体，经过加工处理后，一方面提呈给皮肤 T 细胞，另一方面迁移到淋巴结激活初始 T 细胞；③ T 细胞活化，T 细胞在接受抗原刺激后被活化，包括 1 型 T 辅助细胞(Th1 细胞)活化及 2 型 T 辅助细胞(Th2 细胞)活化。在 Th0 向 Th1 分化的过程中，Th1 特异性的核转录因子 T－bet起着决定性的作用。在 Th0 向 Th2 分化过程中，Th2 特异性的核转录因子 GATA－3 起着决定性的作用，其受白细胞介素 4 受体(IL－4R)信号调控，并被核因子-κB(NF－κB)信号放大，NF－κB 信号调控多种炎症因子表达，使得 T 细胞产生很多炎性因子，包括 IL－4、IL－5、IL－13 及干扰素-γ(IFN－γ)等；④ IgE 的产生，$CD4^+$ T 细胞与 B 细胞相互作用，在 IL－4 和 CD40L 的作用下，B 细胞经历了体细胞高度突变及抗体类别转换，转变为产生抗原特异性的 IgE 的浆细胞，湿疹患者血清中 IgE 含量明显升高。在发病过程中，神经、内分泌、免疫因素参与其中，起到了重要作用。但迄今，湿疹的病因、变应原性质、免疫反应特点，以及与 IgE 介导的过敏反应的关系等诸多方面，尚未完全阐明。

一、皮肤屏障

表皮的最外层是由坚韧的死角质细胞组成的，这些细胞被包裹在一种特殊的角质化包膜内。这些包膜由很多蛋白组成，包括丝聚合蛋白、内披蛋白(involucrin)、兜甲蛋白(loricrin)。皮肤屏障由角质细胞、脂质层、保持水分的磷脂层、胆固醇、鞘氨醇等物质组成。作为人体天然的外衣，皮肤对维持生物体内环境的稳态、防御外界有害因素损伤有重要作用。皮肤的屏障保护功能可以总结为以下六个方面：① 物理性屏障，如抵抗外界机械性及化学性刺激；② 免疫屏障，如分泌抗菌肽；③ 抗氧化；④ 水合作用；⑤ 选择性吸收、渗透屏障；⑥ 保持皮肤完整性、内聚力、周期性脱屑和程序性修复。

1. 角质层屏障结构及功能

90％的皮肤屏障功能依靠角质层完成。“砖墙模型”是目前世界公认的表皮角质层屏障结构模型。角质层屏障的主要成分是角质细胞及其角化包膜(砖)和细胞间的脂质双分子层(泥)。兜甲蛋白、内披蛋白、丝聚合蛋白等相互交联形成角化包膜(cornified envelope)，角质细胞镶嵌在其中，构成了皮肤的物理屏障结构。

(1) 角质细胞　在角质层屏障功能中起重要作用，如渗透功能、抗物理性、机械性损伤等。角质细胞是细胞外脂质形成多层超微结构的重要骨架。呈叠瓦状垂直分布的角质细胞阻止细胞外基质过度伸展，减少水分的丢失。角质细胞胞质产生丝聚合蛋白水解产物参与角质层水合作用。角质层能够抵抗环境刺激，包括抗原、刺激物、天气变化、微生物感染等，也可以防止表皮水分的损失。

(2) 脂质　角质层细胞间脂质由50%神经酰胺、25%胆固醇、自由脂肪酸和一些小分子脂质构成。神经酰胺是构成表皮脂质的主要成分，它含有的长链碱基、ω-羟基酸等起到连接"砖块"的作用。神经酰胺在角质层细胞间脂质双分子层的构成中起重要作用。角质层中形成脂质的重要成分由板层小体(角质小体、odland小体)所分泌。板层小体产生前体物质，包括葡萄糖苷鞘氨醇、磷脂、胆固醇、蛋白，而这些前体物质是皮肤内聚力、脱屑及脂质形成所必需的成分。同时板层小体还分泌抗菌肽(如人β-防御素2、IL-37)形成所需的重要蛋白。

(3) 蛋白　在角质层细胞胞质、角化包膜(CE)及角质形成细胞之间连接的形成中角蛋白、兜甲蛋白、内披蛋白、丝聚合蛋白和桥粒起重要作用。其中，角蛋白和丝聚合蛋白约占表皮总蛋白含量的80%。角蛋白维持皮肤的骨架结构，主要有两种类型：Ⅰ型(编码基因位于染色体7q21.2-8,71-80)和Ⅱ型(编码基因位于染色体12q13,9-28)。① 角蛋白在表皮的分布有特异性，角蛋白K5/K14表达在基底层，而角蛋白K1/K10/K2e表达在基底层上，约占角质形成细胞质量的80%。角蛋白K1和K10通过胞质内的桥粒斑蛋白如桥粒斑蛋白、桥粒斑珠蛋白与桥粒芯糖蛋白1和桥粒芯胶蛋白1结合，形成细胞骨架。角蛋白与CE相互作用，从而进一步增强角质层屏障功能。② 丝聚合蛋白在维持皮肤内环境稳态中起重要作用。颗粒层角质透明颗粒中的酶能催化无活性的丝聚合蛋白原转化为丝聚合蛋白和*N*端肽。靠近皮肤表面时，丝聚合蛋白降解为自由氨基酸，形成天然保湿因子(NMF)。NMF是皮肤重要的保湿因子，对保持角质层水分、皮肤弹性有重要作用，并有助于维持皮肤正常的pH。*N*端肽在维持表皮细胞程序性死亡的过程中起重要作用。一部分丝聚合蛋白与兜甲蛋白结合成为CE的组成成分。

2. 湿疹与皮肤屏障功能破坏

角质层与表皮其他各层之间相互作用，形成动态的屏障功能系统。表皮分化异常如鱼鳞病、表皮炎症反应引起表皮增生导致角化不全，如接触性皮炎、湿疹或银屑病。表皮中脂质构成及角质形成细胞分化异常，促使环境中的病原体侵入皮肤，引发炎症性免疫反应。受损的皮肤屏障功能在接触性皮炎、鱼鳞病、银屑病、湿疹等疾病的发病机制中起重要作用。

湿疹患者的角质层水合作用降低，pH增高，皮损处和非皮损处经皮水分丢失都增加。屏障功能受损与神经酰胺1、神经酰胺3的片段及相关蛋白水平降低有关。湿疹患者皮肤容易感染金黄色葡萄球菌，可能与天然抗菌成分鞘磷脂减少有关，这与神经酰胺水平下降及神经酰胺酶活性的下降有关。研究发现与湿疹屏障功能异常相关的基因如编码丝聚合蛋白的R510X、2282del4等发生突变。丝聚合蛋白的水解产物NMF是角质层中重要的保湿成分，也参与皮肤pH的调节。而湿疹患者丝聚合蛋白的变异影响角质层水合作用，使经皮肤失水(TEWL)增高，同时皮肤pH发生改变。因此，修复皮肤屏障功能成为治疗湿疹的新途径，如润肤剂的应用已取得了很好的疗效。

二、皮肤免疫功能

1. 皮肤固有免疫

病原体入侵皮肤时，固有免疫系统通过细胞表面模式识别受体(PRR)快速识别病原体相关模式分子启动保护性应答。PRR 属于 Toll 样受体(TLR)，结合配体后通过 MVD 88 - IRAK - TRAF 路径活化促分裂原活化蛋白(MAP)激酶，以及转录因子 NF - κB，释放促炎症介质及抗菌肽，最终杀灭入侵的病原体。因为湿疹患者皮肤完整性破坏，使 TLR 暴露于病原体相关模式分子的时间过长，减少了 TLR 的表达或活化 Toll 作用蛋白(TOLLIP)、IL - 1R 相关激酶- M(IRAK - M)、细胞因子信号转导抑制因子(SOCS)等 TLR 信号通路负向调节因子，使炎症因子的产生减少，诱导产生耐受。TLR2 是识别和控制金黄色葡萄球菌最重要的受体，严重湿疹患者常存在 TLR2 的 *R*753*Q* 基因突变，其中性粒细胞趋化因子水平也较低，与患者 IgE 水平升高及葡萄球菌定植密切相关。近来还发现，包括 TOLLIP 在内的几种 TLR 活化抑制因子的突变与湿疹的严重程度相关，但这些突变的确切作用及其和湿疹患者皮肤免疫系统的相关性尚不清楚。此外，Th2 细胞因子如 IL - 4 和 IL - 13 可下调抗菌肽表达，影响固有免疫应答。由于湿疹患者 PRR 的病原体识别缺陷及其表达和信号转导异常，使其下游效应分子及抗菌肽分泌减少，破坏了宿主的固有免疫防线，使机体易于感染各种微生物。

2. 细胞免疫

(1) Th2 型细胞免疫应答　　Th2 是参与湿疹发病的主要免疫细胞，已经证实 Th2 型细胞因子及 IgE 产生异常相关的基因多态性与湿疹显著相关。脐带血细胞中 Th2 型细胞因子水平升高者将来发生湿疹的风险增加。IL - 4、IL - 5 和 IL - 13 是参与湿疹的主要 Th2 型细胞因子，它们决定了变应原特异性 Th2 型细胞的分化，使活化 B 细胞向产生 IgE 的细胞转变，决定机体对变应原的高敏性。所产生的 IgE 还可诱发机体产生二抗或针对自身蛋白发生应答引起自身免疫反应，导致湿疹加重和慢性化。IL - 31 是近来确定的 Th2 细胞因子，湿疹患者皮损中 IL - 31 水平显著升高，与患者的剧烈瘙痒和搔抓行为相关。

(2) Th2 为主的细胞应答机制　　湿疹患者产生以 Th2 为主的细胞应答与树突状细胞(DC)功能异常、T 细胞固有缺陷及炎症触发多种细胞因子的释放有关。遗传性和获得性皮肤屏障受损导致皮肤局部微环境异常，招募大量 DC，其表面表达高亲和力 IgE 受体，并与胸腺基质淋巴细胞生成素(TSLP)、组胺发生应答，最终引起以 Th2 为主导的过敏性炎症。

1) DC 功能异常：DC 作为抗原递呈细胞，所产生的细胞因子决定 T 细胞向 Th1、Th2、Treg 或 Th17 分化。湿疹患者 DC 细胞表面膜表达 FceRⅠ，可高效递呈 IgE 所结合的抗原，并诱导产生 IL－10，而 IFN－α/β 含量降低，促使 Th0 向 Th2 分化。相反，IFN－γ 受体减少，使 Th1 介导的免疫应答减弱。此外，皮损表面定植菌所释放的毒素可激活 DC，释放大量炎症因子，包括 TSLP、IL－22、IL－33 及趋化因子 CCL18，引起以 Th2 为主的免疫应答。

2）T 细胞固有缺陷：胎儿免疫系统以 Th2 型免疫应答为主，出生后随着免疫系统的成熟与功能的健全，IFN－γ 逐渐增多，而发生湿疹的婴儿 IFN－γ 并不升高，以 Th2 为主的免疫应答持续存在，反映了 T 细胞的固有缺陷。此外，湿疹患者过度活化的磷酸二酯酶（PDE）使环磷酸腺苷（cAMP）信号减弱，与 T 细胞向 Th2 分化有密切关系，已有研究将 PDE4 抑制剂用于湿疹的治疗。

3）细胞因子和炎症介质的影响

A. IL－18：湿疹患者 IL－18 水平升高，与 Th2 的主导地位有关。在 IL－12 存在的条件下，IL－18 促使原始 T 细胞向 Th1 细胞分化，由于急性期皮损缺乏 IL－12，IL－18 则促进 Th2 型细胞应答。IL－18 通常以非活化的前体形式储存，肥大细胞颗粒中的酶及 $CD8^+$ T 细胞释放的颗粒酶 B 可将 IL－18 前体转化为活性 IL－18。由于湿疹皮损内含有丰富的肥大细胞和 $CD8^+$ T 细胞，可活化大量 IL－18，而皮损处金黄色葡萄球菌所分泌的蛋白质 A（SpA）也可促进 IL－18 生成。IL－18 另一个重要作用是使 Th1 细胞释放 Th2 细胞因子 IL－3、IL－13 和 IL－9，同时产生大量趋化因子，形成“超级 Th1 细胞”。针对超级 Th1 细胞及相关细胞因子的进一步研究有望长期控制慢性炎症。

B. TSLP：属于 IL－7 样细胞因子，在 DC 促使 Th0 细胞向 Th2 分化过程中发挥重要作用。湿疹患者反复搔抓和感染促进 TSLP 释放。DC 细胞表面高亲和力 IgE 受体交联抗原后，可诱导 TSLP 受体大量表达，两者相互作用促进 Th2 细胞分化，在启动 Th2 细胞应答中发挥重要作用。此外，TSLP 促进真皮内 DC 的增殖和迁移，产生 Th2 趋化因子 TARC/CCL17（胸腺和活化调节趋化因子）和 MDC/CCL22（巨噬细胞来源趋化因子），并抑制 IFN－γ 产生。TSLP 作用于 Th2 细胞使其不仅产生经典的 Th2 细胞因子 IL－4、IL－5 和 IL－13，还产生肿瘤坏死因子－α（TNF－α），形成炎症性 Th2 细胞。

C. IL－33：是 IL－1 家族的新成员，湿疹患者皮肤中 IL－33 的 mRNA 水平是健康人群的 10 倍。IL－33 通过促进 Th2 细胞增殖和肥大细胞活化，诱导 Th2 细胞因子 IL－5 和 IL－13 释放，参与过敏性疾病的发生。

D. 组胺：作为过敏性疾病的经典介质，其受体尤其是 H_1 受体在湿疹发病中的作用已经较为明确，近年来发现 H_4 受体也参与到湿疹的发病过程中。组胺通过 DC 表面的 H_1 和 H_4 受体介导炎症反应并促进 Th2 分化，而阻断 H_4 受体可抑制 IL－4、IL－5 和 IL－17 产生。

（3）Th1 型细胞免疫应答　　湿疹是一种由 Th2 起始、Th1 介导慢性化的双相炎症过程。湿疹患者皮损中大量表达 Th1 趋化因子 CCL20，Th1 细胞因子IFN－γ、IL－12和粒细胞巨噬细胞集落刺激因子(GMSF)水平也升高,其中 IFN-γ是慢性皮损中组织重塑及纤维化的强刺激剂。慢性期从 Th2 转变为 Th1 应答的机制尚不清楚,可能与某些微生物产物激活 DC 表面 TLR2 有关。有学者认为湿疹患者表皮内存在两种完全不同的 DC,包括经典的 Langerhans 细胞和炎症性树突状表皮细胞,前者诱导 Th2 型细胞应答,后者诱导 Th1 型细胞应答。两者的平衡促使 Th2/Th1 细胞因子转变,形成湿疹慢性期特征性改变。

(4) Th17/Treg 细胞　Th17 细胞与嗜酸粒细胞之间存在相互作用,其效应因子 IL-17 是过敏性和炎症性疾病的重要细胞因子,可促进 Th2 型免疫应答,诱发并扩大皮肤炎症。

已有实验证明,急性期皮损内存在大量 Th17 细胞,但慢性期皮损中 IL-17 水平降低,由介导表皮肥厚的 IL-22 占主导。慢性期 IL-17 的缺失使湿疹易患者对多种细菌易感,而 IL-22 则通过抑制角质形成细胞的终末分化下调丝聚合蛋白,进一步损伤皮肤屏障。最近的研究证据表明,真皮 DC 来源的 IL-25 是 IL-17 家族的另一个成员,可通过 TSLP 促进 Th2 型细胞免疫应答,并抑制丝聚合蛋白合成,破坏皮肤屏障,扩大过敏性炎症反应。

具有负性调节作用的 $Foxp^{3+}$ Treg 可抑制抗原特异性 Th2 型细胞免疫应答,糖皮质激素缓解湿疹症状可能与其可以增加 Treg 细胞数量有关。然而近来有证据表明,皮损中部分浸润的 $Foxp^{3+}$ 细胞并不发挥免疫抑制作用,反而具有转变成效应 Th2 的活性。控制 Treg 细胞可能是湿疹特异性免疫治疗的关键。

IL-10 是一种关键性炎症抑制因子,通过下调机体免疫应答最大限度地减少组织损伤。有研究发现,湿疹患者皮损中 IL-10 水平升高,表达 IL-10 的 CD4 和 CD9 细胞数也增多,表明皮损中存在产生 IL-10 的 T 细胞(Tr1 细胞)。Tr1 在湿疹发病中的作用尚不明确,但安全有效地诱导 Tr1 可能是湿疹患者抗原特异性免疫治疗的关键。

三、遗传因素

湿疹是一种复杂的异质性疾病,许多基因突变不仅与皮肤屏障功能障碍有关,而且与潜在的免疫反应有关。这两种遗传因素都需要进行详细的调查,因为个体化治疗方案的制定可能是基于在湿疹患者的基因分型上。

影响皮肤屏障结构的基因突变包括 15%～55%的湿疹病例,并影响到不同的族群。Flg 被发现位于小鼠的 1 号染色体和 3 号染色体上。该基因与表皮分化复合物有关,其包括 70 多种基因参与皮肤屏障形成和上皮分化。若功能正常,Flg 编码的是相当大的前体蛋白——丝聚合蛋白,它的大小超过 400 kDa;这相当于一个 mRNA 大约 13 000 个核苷酸碱基。丝聚合蛋白原被切割成 10 个或更多的丝聚合蛋白亚单位,这是蛋白质的活性形式。丝聚合蛋白有助于 SC 的结构完整性,在皮肤中扮演重要角色,当受损时可导致湿疹。这种蛋白质通过促进 SC 上层中角质形成细胞的扁平化并分解成细胞来实现反式尿烷酸和吡咯烷羧酸，它们都有助于保持皮肤的外层滋润和 pH 平衡。

丝聚合蛋白功能丧失型是一种不完整丝聚合蛋白原蛋白质突变。早期的丝聚合蛋白突变体的特征是大部分位于外显子内，它几乎编码了完整的全长前体丝聚合蛋白。由于在每个细胞中有 2 个聚丝合蛋白基因的拷贝，2 个拷贝中只有 1 个突变导致表型效应(皮肤松弛)减少。另一种常见的皮肤疾病——寻常性鱼鳞病，鳞状皮肤的特征也与 Flg.60 的功能丧失突变相关。此外，在湿疹和鱼鳞病中，Flg 基因突变与其他过敏性疾病(包括过敏性哮喘和花粉热)的风险增加和严重程度有关。但在随后的 Flg 小鼠研究中，Flg 的小鼠从年龄上观察没有持续的症状，推断 Flg 突变主要对有湿疹初生儿有影响。随着这些研究的深入，第二个主要基因(跨膜蛋白 79)的突变相关联到湿疹。

跨膜蛋白 79 或马特蛋白像丝聚合蛋白主要在 SC 中表达。马特基因位于小鼠染色体 3 和人体染色体 1 中，与 Flg 基因紧密相连。马特基因的 5 个外显子编码一个大约 43 kDa 的蛋白质，有 5 个跨膜域。像 Flg 一样，马特基因也具有野生型功能被发现在蛋白质的细胞质区域被无义突变基因所中断。该最初的无义突变被确定为基因外显子 3 中的碱基对取代，外显因子中的碱基变化又改变了氨基酸，其位于蛋白质的第二跨膜结构域和第三跨膜结构域之间。马特基因突变被发现与人类湿疹相关。

尽管 Flg 和 Matt 是湿疹分子特性中最直接的基因，但几种与上皮屏障有关的其他突变基因被发现也可能在该疾病中发挥作用。*SPINK5* 位于人类 5 号染色体上，是一种编码丝氨酸蛋白酶抑制剂 LEKT1 的基因，其可调控蛋白质的水解，有利于维持皮肤屏障的渗透性。具体而言，SPINK5 活动似乎在上皮细胞的抗炎和抗菌保护作用中发挥作用。在受湿疹影响的亚洲人群中普遍存在 *SPINK5* 基因突变，其中大部分导致早期转录终止。法国的一项研究进一步证实了蛋白酶信号在皮肤和湿疹中的重要性，将 *SPINK5* 基因突变与另一种有类似湿疹样病变的遗传皮肤病联系起来。一个类似 Flg 的基因，称为 Flg－2，被发现在非裔美国人身上有持续的湿疹突变，其正常功能与上皮屏障形成有关。此外，这种蛋白质在上皮屏障功能中发挥作用，对铜绿假单胞菌也显示出抗菌活性。但是，完整的皮肤结构和适当的屏障功能不仅是单个的上皮细胞，而是相邻的上皮细胞之间的相互作用。研究表明，紧密连接处的缺失即连接相邻细胞的蛋白结构缺失被发现来自 AE 患者的皮肤活检样本，但未见于健康的皮肤样本。具体而言，紧密连接蛋白-1 是由基因紧密连接蛋白编码的蛋白质，这有助于保持上皮紧密连接强度，似乎与湿疹有关，因为在湿疹临床皮肤样本中发现明显减少，但在健康或其他控制皮肤样本中未发现。由于紧密连接处的缺失，环境抗原获得了更多的机会启动促炎反应即更易于破坏皮肤屏障。该病不仅是对与表皮屏障功能破坏和细胞-细胞相互作用相关基因的深入研究，而且是对伴随免疫失调相关基因应答的研究。

考虑皮肤屏障功能障碍的相互作用和湿疹中免疫系统的过度活跃，对影响正常免疫功能的基因改变进行了研究。由于免疫系统是一个双面系统，具有先天性，并通过后天获得部分，湿疹发展和(或)严重程度可能不仅涉及初始免疫应答基因改变的影响，还与基因整体免疫反应有关。迄今改变的特征主要是突变序列改变，但是还必须考虑基因的表观遗传变化。模式识别受体，如TLR是先天免疫模式识别的主要受体，是参与非特异性免疫(天然免疫)的一类重要蛋白分子，可在巨噬细胞、单核细胞、树突状细胞(dc)表达。它们在识别外来抗原和促进对它们的主动免疫反应方面是重要的。TLR中的基因突变不仅会削弱对抗的湿疹免疫应答中的条件致病菌，如细菌、病毒和细菌变应原，也因此改变了正常的细胞因子对这种抗原的反应。事实上，阻断突变TLR2或TLR4的产生，或改变一系列TLR中的氨基酸序列都与湿疹中典型的细胞因子变化相关。与此同时，其他几种与湿疹相关的TLR基因的突变也一直存在。从细胞蛋白检测入侵抗原/变应原的角度评估与湿疹相关的TLR突变的多样性，以及评估研究这种疾病产生的细胞因子谱中的潜在缺陷，这些缺陷直接回溯至Th1/Th2模式和其改变的层面上。

在正常情况下，IL-1家族的细胞因子包括IL-18和IL-33在内的主要调控因子，克服了对外源性抗原屏障(如皮肤)的先天免疫反应。细胞如巨噬细胞、纤维细胞、B细胞和上皮细胞分泌IL-1家族细胞因子，通过对外来抗原/变应原的反应来促进对免疫原体的促炎症反应。IL-18基因突变与湿疹的相关性还在多个研究中体现，其拮抗剂受体基因突变IL-1家族的另外一个细胞因子IL-36已被鉴定为另外一种炎症性皮肤病——牛皮癣相关。这些调查结果不仅需要进一步研究潜在的IL-1家族细胞因子受体障碍，还需要继续研究Th2细胞因子，如IL-4、IL-5和IL-13。疾病与遗传的DNA变化之间的联系并不能直接改变DNA序列，但基因表达却发生了可遗传的改变，即表观遗传，这是最前沿的现代生物学研究。表观遗传修饰可能直接影响与之相关的DNA或蛋白质DNA，包括甲基化和乙酰化。表观遗传是敏感的，可以根据环境、饮食和老化而变化。近年来发现表观遗传学是环境与遗传因素之间的桥梁，在营养或污染暴露期间、围产期、发展期，同一时期的免疫系统可能具有持久的免疫系统遗传。DNA甲基化水平及功能，对于用表观遗传学观点解释过敏性疾病发生机制非常重要。营养物质饮食中的某些营养物质(如叶酸、维生素B_{12}、维生素B_6、维生素B_2、锌)可参与机体的一碳代谢，为甲基化提供甲基，故营养因素可对机体的DNA甲基化水平产生影响，从而参与过敏性疾病的发生发展。在小鼠模型中发现了暴露于饮食的高甲基的供体。湿疹患者中TSLP在皮肤细胞中的过表达与TSLP调控区域的DNA去甲基化有关，允许扩展基因转录并因此延伸Th2反应。环境烟草烟雾(ETS)暴露与TSLP甲基化缺陷相关联，但遗传学本身还不足以解释湿疹的患病率。

四、湿疹与环境

湿疹的发生率在全球范围内存在广泛的差异。有研究表明，湿疹流行性的差异和变化可能提示气候因子对疾病的易感性产生了一定的影响。Osborne 等提出在澳大利亚儿童中，日照时间的增加及温度的升高可减少湿疹的发生。Silverberg 等在美国也发现了相似的结果，表明在日照强烈、湿度或温度更高的地区，湿疹的流行性明显下降。以上结果提示，气候在湿疹发病中发挥着一定的作用。

许多湿疹患者的症状会在一年中的特定季节出现，尤其是冬季和夏季，并多在某些天气因素的影响下产生，如出汗。有研究尝试阐明气候与湿疹症状之间的关系。既往研究已经表明，出汗、饮食、水质及花粉刺激都与湿疹的发病相关，而这些因子都受到气候因素的影响。但是，气候因素与湿疹的关系是非常复杂的，有些患者的症状在夏天加重，而也有不少患者在冬天症状加重，可能与温度、紫外线、相对湿度及季节改变等因素的交互作用有关。

1. 湿疹与温度的关系

温度与湿疹的关系目前尚不明确。早在 20 余年前，即有研究认为气温的下降及皮肤表面湿度的升高均可明显缓解湿疹患者的皮肤瘙痒感觉，随着气温明显升高（−17℃～18℃），皮肤瘙痒感明显下降。近年亦有研究发现，难以控制的湿疹与温度上升有一定关联性，气温每上升 5°F*，难以控制的湿疹患者数量将增加 15%。Langan 的前瞻性队列研究也发现，温度升高会提高儿童湿疹皮损的发生率。但是，在一项大规模回顾性研究中，研究团队却发现了截然相反的结果。美国的研究者发现，在美国温度较高的地区，湿疹的发病率明显下降。而 Kramer 的研究则揭示了两种不同的湿疹亚型：一种湿疹随着温度升高而病情加重；另一种则完全相反。高温对湿疹产生影响的机制至今未完全明确，Langan 认为温度升高可增加机体排汗量，而后者是皮肤的一种刺激因素。这种酸性汗液的刺激可促进 Th2 和 IL－17 的产生，进而下调丝聚合蛋白的表达。此外，高温可加速皮肤表面水分的蒸发，导致皮肤干燥，而后者本身即为湿疹的临床特点。当然，温度的升高也可能通过其他未知的途径影响皮肤屏障功能，进一步导致湿疹的发生。而低温可以明显增加皮肤的应激性，导致免疫反应损伤及刺激性皮肤病。

2. 湿疹与湿度的关系

湿度对湿疹的影响目前并没有明确统一的结论。有研究表明，湿度增加 10%，将有 10%的湿疹患者症状得不到控制。Langan 的前瞻性研究也证实了这一结果。但是，Silverberg 却发现了相反的结果，湿度增加可能降低湿疹的发生率。Langan 认为湿度同样可通过刺激皮肤汗液的产生来促进湿疹的发病。空气湿度升高可导致经皮肤挥发的水分减少，同时皮肤散热也减少，皮温升高，可使湿疹患者的皮肤痒感更加显著。而在某些空气湿度极高的天气中（如大雾），湿疹的症状也往往有所加重。但是，湿疹与湿度之间的关系并不呈线性相关，如在湿度极低的环境（相对湿度＜30%）中，可能反而导致皮肤干燥加重，从而进一步造成湿疹症状加重。

---

* °F＝℃×9/5＋32

3. 湿疹与紫外线的关系

早在 1994 年，Cooper 即认为长期日照可对湿疹患者起到一定的治疗作用，降低皮肤痒感，临床中一些瘙痒较难控制的患者经小剂量紫外线治疗后瘙痒有所缓解。一项澳大利亚的研究认为，紫外线的增加会降低湿疹的发生率。但是，同样有研究表明，每日光照强度的增加与湿疹的严重性及持续性也明显相关。紫外线强度增加 5%，难治性湿疹的风险增加 11%。光照及紫外线强度对皮肤的影响可能与温度因素之间有一定的重叠和干扰。目前，窄谱紫外线 B(NB－UVB)照射被用于湿疹的二线治疗，可改善中到重度湿疹患儿的生活质量，效果可持续 6 个月以上。但是，相比较 NB－UVB，其他紫外线在湿疹治疗中的作用研究相对比较匮乏，有双盲的随机对照研究发现宽谱中波紫外线(BB－UVB)和长波紫外线(UVA)在湿疹的治疗中可能具有相似的效果。紫外线对皮肤的影响机制目前尚不明确，可能涉及 T 细胞凋亡及抗炎症和免疫抑制因子的激活等。有研究表明，紫外线照射皮肤后可诱导多种效应，包括诱导 TNF－α 和 IL－10 的产生，调节免疫耐受。在特定照射剂量条件下，可导致皮肤浸润性 T 淋巴细胞凋亡。而且，NB－UVB 可能降低皮肤表面某些细菌的水平，抑制湿疹儿童皮肤表面定植菌相关抗原的产生，这也可能是机制之一。此外，已有实验证实紫外线可在不引起特征性的 p53 突变的情况下诱导皮肤鳞状细胞癌的发生，动物模型及流行病学数据均提示恶性黑色素瘤的发病与 UVA 明显相关。

4. 湿疹与空气污染的关系

颗粒物是一种重要的空气污染物，其大小、形态和组成与健康密切相关。颗粒物的粒径大小不同，被吸入并沉积在呼吸系统的部位也不同，对机体的危害也会有所差异。细颗粒物(PM2.5)是指空气动力学直径<2.5 μm 的颗粒物，其表面吸附大量的有毒有害物质，并可通过呼吸沉积在肺泡，甚至可经过肺换气到达其他器官。如果长期吸入细颗粒物污染的空气，可造成呼吸系统和其他系统结构与功能的损害。由此可见，PM2.5 对健康的影响相当大，基于对 PM2.5 危害健康的认识，细颗粒物已受到了全世界的普遍关注。

关于湿疹与空气污染物之间的关系仍然没有定论，目前尚缺少有关两者之间关系的前瞻性研究。有研究表明，城市中可吸入颗粒物(PM10)的水平与湿疹的症状存在一定的负相关性。而将多中心的数据进行整合，经过 Meta 分析后，却发现两者之间存在较弱的正相关。

细颗粒物对皮肤屏障功能的影响可能与免疫毒性、氧化损伤有关，但尚缺少体外皮肤细胞学实验验证。而在非皮肤细胞中，已有研究证实，颗粒物可经吸入进入肺内，被肺泡巨噬细胞吞噬，刺激下肺泡巨噬细胞释放出一系列细胞因子和前炎症因子，如 TNF－α、NF－κB 等，并进一步募集炎症细胞，从而导致炎症发生。而细胞因子(CK)又可通过作用于其相应的靶细胞受体而介导机体多种免疫效应。而大气细颗粒物的成分及毒性作用机制比较复杂，某些颗粒物除本身具有自由基活性外，还可以作用于上皮细胞和巨噬细胞，使它们释放活性氧或活性氮，一氧化氮(NO)作为自由基可同氧自由基相互作用，导致细胞本身及邻近细胞的损害，其主要病理机制是引发脂质过氧化反应，氧化细胞膜上丰富的多不饱和脂肪酸，影响膜的通透性和流动性，导致膜结构损伤。在皮肤细胞中，可能存在类似的机制，但仍需要进一步实验证实。

5. 湿疹与其他气候因素的关系

某些天气条件也可对湿疹严重程度产生一定的影响。例如，降雪可以导致湿疹症状加重，而这可能与降雪时的气温、气压等伴随因素有关。风力提高可通过增加皮肤热量交换的途径减轻湿疹症状，但均缺少实验与临床研究的进一步证实。总之，未来相关研究的重点应集中在前瞻性研究及体外试验方面，通过控制相关变量，探索不同气候因素与湿疹或皮肤屏障功能改变之间的关系。

五、微生物定植与湿疹

皮肤的微生物群是指皮肤上生存的微生物的总称，包括细菌、真菌、螨虫和病毒，每个人体都有独特的皮肤微生物群。皮肤微生物群包括暂驻菌和常驻菌，前者从环境中获得并暂时停留在皮肤上，后者是与宿主保持动态平衡关系的共生菌。暂驻菌和常驻菌的种类是由分布区域的特点决定的(如 pH、湿度、含盐量、皮脂)，并随着内部因素(如基因型、年龄、性别)和外部因素(如职业、生活方式、地理位置、使用抗生素或者化妆品)的改变而变化。皮肤屏障缺陷、众多炎症免疫细胞浸润、病原微生物定植、基因多态性或变异等都参与了湿疹的发病过程。研究显示，湿疹患者皮肤微生物群的多样性降低与病情密切相关。一方面，皮肤屏障功能的改变会对微生物定植的种类和数量产生影响；另一方面定植在皮肤表面的微生物又可通过多种途径诱发炎症反应并进一步破坏皮肤屏障，两者相互影响，共同参与湿疹的免疫炎症过程。皮肤屏障功能受损是湿疹发病的重要始发环节，而皮肤表面微生物定植或感染可能是诱发或促发因素之一。

研究发现，>90%的湿疹患者皮肤表面有金黄色葡萄球菌定植，而在正常人群中不超过5%。湿疹病情的严重程度与微生物的多样性减少密切相关，急性期湿疹患者皮肤内微生物群的构成和多样性减少，而在缓解期和治疗后微生物群的构成和多样性增加。湿疹患者的肘窝和腘窝皮损的微生物种类比正常人少，表明湿疹皮损的环境可能是特定的菌种，如葡萄球菌生存的适宜微环境。高通量 DNA 测序发现，湿疹患者的皮损处表皮葡萄球菌和金黄色葡萄球菌明显增多，治疗后局部皮肤内链球菌、丙酸杆菌、棒状杆菌的数量增加。Bilal 等对 80 例湿疹患儿进行皮损区和非皮损区的细菌培养，发现皮损处比非皮损处可分离出更多的葡萄球菌、粪肠球菌、屎肠球菌、鸡肠球菌、极小棒状杆菌。除革兰阳性球菌外，湿疹患者还常合并链球菌和革兰阴性菌定植。皮损处革兰阴性菌的分离率为8.8%，与皮损的严重程度相关，主要包括成团泛菌、阴沟肠杆菌、产吲哚黄杆菌和洛菲不动杆菌。真菌的异常定植也与湿疹发病密切相关，目前研究发现约有 50 种真菌定植在湿疹的皮肤上，其中马拉色菌是最主要的定植真菌，主要包括球形、限制型、合轴 3 种。湿疹患者皮损区合轴马拉色菌最多见，而非皮损区球形马拉色菌更多见；但日本有研究发现，球形马拉色菌是湿疹患者皮损区主要的定植真菌，表明马拉色菌的分布可能存在地理差异。

1. 金黄色葡萄球菌

利用湿疹 Adam17fl/flSox9ΔCre 小鼠模型研究发现，*ADAM* 基因敲除的小鼠可自发性出现湿疹皮损、皮肤屏障破坏异常、经皮水丢失增加、IgE 升高和以 CCL17 为主的 Th2 型趋化因子表达水平增高，局部皮肤淋巴结内 Th1、Th2 和 Th17 细胞数量显著增加，与湿疹临床特点完全相符。Adam17fl/flSox9ΔCre 小鼠同时出现了皮肤微生物群改变。与野生型小鼠比较，*ADAM* 基因敲除小鼠在生后第 6 周皮肤表面出现以金黄色葡萄球菌和牛棒状杆菌为优势菌的菌群分布，并与皮损的严重程度呈线性关系，局部抗生素治疗可以降低金黄色葡萄球菌和牛棒状杆菌的数量，从而改善病情。表皮生长因子受体（EGFR）通路在调节表皮内环境稳定中发挥重要作用，而 EGFR 的配体是 ADAM17 的底物，*ADAM* 基因敲除所致的 EGFR 信号通路的异常参与了皮肤微生物群的失调。皮肤金黄色葡萄球菌数量异常增多后，朗格汉斯细胞参与诱导 IL－17A 产生，诱发局部皮肤炎症。

金黄色葡萄球菌还可通过分泌具有超抗原特性的毒素直接激活 T 细胞等免疫细胞而加重湿疹的炎症反应。葡萄球菌超抗原家族包括毒性休克综合征毒素－1、葡萄球菌肠毒素（SE）和 SE 样毒素。超抗原可上调皮肤淋巴细胞相关抗原（CLA）的表达，而 CLA 主要作为循环的 T 细胞表面上的皮肤归巢受体，以及释放循环 T 细胞的角质形成细胞衍生趋化因子。此外，超抗原选择性地诱导 T 细胞分化为 Th2 细胞，分泌促瘙痒的细胞因子 IL－31，其控制丝蛋白表达。超抗原通过抑制 Th17 细胞产生 IL－17 和 IL－22 来下调 IL－17 依赖性诱导角质形成细胞中的表皮抗菌肽（AMP）。此外，湿疹患者经常表现出 IgE 水平升高。对这些超抗原特异性的 IgE，其水平与湿疹严重程度呈正相关。

一项针对湿疹患者的研究证据显示，50％的从湿疹患者皮损中分离的金黄色葡萄球菌可产生毒素，如 SEB（葡萄球菌肠毒素 B）等，毒素特异性 Inge 与湿疹的严重程度相关；金黄色葡萄球菌表面蛋白 A（SPA）可刺激 T 细胞释放细胞因子引起呼吸道上皮细胞的炎症；金黄色葡萄球菌 δ 毒素可诱导皮肤肥大细胞脱颗粒诱发局部的过敏反应。SEB 不仅可引发皮肤湿疹样改变、皮损内 T 细胞浸润和 SEB 特异性 T 细胞扩增，还可以激活系统性 Th17/IL－17 反应，加剧鸡卵白蛋白（OVA）经皮致敏引起的系统性 Th2 的免疫反应，增加湿疹患者尘螨特应性斑贴试验反应。金黄色葡萄球菌毒素本身也可加剧皮肤屏障的破坏。因此，减少金黄色葡萄球菌的定植可有效缓解湿疹的严重程度。

2. 表皮葡萄球菌

皮肤的共生菌是皮肤免疫反应的重要驱动器和扩增器。作为皮肤的共生菌之一的表皮葡萄球菌可以调节宿主的天然免疫反应。表皮葡萄球菌在拮抗金黄色葡萄球菌和诱导保护性免疫反应过程中发挥一定的作用。表皮葡萄球菌通过作用于 $CD11b^+$ DC/$CD103^+$ DC 调控 IL－1 信号通路，从而诱导皮肤内或局部淋巴结内表皮葡萄球菌特异性地分泌 IL－17A 的 T 淋巴细胞（包括 $CD8^+$ T 细胞、部分 $CD4^+$ T 细胞或者 Tc17 细胞）活化，分泌 IL－17A，参与诱导屏障免疫反应和介导前炎症反应。IL－17A 还可以诱导成纤维细胞、角质形成细胞、巨噬细胞等产生多种细胞因子、趋化因子和前列腺素等。在病原菌感染和自身免疫性炎症过程中，IL－17A 增强局部保护性炎症防御反应。皮肤损伤时，损伤细胞释放 RNA，通过活化角质形成细胞表面 TLR3 而介导炎症反应。表皮葡萄球菌的脂磷壁酸（LTA）可通过活化角质形成细胞 TLR2 诱导 TNF 受体相关因子－1 而抑制 TLR3 信号通路活化，抑制损伤介导的炎症反应。

3. 马拉色菌

湿疹患者皮肤内菌肽降低导致马拉色菌过度生长，pH 升高可以刺激马拉色菌抗原释放。马拉色菌不仅是感染源，也是湿疹患者的主要变应原，部分马拉色菌抗原与宿主蛋白具有同源性，如合轴马拉色菌抗原 Malas13 和人的硫氧还蛋白同源，可引起自身变态反应。当马拉色菌数量异常增多后，局部皮肤内的抗原提呈细胞摄取马拉色菌抗原，并将抗原信息提呈给 T 细胞，上调黏附分子，诱导白细胞皮损内聚集。同时作为湿疹常见变应原，马拉色菌特异性的 IgE 不仅可以通过Ⅰ型超敏反应机制介导肥大细胞活化，还可以通过交叉反应引起自身变态反应的发生，从而加重湿疹病情。故以头颈部为主要累及部位的湿疹患者，局部有马拉色菌定植增加，加用抗真菌治疗才能较好地控制病情。

第二节　湿疹的诊断标准

湿疹的诊断标准参照《中国湿疹诊疗指南》拟定。根据湿疹病程的长短和典型皮损的临床特征，一般分为急性、亚急性和慢性湿疹。此外，尚有一些特殊类型的湿疹，如钱币状湿疹、婴儿湿疹等。湿疹的诊断标准：皮疹形态为多形性，弥漫、对称性分布，有渗出倾向，瘙痒剧烈，容易反复发作，容易发展成慢性。

（1）急性湿疹　　常表现为红斑基础上粟粒大小的丘疹、丘疱疹，严重时可以出现水疱、糜烂及渗出，且逐渐向周围蔓延，常融合成片，境界不清楚。患者自觉瘙痒难忍，搔抓及热水烫洗常加重皮损。如果继发感染则形成脓疱、脓痂及淋巴结肿大，严重者甚至可以出现发热等全身症状；如果合并单纯疱疹病毒感染，则可以形成严重的疱疹性湿疹。

（2）亚急性湿疹　　由急性湿疹缓解或处理不适后发展而来，表现为红肿和渗出减轻，糜烂面干燥、结痂及脱屑，但仍有丘疹及丘疱疹，患者仍自觉剧烈瘙痒，皮损呈暗红色。若再次接触致敏原或新的刺激又可导致急性发作，如果较长时间不能治愈，有可能发展成为慢性湿疹。

（3）慢性湿疹　　主要表现为皮肤浸润性暗红斑、局部粗糙肥厚、不同程度的苔藓样变，可伴有色素沉着或减退，手足部湿疹可伴指甲及趾甲的改变。患者自觉瘙痒剧烈，一般呈阵发性。病程长，病情时轻时重，延续数月、数年或更久。皮损发生于手指、足趾、足跟及关节等处时，常常因皮损使皮肤失去正常弹性，加之活动较多而发生皲裂，产生疼痛感。

第三节　湿疹的现代医学治疗

湿疹的治疗应根据患者的个体化需求，兼顾患者的年龄、是否存在感染、疾病的严重程度和部位、对过去治疗的反应及经济状况等综合考虑。

一、基础治疗

（1）患者教育　　需要说明疾病的性质、可能转归、疾病对身体健康的影响、有无传染性、各种治疗方法的临床疗效及可能的不良反应等，指导患者寻找和避免环境中常见的变应原及刺激原，避免搔抓及过度清洗。对环境、饮食、使用防护用品、皮肤清洁方法提出相应建议。

（2）寻找病因　　尽可能地避免诱发加重因素及刺激因素如生物因素（动植物、微生物感染等）；机械因素（搔抓、摩擦）；物理化学因素（热水洗烫、高温、低湿度、刺激性药物）；精神紧张或情绪低落或消化功能紊乱；环境中变应原如环境中的屋尘、动物（猫、狗）毛、真菌；食物类，如海产品、黄豆牛奶、鸡蛋等；化学性接触物，如二甲苯、甲醛、对苯二胺等以达到去除病因、彻底治疗的目的。如干燥性湿疹应去除使皮肤干燥的因素，感染性湿疹应治疗原发感染等。

（3）保护皮肤屏障功能　　湿疹患者皮肤屏障功能破坏，易激发刺激性皮炎、感染过敏而加重皮损，因此保护皮肤屏障功能非常重要。应选用对皮肤无刺激的治疗，预防并适时处理继发感染，对皮肤干燥的亚急性及慢性湿疹加用保湿剂。

二、局部治疗

局部治疗是湿疹治疗的主要手段。应根据皮损分期选择合适的剂型。急性期以红斑、丘疹或水疱为主，伴有不同程度的水肿或渗出、渗液时，用振荡剂或粉剂；有大量渗液时，用溶液冷湿敷，外用油剂。亚急性期皮损建议外用氧化锌糊剂、糖皮质激素软膏。慢性期以皮肤增厚、角化、干燥及苔藓样变为主，可选用糖皮质激素软膏、硬膏、乳膏或酊剂，可合用保湿剂及角质松懈剂。

外用糖皮质激素治疗湿疹药理作用主要包括抗炎作用、抗过敏作用、免疫抑制作用和抗增生作用。临床应选择高效而不良反应小的制剂。初始治疗应根据皮损的性质选择合适强度的糖皮质激素：轻度湿疹建议选弱效糖皮质激素如氢化可的松、地塞米松乳膏；重度肥厚性皮损建议选择强效激素，如哈西奈德、卤米松乳膏；中度湿疹选择中效激素，如曲安奈德、糠酸莫米松等。儿童患者、面部及皮肤褶皱部位皮损一般选择弱效或中效激素即可。强效糖皮质激素应用一般不超过 2 周，以减少急性耐受及不良反应等。

外用他克莫司软膏等钙调节神经磷酸酶抑制剂为大环内酯类衍生物，美国食品药品监督管理局(Food and Drug Administration, FDA)的临床试验表明，28%～37%的湿疹患者在应用他克莫司后使病情好转 90%。大样本临床观察结果除局部刺激(局部烧灼感、红斑、瘙痒)外，无皮肤萎缩发生；外用吸收少，系统性不良反应发生率低，用于面部或拒绝使用糖皮质激素的患者，是糖皮质激素较为理想的替代品；适用于各种中、重度湿疹。吡美莫司乳膏属子囊霉素巨内酰胺的衍生物，适用于轻、中度湿疹。外用免疫调节剂的主要不良反应包括灼热感、瘙痒、刺痛等局部刺激反应。

非甾体消炎药，因其抑制炎症介质的释放，可抑制湿疹的病理过程，近年来受到皮肤科的重视。常见该类药物包括氟芬那酸丁酯、布洛芬凝胶、乙氧苯柳胺。有国外临床试验表明，5%氟芬那酸丁酯软膏治疗各型皮炎湿疹有效率为 45.0%～89.7%；而布洛芬凝胶对小鼠急性湿疹模型耳肿胀度抑制率为 26.93%～63.22%，作用显著，但存在剂量依赖性。此外，有报道显示乙氧苯柳胺一方面能增加皮肤毛细血管通透性，直接拮抗组胺、前列腺素 E_1(PEG_1)、5-羟色胺(5-HT)等炎症介质；另一方面还可对炎症增殖和炎性肿胀过程的肉芽组织增生起抑制作用，抑制肥大细胞释放过敏介质。本品对Ⅰ型和Ⅳ型变态反应具有明显的抑制作用。

细菌定植和感染往往可以诱发或加重湿疹，因此抗菌药物也是外用治疗的重要方面。在外用糖皮质激素的同时加用有利于加快控制炎症。如 2%莫匹罗星软膏、2%夫西地酸乳膏等，多与糖皮质激素合用或用糖皮质激素和抗微生物复方制剂。

三、系统治疗

抗组胺药指能够在组胺受体水平竞争性拮抗组胺作用的一类药物，其主要机制为可以抑制血管渗出和减少血管水肿。

(1) 抗生素　临床多用大环内酯类抗生素，因其除抗感染外同时具有抗炎作用，对于伴有广泛感染者，建议系统应用抗生素7～10天。目前认为主要是通过影响中性粒细胞及抑制IL-8的分泌而发挥疗效，从而有利于快速缓解炎症反应。

（2）维生素C、葡萄糖酸钙等　有一定抗过敏作用，可以用于急性发作或瘙痒明显者。

（3）糖皮质激素　一般不主张常规使用，主要有抗炎作用、抗过敏作用、免疫抑制作用和抗增生作用。长期使用有一定的不良反应，可出现皮肤萎缩、色素沉着和皮肤毛细血管扩张，因易产生依赖性等原则上尽量不用或少用，尤其是儿童患者。

（4）免疫抑制剂　应当慎用，要严格掌握适应证。仅限于其他疗法无效、有糖皮质激素应用禁忌证的重症患者，或短期系统应用糖皮质激素病情得到缓解后，需减用或停用糖皮质激素使用。

四、物理治疗

紫外线疗法包括UVA（340～400 nm）照射、UVB照射及窄谱（310～315 nm）照射，对慢性顽固性湿疹具有较好疗效。

第四节　湿疹的评估

在湿疹中，严重程度和治疗效果主要通过临床观察评分，如特应性皮炎严重程度评分（SCOR湿疹）或湿疹面积和严重程度指数（EASI）评估。虽然这样的评分系统被广泛使用，并且是目前评估湿疹的最佳可用方法，但它们用于精确评估通常比较耗时。更重要的是，这些评分系统是主观的，并且主要取决于研究者。因此，湿疹的评估需要准确反映湿疹严重程度的客观生物标志物。一些参数，如胸腺和活化调节趋化因子（TARC/CCL17）、CCL22和乳酸脱氢酶（LDH）已被提出作为湿疹的生物标志物，但它们的升高不一定特定于湿疹，并且可能与SCOR湿疹没有显著相关性，因为这些蛋白的血清浓度存在高度的个体间差异。

由于目前没有单一蛋白质被确定为湿疹严重程度的合适指标，克劳斯等提出了一种独特的方法来研究由血清蛋白组合组成的生物标志物特征的效力，而不是关注单一生物标志物。他们使用生物合成的人细胞因子-27系列实验和酶联免疫吸附法（ELISA）分析52个湿疹患者和20个健康对照组的32个血清蛋白，选择一个蛋白质组合，并建立一个计算模型来预测SCOR湿疹。然后将预测的SCOR湿疹与真实的SCOR湿疹进行比较，并评估计算模型的准确性。不幸的是，即使基于最适合的蛋白质组合模型也无法成功预测真正的SCOR湿疹。尽管如此，这种先进的生物信息学方法仍然是客观测量湿疹严重程度的必要条件，并且有助于开发可靠和客观的预测工具来评估血清各种湿疹治疗的治疗效果。

温加尔等采用了一种独特的方法来评估湿疹的生物标志物，他们发现了非病灶性湿疹皮肤与血清生物标志物的相关性。他们使用非参数多变量模型研究湿疹患者环孢素治疗前后的血液生物标志物，综合了病灶、非病灶和血清湿疹生物标志物。他们采用了一种详尽的方法来评估生物标志物与疾病结果的组合之间的多变量关联。在湿疹组中血清细胞因子和趋化因子(IL－13、IL－22、CCL17)与健康人群对比有所增加，并随着治疗而减少，与免疫(IL－13、IL－22)和表皮(厚度、角蛋白16)在病变湿疹中的表现相关。SCOR湿疹与免疫(IL－13、IL－22)和表皮(厚度、角蛋白16)测量有关。有趣的是，非病灶性湿疹与血清生物标志物的相关性更强。血清细胞因子显示在非病灶标志物基线下和治疗时表现出更高的相关性。虽然需要更大规模的队列研究来进一步证实结果，但他们的研究不仅提出了一种测量生物标志物的新方法，而且还突出了湿疹的系统特异性。

第二章　中医学对湿疹的认识

第一节　古代医学对湿疹病名的认识

在古代医学典籍中无湿疹病名的记载，对此病的论述甚多，古医籍中记载的“浸淫疮”“奶癣”“旋耳疮”“绣球风”“湿毒疮”“飞粟疮”“血风疮”等属本病的范畴，又因其发病部位的不同将其命名为旋耳疮、肾囊风、阴囊风、四弯风等。当前较为统一的看法是现代医学中的急性泛发性湿疹与古代医籍中的“浸淫疮”属于同一范畴。

以“疮”命名，中医古籍中一般把有形且有分泌物渗出的皮损称为疮。有关湿疹的最早记载见于汉代张仲景的《金匮要略·疮痈肠痈浸淫病脉证并治》，“浸淫疮，从口起流向四肢者可治，从四肢流来入口者不可治……浸淫疮，黄连粉主之”中的“浸淫疮”是湿疹这个病名的最早记载。隋代巢元方在《诸病源候论》中论述：“浸淫疮，是心家有风热，发于肌肤。初生者甚小，先痒后痛而生疮，汁出浸溃肌肉，浸淫渐阔乃遍体……”，对浸淫疮描述较为详细，可见古代医家已对湿疹有了深刻认识。宋代《圣济总录·浸淫疮》曰：“风热蕴于心经，则神昏燥郁，气血膨作，发于肌肤而为浸淫疮也。”吴谦等编的《医宗金鉴·外科心法要诀》把丘疹性湿疹称为“血风疮”，认为“此证由肝、脾二经湿热，外受风邪，袭于皮肤，郁于肺经，致遍身生疮”。

以“风”命名，在中医古籍中有时因瘙痒剧烈以“风”命名，如《医宗金鉴·外科心法要诀》记载“风疳”曰：“乃风湿客于谷道，形如风癣作痒，破流黄水浸淫，遍体微痛。”此即肛门湿疹。又如《外科正宗·钮扣风》中云：“钮扣风，皆原风湿凝聚生疮，久则搔痒如癣，不治则沿漫项背。”此即胸前部的湿疹。再如《疡科心得集》记载：“乳头风，乳头干燥而裂，或揩之出血”，此即乳头湿疹。

以“部位”命名，按皮损发生的位置不同，中医常有不同的命名，如泛发全身的，有“浸淫疮”“湿疮”等；发生于耳廓的湿疹，称为“旋耳疮”；头面部的湿疹，称为“头面疮”；皮损发生于脐者，称为“脐疮”；发生于肘膝弯曲处者，称为“四弯风”；发于阴囊者，称为“胞漏疮”“绣球风”；发于足部者，称为“湿气”。

以“癣”命名，中医古籍中一般把高出皮肤如苔藓之状，没有分泌物渗出的皮损称为“癣”，其中包括湿疹，如在《诸病源候论·疮病诸侯》记载“湿癣候”中有“湿癣者，亦有匡部，如虫行，浸淫赤湿，痒，搔之多汁，成疮。是其风毒气浅，湿多风少，故为湿癣也”。此类似于钱币状湿疹。明代陈实功《外科正宗·奶癣》记载："奶癣，儿在胎中，母食五辛，父餐炙煿，遗热与儿，生后头面遍身发为奶癣"，与现代医学中的婴儿湿疹的描述类似。

第二节　中医学对湿疹病因病机的认识

中医以病因命名的湿疮相当于湿疹，从湿邪性质而言，也印证了湿疹的难治性。湿性重浊、下趋，伤于湿，下先受之，故多在下肢、外阴等人体下部发病；湿为阴邪，其性黏滞，湿淫所致的皮肤病，病程较长，经久难愈。湿邪合并湿热、寒湿、风湿等邪气致病，且湿邪在人体可以热化或寒化，以致病情演变且易反复发作。

从古至今有关湿疹发病病因及发病机制的论述有很多，中医认为湿疹发病主因先天禀赋不耐，皮肤腠理不固，易受外界风、湿、热邪侵袭而发病。后天饮食不节，过食辛辣、肥甘、厚味及荤腥动风之品，或过食生冷，肌肤失养亦可致病。早在《素问·至真要大论》中就有"诸痛痒疮，皆属于心""诸湿肿满，皆属于脾"的见地，这一论述直到今日对临床仍有指导意义，从此论述可以看出中医学早已意识到皮损发病与脏腑之间有密切关系，而非仅仅皮肤表面的疾病。中医古代文献对湿疹的认识，首见于《金匮要略》，其曰："浸淫疮，黄连粉主之"。一般依据其发病部位、皮损特点而有不同的名称，若浸淫遍体，滋水较多者，称"浸淫疮"。随后更多载有湿疮病因病机的论著问世，如隋代巢元方在《诸病源候论》中记载："诸久疮者……为风湿所乘，湿热相搏，故头面身体皆生疮"，明确指出风、湿、热三邪为主要致病因素，初步奠定了湿疹的病因病机基础。宋代《圣济总录·浸淫疮》云："风热蕴于心经，则神志躁郁，气血鼓作，发于肌肤而为浸淫疮也。其状初生甚微，痒痛汁出，渐以周身，若水之浸渍，淫映不止，故曰浸淫"，继承了《诸病源候论》的心经风热致病说。明代陈实功在《外科正宗》补充了饮食不当，内生湿热之病因。清代吴谦编著的《医宗金鉴·外科心法要诀》中记载浸淫疮："此证初生如疥……由心火脾湿受风而成"。不仅对本病的临床症状做了较详细的叙述，而且将内因和外因有机地结合起来。清代高秉钧在《疡科心得集》云："诸痛痒疮，皆属于心。诸湿肿满，皆属于脾。心主血，脾主肉，血热而肉湿，湿热相合，浸淫不休，溃败肌肤，而诸疮生矣"，此概括了心火与脾湿致病机制。湿疹与心火的关系密切，可因心绪烦扰导致心火内生，外合风热之邪扰于心经，发为血热之证，如青壮阳盛之躯或婴儿胎中遗热之体皆是血热之由来。从以上论述中可以看出，历代医家关于湿疹的理解也逐步进入系统化，到明清时期更加具体化。一般认为病因不外内外两因，内因多为禀赋不耐，或饮食失节，或情志失调；外因为风、湿、热、虫、毒等。本病多由于先天禀赋不耐或后天脾胃受损，失其健运，湿热内生，外感风邪，风湿热邪相搏，浸淫肌肤而成；或由情志不遂，肝郁脾虚，燥热生风；湿疹反复发作，迁延不愈，则耗血伤津致血虚风燥。其病理性质总属本虚标实。病位主要在心与脾，涉及肝、胆、肺、肾，并影响血分。

第三节　现代中医对湿疹病因病机的认识

现代中医学者在前人学术基础上对湿疹有了进一步的研究，但在湿疹病因病机的认识上基本一致，认为湿疹总由禀性不耐，风湿热之邪客于肌肤而成；或因脾胃虚弱，运化失调，加之有体质遗传，渗出性体质或因某些食物如鱼、虾、蟹、牛肉、羊肉等，或因花粉、灰尘、羊毛、动物毛、病灶感染、肠寄生虫病等过敏所致；有的还与精神紧张过度、劳累、情志变化、神经损伤等有关。

艾儒棣认为，湿疹的病因病机"本源于湿，再源于热及风，风湿热互结郁于肌肤，或化燥伤阴"。就是说以湿热蕴结为主的是急性湿疹；以脾虚湿恋为主的是亚急性湿疹；以血虚生风夹湿为主的是慢性湿疹。湿疹虽然病因复杂，但只要抓住风、湿、热三个要素，根据不同的病期、不同的证候及风、湿、热三者在不同情况下的主次，并结合个体差异，辨证施治，就可取得较好的疗效。

魏跃钢认为湿疹常因禀赋不耐，饮食不节或过食腥发动风之品，伤及脾胃，脾失健运，致使湿热内蕴，复感外界风湿热邪，内外两邪相搏，充于腠理，浸淫肌肤，发为湿疹，病程日久则耗伤阴血，化燥生风。

赵纯修认为禀赋不耐是湿疹发病的基本原因。饮食不节，过食辛辣、腥荤、酒类等饮食，风湿热邪内生，发于皮肤。风湿热邪外袭如花粉、尘土等，通过呼吸而入，肺与皮毛相表里，病邪由内发于皮肤。热邪波及血分，则致血热，日久伤阴化燥。赵氏认为本病的病机演变初期为风热证：风性善行数变，故初期发病迅速，进展快；热为阳邪，易透发肌肤为红斑、红丘疹且风胜则痒，瘙痒症状明显。发期，湿热俱盛，生风亦剧，属湿热风盛证，典型表现为皮损多样，红斑、丘疹、水疱、糜烂、渗液并见，剧痒，淋漓蔓延。相持期，属风湿热瘀证，日久湿热留恋，湿阻经络，血行不畅而致瘀，热灼阴津使血失津亦成瘀血，形成湿、热、瘀并重之势。后期，风湿热邪，伤阴化燥，此时湿邪消潜，余热未清，属余热血虚证。

秦亮甫认为湿疹初起因风湿热相搏，浸淫肌肤，久之湿蒸化热，伤及阴血，血不养肤所致；本病无论新旧都离不开"湿"邪，由于湿性重浊黏滞，导致疾病缠绵难愈。

李月玺认为湿疹的主要病因有五个：风、湿热、血热、血瘀、血虚。病机是发病初期，风湿热邪客于肌肤；病情进展，湿热蕴结于内，熏蒸于外，或血中毒热；病情迁延，湿阻成瘀，或血热搏结成瘀；本病后期，风热伤阴化燥，瘀阻经络，血不营肤；或气阴两虚，血虚风燥。急性、亚急性湿疹最常见血热、风热、湿热三种证型。

文琢之认为本病病因主要有：① 由于血虚肝风内动而致生风，使肌肤失血濡养而发本病。② 由于湿热久蕴于肌肤，不能疏泄，化毒而发本病。③ 恣食辛辣饮食，生热化毒而发本病。湿热型主要因为湿热或风热侵入皮肤，客于血络，蕴久不去而化热毒，脾胃素蕴湿热，在外邪诱导下，发于肌肤血燥型，多发于老年人或情志忧郁阴血亏损者，或食辛辣食物而致燥火伤阴而发；或由痒证日久，燥气内扰，兼感风燥邪气，搏击血分而成。

周鸣岐在治疗湿疹方面有独到见解，重视标本兼顾、内外结合的整体与局部相配合的治疗原则，既重视湿热内蕴的临床表现，又刻于脾失健运的根本原因。治疗过程中，化瘀解毒利湿之法贯穿始终。因湿毒是湿疹的病根，而瘙痒又是湿疹的突出症状，因此，彻底清利湿毒，改变患者内在环境及体质，湿疹才有望治愈。他认为化瘀之法的优点为一可开气血之闭，有利于湿毒的化解；二可活血止痒，取其血行风自灭之意；三可改善肌肤通透性，恢复脉络皮肤的功能。

孙世道提出“血热为病之本，阳浮为病之标”，为其主要病机，治疗当以凉血清热、重镇潜阳为大法。血热清则痒自安，浮阳潜则痒自宁。根据绝大多数湿疹患者的主诉及症状体征，认为其主要病因病机有以下几点：湿热壅结，肌肤不和；热伤阴血，肌肤失养；气机不畅，血瘀肌肤；肺卫不固，脾肾二虚。

杜锡贤认为“湿疹本源于湿，再源于热及风，三者互结郁于肌肤。或风热搏肤，或湿热蕴结，或化燥伤阴。风湿热贯穿始终，只是在不同阶段侧重有所不同，所以清热利湿祛风贯穿始终，尤以治湿为主，即便是阴虚血燥之证，亦当虑其湿恋未去，治疗当顾及于此”。杜老认为湿疹在临床表现上不外乎“痒”“湿”“顽”“变”，虽发于表，但与心、肝、脾、肺、三焦等脏腑功能失调关系密切。

徐宜厚将中医学对湿疹发病原因的主因认识分为三个方面。一是六淫外邪客于肌表，尤其是风、湿、热三种病邪，当风邪偏盛时，皮疹表现为“泛发、痒感明显”；当湿邪居多时，部位多发生在“下部，缠绵难愈”；当热邪炽盛时，皮疹常为“红、肿，以致复感毒邪”。二是脏腑功能失调，尤以脾脏功能失调为主，与心、肝、肾三脏密切相关，致使体液代谢失常，湿热诸邪外扑于肤腠。如心火偏亢者，皮疹“焮红痒重”；脾湿偏重者，皮疹“浸渍糜烂”；肝脏犯病者，皮疹在“乳头、耳、间擦部”发生；肾脏偏虚者，病程多长久。三是过食辛辣厚味，造成湿热蕴结，或致阴液亏损，常为病程迁延，或以肘窝等弯曲部位明显苔藓样化。

赵炳南从阴阳辨治皮肤病，以辨湿热性和湿气性为重点，归根到底是对皮肤病湿与热的辨证；赵老从阴阳辨治皮肤病，“湿疡（湿疹）”是最有代表性的病种之一，他将急性湿疹称为风湿疡，慢性湿疹称为顽湿，认为内在的湿热与外邪相搏结，是湿疹的实质。

禤国维认为，慢性湿疹迁延日久，风邪化燥伤阴，瘀阻经络，血不濡肤，或脾虚湿困，阴虚血瘀。皮肤属表，六淫侵袭首犯皮肤，尤其是风、湿、热之邪。禤老认为，许多皮肤疾病都是风、湿、热蕴结而成。此类疾病往往以实证表现为主，而禤老常从风湿热毒邪的角度考虑。临床辨证论治分血虚风燥证、脾虚湿困证、阴虚血燥证，但又不拘泥于祛风、清热、利湿等治法，应辨清虚实，分辨急缓，审证求因。

王玉玺认为本病总由禀赋不足，饮食失节伤及脾胃，脾失健运，湿热内生，兼外受风邪，内外两邪相搏，浸淫肌肤所致。心为君火，肝肾皆寄相火，故发病原因多责之于心火、肝火、脾湿；并提出“风伤于上，湿伤于下，中为气郁、火郁”的观点。

谢筱多认为肝主疏泄，通畅气机，调畅精神情志，促进脾胃消化功能，由于精神紧张，焦虑抑郁，可使肝失疏泄，气机不畅，水湿失于疏通，肝脾失于协调，火热、水湿内生，壅滞于肌肤脉络而发为湿疹。

秦万章采用“五脏推移”辨治湿疹，强调脏腑辨证的重要性。《黄帝内经》提出诸湿肿满，皆属于脾，因此治湿疹以“脾”为核心，临证当以化湿、利湿、醒脾、燥湿四法为主线。以脾为核心，行“五脏推移”之法。“母病及子”，多用清金化痰汤兼清肺脏；累及心者，治以清心、安神、滋阴、益气为法；反侮于肝，采用平肝、疏肝、清肝、养肝四法；迁延日久，脾肾阳虚者，应围绕温阳利水用药。

中医体质学认为，体质类型与疾病的发生、发展和转归密切相关。个体体质的差异性可导致个体对某些致病因素有着易感性，或对某些疾病有着易罹性、倾向性。袁安香等认为特禀质、痰湿质与小儿湿疹的关系密切；特禀质、痰湿质易迁延为慢性；痰湿质的小儿易患湿热并重证。

第四节　中医辨证论治的古代记载

古籍中本病的记载早期治疗以外治为主，后期重视内外兼治。关于本病外治法的记载，始见于《金匮要略》，里面提到“浸淫疮，黄连粉主之”。因此黄连粉成为早期记载本病的外治法方药，至今仍是治疗湿疹的常用药。《五十二病方》记载的外治法有熏蒸、按摩、药浴、灸、腐蚀、敷药、熨等多种手术方法，为后世治疗起到了纲领性的作用。《黄帝内经》沿用这一外治法，并且在治疗上更加全面，更加细致。晋代葛洪《肘后备急方》在外治的方法上增加了推拿、捏脊、蜡疗等方法，创制了雄黄膏、续断膏、丹参膏、莽草膏、水银膏、五毒六神膏等药物，其中雄黄膏等对于湿疹的治疗具有一定的疗效。《刘涓子鬼遗方》中载有治久病疥癣痒症的“五黄膏方”，并记载了药物的制备方法。随着古代医家对湿疹治疗经验的累积，逐渐开始重视内因在湿疹发病中的化用，逐渐形成了众多具体的经典方药。同书中记载“从口流向四肢者顺抓破津血者，宜服消风散”。唐代孙思邈在《备急千金要方》（卷第二十二）中用苦瓠散方治疗浸淫疮，其主要组成为苦瓠、蛇蜕皮、梁上尘、蜂房、大豆。黄连、蛇蚁和蜂房现在亦是中医皮肤科的常用药物；《备急千金要方》和《千金翼方》关于本病的内治法继承了唐代之前的思想，应用清热祛毒、活血理气方药，并且首创用动物内脏等治疗人的疾病，开辟了治疗用药的新途径，并且广泛应用软膏、糊剂、水剂等；宋代《圣济总录》曰：“发于肌肤而为浸淫疮也，其状初生甚者轻治也有风热，生浸淫疮遍体，升麻汤方”，详细地记录了药物的制法与服法。又如《医宗金鉴》曰：“初服升麻消毒饮加苍术、川黄连抓破津血者，宜服消风散”，以清热、解毒、祛风为根本原则进行辨证施治。明清时期，对湿疹的认识日趋成熟。明代陈实功提出，在治疗中必须固护脾胃，反对用寒凉的药品伤胃；古人认识到风盛则痒，风邪对湿疹的致病作用，遂提出消风散治疗湿疮。《医宗金鉴》记载经典方剂当归饮子的方证：“及形势已定，则无论虚实……经久不愈血燥者，服当归饮子”此方原治疗疥疮，具有养血润肤的功效，后世医家主张用此方治疗慢性湿疮，消风润燥以止痒，调补气血以润肤。同时清代吴谦在《医宗金鉴》中提到“故内服龙胆泻肝汤、外用蛇床子汤熏洗，洗后擦狼毒膏”，表明肾囊风治疗以清利肝经湿热为主。总之，外治法是古代医家治疗湿疹的主要治疗方法，且外治法已发展至膏剂、散剂、洗剂等多种剂型，取得了长足进步。到明清时期，医家们逐渐开始把治疗重心转换至内治上，清热利湿、疏风解毒、凉血化瘀、养血润燥是湿疹的主要治法；辨证治疗主要需要根据湿疹发病不同阶段、经络循行；辨证治疗则见于一些特殊部位的湿疹；在内治法的同时，应当结合外用药的治疗。

第五节　现代中医对湿疹的辨证治疗

现代医家继承和总结了古代医家的思想与经验，并且在古代医家的学术思想上，结合现代的实际情况及临床研究，对湿疹进行辨证论治，现举例如下。

赵纯修把湿疹分为四种类型。风热证，治以清热凉血，祛风止痒，用湿疹一方（金银花、连翘、黄芩、生地黄、赤芍、牡丹皮、浮萍、白鲜皮、菊花、栀子、紫草、荆芥、甘草）。加减：风盛痒重，加地肤子、蝉蜕、徐长卿；热甚，皮疹灼热鲜红，加蒲公英、紫花地丁。湿热风盛证，治以清热利湿，祛风止痒，用湿疹二方（金银花、连翘、地肤子、白鲜皮、黄芩、茵陈、土茯苓、苦参、木通、甘草、薏苡仁、车前子、苍术、荆芥）。加减：湿热明显，加黄柏、栀子；瘙痒无度，影响睡眠，加夜交藤；发热者，加生石膏、知母。风湿热瘀证，治以清热祛风利湿，活血化瘀，用湿疹三方（金银花、连翘、生地黄、牡丹皮、赤芍、白鲜皮、土茯苓、茵陈、当归、苍术、苦参、荆芥、白芷、甘草）。余热血虚证，治以养血润燥，清热祛风，用湿疹四方（金银花、生地黄、牡丹皮、当归、丹参、黄芪、白芷、白鲜皮、地肤子、甘草）。

禤国维根据四诊及局部皮损的表现予以辨证论治，将湿疹分为血虚风燥型，治以养血润燥，祛风止痒。常用处方：生地黄、牡丹皮、白芍、当归、防风、紫苏叶、赤芍、紫草、胡麻仁、白鲜皮、钩藤、鸡血藤、莪术、苏木、甘草。影响睡眠者加牡蛎、珍珠母；夹瘀者加丹参、延胡索；湿盛者加萆薢；风盛者加蒺藜。脾虚湿困型，治以健脾利湿止痒。常用处方：党参、茯苓、山药、布渣叶、薏苡仁、白扁豆、白术、防风、茵陈、徐长卿、甘草。气虚者加黄芪；湿重加鱼腥草、土茯苓；食积明显者加陈皮。阴虚风燥型，治以滋阴润燥，养血润肤。常用处方：熟地黄、生地黄、丹参、何首乌、白鲜皮、泽泻、茯苓、乌梅、麦冬、女贞子、旱莲草、当归、白芍、赤芍。瘀滞明显者加丹参、桃仁；潮热心烦者加玄参；虚烦不眠者加酸枣仁、珍珠母。

赵炳南认为在湿疹发病过程中"湿"是主因，兼夹他邪，并指出治湿法应全程贯穿于湿疹各期。对证候的分型参照古代医家分干敛、湿敛的方法，认为湿疹以湿热为主即湿热证：一般分为两种证型，即热盛于湿型和湿盛于热型。前者治以清热、解毒，佐以除湿、凉血。常用中药：黄柏、土茯苓、黄芩、黄连、青黛、白鲜皮、马齿苋、石膏、苦参、龙胆草、金银花、野菊花、紫花地丁、板蓝根、牡丹皮、赤芍。其经验方剂：清热除湿汤。该方是在龙胆泻肝汤的基础上去栀子、泽泻、木通、柴胡和当归，加白茅根、大青叶、生石膏、六一散等组成。从主治上来说，龙胆泻肝汤(原方主治胁痛口苦，耳聋耳肿)由龙胆草、栀子、黄芩、柴胡、生地黄、车前子、泽泻、木通、甘草、当归组成，有泻肝胆实火、清肝胆湿热之功，可减轻心烦、口渴、大便干、小便黄等湿热内蕴的证候。筋痿阴湿，热痒阴肿等肝胆经疾病，泻肝胆实火，治存脏腑；而赵老用清热除湿汤治疗急性湿疹，清热凉血利湿，治在皮肤。故清热除湿汤能更好地作用于湿热证型的皮损。后者以除湿、清热为主。常用中药：薏苡仁、车前子、地肤子、白鲜皮、茵陈、苍术。经验方剂：除湿止痒汤，方中茯苓皮、白术、炒薏苡仁健脾利湿；干生地滋阴凉血；苦参、白鲜皮、地肤子清热解毒，祛风除湿止痒；陈皮燥湿和中；焦槟榔消食导滞，全方共奏健脾除湿、止痒之功。

张志礼在赵炳南老先生经验的基础上加以总结将湿疹分为三型：温热并重型，治以清热凉血，利湿消肿，方用清热除湿汤加减；脾虚湿盛型，治以健脾除湿，佐以清热，方用除湿止痒汤加减；血虚风燥型，治以养血润肤，祛风止痒，方用健脾润肤汤加减。

徐宜厚强调湿疹初期，先治其标，待湿热消除后，再理脾助运以治其本。因此，理脾化湿是治疗湿疹的基本法则。依据皮损演变的过程，结合分期的要求，分四个证型施治。湿热证，治宜清热利湿，方选萆薢渗湿汤合二妙丸加减，药用金银花、连翘、牡丹皮各10 g，苦参、苍术、黄柏各6 g，萆薢、茯苓皮、茵陈各15 g，大黄、生甘草各3 g。方中金银花、连翘、牡丹皮清热解毒；萆薢、茯苓皮、苍术、黄柏、茵陈清热利湿；苦参散风止痒；大黄、甘草化瘀通络。血热证，治宜凉血、清热、利湿，方用凉血四物汤加减，药用鲜生地、赤芍、牡丹皮、海桐皮各12 g，黄连、生山栀各6 g，白鲜皮、地肤子各15 g，豨莶草、苦参、生甘草各5 g。方中生地黄、牡丹皮、赤芍凉血退斑；黄连、山栀子清心泻火；白鲜皮、地肤子、豨莶草、苦参凉血解毒，散风止痒；海桐皮、甘草疏通经络，以助白鲜皮等止痒之力。湿阻证治宜健脾除湿，方选除湿胃苓汤加减，药用苍术、白术、猪苓、茯苓、怀山药、陈皮各10 g，生薏苡仁30 g，车前草、泽泻、徐长卿、茵陈各12 g。方中苍术、白术、山药、薏苡仁健脾除湿；猪苓、泽泻、茯苓清热利湿；徐长卿、陈皮、茵陈散风止痒。血燥证，治宜养血祛风，清热化湿。方用大胡麻丸加减，药用大生地、当归、白芍、小胡麻各10 g，白鲜皮、地肤子、萆薢、茯苓皮、蛇床子、生甘草各6 g。方中生地黄、当归、白芍、胡麻、甘草养血润燥；白鲜皮、地肤子、蛇床子除湿解毒止痒；萆薢、茯苓清热利湿。

药物加减：发于上部或弥漫全身者，加桑叶、菊花、苍耳子、蝉衣；发于中部或肝经所分布者，加川牛膝、车前子；发于头面部者，加川芎、白芷、羌活；发于乳房、腋窝者，加茵陈、车前子；发于上肢者，加姜黄、桑枝；发于下肢者，加川牛膝、木瓜、槟榔；瘙痒较甚加徐长卿、白鲜皮、地肤子；皮损焮红灼热者，加生地黄、赤芍、牡丹皮；渗液较多者，加冬瓜皮、白茅根；剧痒加羌活、乌梢蛇、蝉衣；皮疹肥厚苔藓样变者，加赤石脂、丹参、鸡血藤、夜交藤；腰脊酸软者，加金毛狗脊、淫羊藿、菟丝子；口渴咽干者，加玄参、麦冬、石斛；皮损粗糙者，加丹参、鸡血藤、干地龙或乌梢蛇 3 g(研粉分 2 次吞服)；伴急性发作，潮红灼热者，加地骨皮、赤芍、丹参、紫草；剧痒滋水过多者，加滑石、苦参。

秦亮甫论治本病无论新旧都离不开“湿”邪，由于湿性重浊黏滞，导致疾病缠绵难愈。红者属热，痒者属风。故凡治湿疹，皆以清热凉血、祛风除湿为原则，再根据风、湿、热、血燥的偏胜，随证加减，灵活应用，同时强调“治湿不利小便，非其治也”。为此，药以板蓝根、滑石、石膏清热，葫芦壳、茯苓皮等行气利水渗湿，浮萍、地肤子、白鲜皮祛风止痒，牡丹皮、赤芍凉血，诸方合并起清热利湿之功效。

朱仁康认为风、湿、热三邪之中，尤以湿邪至关重要；其学生根据其临床病例，归纳总结大致将本病分为三型：湿热内蕴证、脾虚湿盛证、阴伤湿恋证。治疗上以清热凉血、除湿止痒法治疗湿热内蕴证，药用龙胆草、生地黄、黄芩、泽泻、川木通、车前子、茯苓、六一散等，具清热凉血、除湿止痒之效。朱老常引用古人之言：“治湿不利小便，非其治也。”故在治疗时非常注重利小便而给湿邪以出路，常用药物有茯苓、车前子、泽泻，且常用六一散代替甘草。湿热相合，如油入面，虽不急骤，但极难化解。朱老治疗此证鲜用大剂苦寒之品，恐其冰伏中焦，湿遏热阻，更难化解。以健脾除湿法治疗脾虚湿盛证，药用苍术、厚朴、陈皮、茯苓、猪苓、泽泻、白术、桂枝、白鲜皮、地肤子等，脾主湿而恶湿，脾虚则水湿不化，外湿可引动内湿，内湿能招致外湿，故《黄帝内经》云：“诸湿肿满，皆属于脾。”治疗以固护脾胃为先，兼以除湿。除湿即为健脾，脾健湿自能除。以滋阴养血法治疗阴伤湿恋证，常用药物有生地黄、元参、当归、茯苓、泽泻、丹参、地肤子、蛇床子、甘草等，方中以生地黄、元参、当归等滋阴养血润燥，以补阴血之不足，防渗利之品过于伤阴；又以茯苓、泽泻、地肤子、蛇床子等健脾利湿止痒，以祛湿邪之有余。诸药合用，使湿去而无伤阴之弊，阴复又鲜助湿之嫌。

马绍尧提出从脏腑辨证治疗皮肤病，将湿疹分型论治。一是血热型，相当于急性湿疹，中医辨证属风湿相搏，火毒内生。治宜凉血清热利湿。常用中药：鲜生地、赤芍、地肤子、苦参、金银花、茵陈、蒲公英、土茯苓、白鲜皮。发于上部或弥漫全身者，加桑叶、菊花、苍耳子、净蝉衣；发于中部或肝经分布者，加龙胆草；发于下部者，加车前子、川牛膝；纳食不香者，加藿香、佩兰、砂仁壳；胸闷不舒者，加厚朴、枳壳、煨木香；大便干结者，加生大黄或全瓜蒌。二是湿热型，相当于亚急性湿疹，中医辨证属湿热内蕴肌肤。治宜清热利湿。常用中药：茵陈、苍术、黄柏、泽泻、萆薢、蒲公英、土茯苓、车前草、白花蛇舌草、生薏苡仁、块滑石、生甘草。三是血燥型，相当于慢性湿疹，中医辨证属湿热耗津，血虚生风。治宜养血祛风，清热化湿。常用中药：大生地、白鲜皮、当归、白芍、小胡麻、地肤子、蛇床子、草薢、茯苓皮、生甘草。难以入眠者，加珍珠母（先煎）、夜交藤、合欢皮；腰酸脚软者，加炙狗脊、川续断；口渴咽干者，加玄参、麦冬；潮红灼热者，加地骨皮、紫草。

皮先明将湿疹分为五型进行论治。一是湿热型，治以清热利湿为主，方用自拟经验方龙土方加减：龙胆草 15 g，土茯苓 30 g，金银花 15 g，栀子 10 g，黄芩 15 g，柴胡 10 g，泽泻 30 g，车前子 15 g，牡丹皮 20 g，当归 15 g，生地黄 30 g，甘草 15 g。出现脓疱者加蒲公英 20 g，紫花地丁 15 g，连翘 15 g；皮肤瘙痒较甚者加白鲜皮 15 g，苦参 10 g，地肤子 15 g，蛇床子 10 g，徐长卿 12 g 等；大便干结者加大黄 10 g，虎杖 15 g。龙胆汤是皮先明教授根据多年的临床经验，在龙胆泻肝汤的基础上化裁而来，龙胆泻肝汤具有泻肝胆实火、清肝胆湿热之功效。从主治上来说，龙胆泻肝汤原方主治胁痛口苦、耳聋耳肿、筋痿阴湿、热痒阴肿等胆经疾病，可以减轻心烦、口渴、口苦、大便干等肝经湿热证、肝胆火盛证证候；而皮先明教授加减变化后的龙土方较原方加重了清热解毒、疏散风热、除湿通络、活血散瘀之功效，用来治疗湿疹，能更好地作用于湿疹之湿热证型皮损。但临床需要注意的是，使用本方的目的是直折火势，因此要速战速决，宜短期用，尽量不要长时间服用。二是血热型，以凉血消风、除湿清热为主，常用自拟经验方赤芍丹皮方加减：牡丹皮 20 g，土茯苓 30 g，赤芍 15 g，白僵蚕 10 g，大青叶 15 g，紫草 12 g，蜈蚣 3 条，黄芩 15 g，苦参 15 g，白鲜皮 30 g，全蝎 6 g，生甘草 15 g 等。瘙痒导致难以入眠者，加珍珠母 30 g，牡蛎 30 g，酸枣仁 10 g，夜交藤 15 g；渗液较多，湿象明显者，加泽泻 10 g，苍术 12 g，豨莶草 12 g，茯苓 15 g，车前草 12 g；皮损粗糙肥厚者，加丹参 15 g，鸡血藤 30 g，皂刺 10 g；心火亢盛者加生地黄 15 g，木通 10 g，竹叶 10 g。三是脾虚湿蕴型，以健脾利湿为主。方用除湿胃苓汤合草薢渗湿汤加减：苍术 12 g，陈皮 10 g，茯苓 12 g，厚朴 10 g，草薢 15 g，泽泻 10 g，滑石 15 g，防风 10 g，白鲜皮 15 g，栀子 10 g，木通 10 g。湿象不明显者选用参苓白术散加减。胃纳不佳者加山楂 15 g，神曲 15 g，藿香10 g，佩兰 10 g；腹胀者加厚朴 10 g，大腹皮 10 g；瘙痒较甚者加地肤子 15 g，苦参10 g，百部 10 g，徐长卿 12 g；大便溏者加淮山药 30 g，扁豆 15 g。四是阴伤型，以滋阴祛湿为主。自拟经验方：生地黄 20 g，玄参 15 g，天冬 15 g，麦冬 12 g，当归 12 g，丹参 15 g，茯苓 12 g，泽泻 12 g，白鲜皮 15 g，蛇床子 12 g 等。对于此治法，皮先明教授认为湿热伤阴时，需掌握滋阴与除湿的度，避免利湿伤阴，造成疾病转变或病情加重，并特别指出本型多见于久治不愈，反复发作的慢性湿疹患者。五是血虚风燥型，以养血润燥、祛风止痒为主，常选用当归饮子或四物消风饮加减：当归 15 g，生地黄 20 g，白芍 12 g，川芎 10 g，何首乌 15 g，荆芥 10 g，防风 10 g，刺蒺藜 15 g，黄芪 12 g，甘草 6 g。皮损肥厚粗糙者加鸡血藤 30 g，丹参 15 g，益母草 12 g；伴有腰膝酸软脾肾亏虚者加牛膝 15 g，茯苓 12 g，白术 10 g；皮肤瘙痒较甚者加白鲜皮 15 g，苦参 10 g，地肤子 10 g；夜间入眠困难者加夜交藤 15 g，酸枣仁 10 g。皮老强调，本型主要见于疾病后期或失治、误治所致。

因此要特别注意把握祛风药使用的剂量，以免耗伤阴血，加重病情。治疗主要以养血为主，血行则风自灭。

张作舟将湿疹分为三型：湿热型用野菊花、金银花、车前子、秦艽、甘草各 10 g，黄芩、竹叶、桔梗、生甘草各 10 g，焦山楂、焦神曲、炒麦芽各 30 g；脾虚型用黄芪 20 g，党参、白鲜皮、蒺藜、炒白术、茯苓、泽泻、车前子、秦艽、甘草各 10 g；气阴两伤型用生地黄、黄芪各 20 g，何首乌、党参、丹参、白鲜皮、车前子各 15 g，当归、白芍、僵蚕、秦艽、泽泻、甘草各 10 g。

维吾尔医体液辨证：艾尼瓦尔・加玛力等湿疹的维吾尔辨证治疗中认为，肝脏具有解毒和调节体液的功能，他认为外界自然因素会导致正常的肝脏生理功能紊乱，从而导致正常体液发生变化，阻碍正常血液运行，影响机体的气质，同时异常的体液刺激机体，影响毛细血管通透性，各种因素导致湿疹发生。将其分为四个证型：异常咸味黏液质型、异常淡黄胆液质型、异常血液质型、异常黑胆液质型，其根据此种辨证分型结合综合治疗能够明显提高疗效。

第六节　中药外治

自古"良医不废外治"，外治疗法作为皮肤病的主要治疗手段之一在临床中发挥着无可替代的作用。采用外治法配合内服药可以大大提高疗效，迅速减轻湿疹患者的瘙痒症状。

魏跃钢主张急性期皮损红肿、糜烂、渗出可选皮炎洗剂（组成：苦参、大黄、黄芩、黄柏等，煎汁浸泡）进行冷敷；亚急性湿疹红肿、渗出减少，暗红色丘疹与丘疱疹，轻度浸润及鳞屑，边界清楚，可选用黄芩膏；慢性湿疹境界清楚，暗红色斑上丘疹、抓痕及鳞屑，典型皮损呈苔藓样变，用加味黄芩膏（组成：黄芩、苦参、青黛、枯矾、轻粉、冰片等加凡士林调成）封包疗法。对于手足部位的湿疹，魏教授多采用局部外洗方法，常用药有苦参、黄芩、大黄、藿香、虎杖、伸筋草、透骨草等。

赵炳南在其临床经验集中总结了治疗湿疹的常用外用方剂如祛湿药粉，由川黄连、川黄柏、黄芩、槟榔组成；新三妙散由黄柏、寒水石、青黛面组成；湿疹糜烂渗出严重者用马齿苋、紫花地丁水煎湿敷。

禤国维等一般以 10%黑豆溜油软膏、复方蛇脂软膏、消炎止痒霜（广东省中医院自制剂，由苦参、冰片等组成），或加少量激素类药膏外用，肥厚明显者，上述药膏外涂、纱块覆盖包扎。

杨岚等总结赵炳南老先生的外治洗方，认为干葛洗方适用于亚急性湿疹，皮损表现为丘疱疹、小水疱，渗出不多，没有形成明显糜烂面。

杜锡贤重视外治之法，强调根据皮损性质的不同，选择适当的剂型和药物；主张应用外治配合内服药可以提高疗效，迅速减轻湿疹患者的瘙痒症状。急性期皮损，红肿、糜烂、渗出，一般可选硝矾洗药（朴硝、明矾、硼砂）开放性冷敷，后外用湿疹散（黄连、青黛、硼砂、儿茶、冰片等共为细末）。湿疹散可以加强燥湿收敛止痒之功。切忌热水烫洗，洗后将加重病情。亚急性湿疹红肿、渗出减少，暗红色丘疹与丘疱疹，轻度浸润及鳞屑，边界清楚，若是伴有轻微渗出者，可以于渗出处外用湿疹散和皮炎一号（自制药），使用方法是两者按 1∶1 比例调为糊状外敷。皮损未渗出处可外用皮炎一号和丁酸氢化可的松，两者按 1∶1 的比例调匀外用，这样既可加强抗炎抗过敏作用，又可降低丁酸氢化可的松的浓度，减少其不良反应及依赖性。慢性湿疹境界清楚，暗红色斑上丘疹、抓痕及鳞屑，典型皮损呈苔藓样变，用黑豆、胡麻、红花、苦参、白及、黄柏、地骨皮等煎汤外洗，后外用复方氟米松软膏封包。

马绍尧主张治疗急性湿疹时，滋水多者，用 10%黄柏溶液湿敷；红斑丘疹、水疱为主者，用三黄洗剂外搽，每日 5～6 次；糜烂结痂者，用青黛散麻油调搽，每日 3 次。治疗亚急性湿疹，皮疹以丘疹、结痂、鳞屑为主，伴有丘疱疹和小水疱，搔抓后形成小片糜烂，滋水已少，轻度浸润者外用三黄洗剂或黄连油外搽，每日 3～4 次。治疗慢性湿疹，损表现为皮肤肥厚、粗糙、干燥、脱屑、皮纹增宽，色素沉着，苔藓样变时多用湿疹膏外搽。

冯辉等研究苦参煎剂治疗偏于下焦部位的急性湿疹，苦参可清除下焦湿热，并且杀虫止痒，对湿疹引起的皮肤瘙痒有很好的缓解作用；彭梦龙等通过实验研究证明，名医徐宜厚首创地虎糊膏（地榆、虎杖）对亚急性湿疹具有明显的抗炎作用；陈平等总结归纳近 90 篇文献，得出五倍子、苦参、黄连、青黛、百部、冰片、苍术、蛇床子等中药煎洗或制膏外擦是治疗慢性湿疹伴皮肤瘙痒症状的有效药物的结论，上述药物具有收敛、抗炎、抗过敏、软化角质、改善局部浸润变厚、调节免疫及抑制变态反应的作用。外阴湿疹因其部位较为隐秘，易滋生细菌，故瘙痒症状多明显，甘霖洗剂杀虫止痒抑菌效果显著。

第七节　其他治疗

采用针灸治疗湿疹临床亦广泛应用，因其简便验廉，疗效确切，临床治疗广为采用。临床有关报道应用针刺血海、三阴交、曲池、合谷，并选取足太阳膀胱经穴位刺络放血拔罐方法治疗急性湿疹（湿热蕴肤证）；采用火针配合温和灸方法治疗湿疹，亦有遵从“血行风自灭”“血随风泄”的理论依据，采用刮痧配合刺络放血治疗慢性湿疹。

一、穴位注射

慢性湿疹局部瘀滞明显者用丹参注射液；久病气虚者用高丽参注射液；慢性湿疹急性发作时用苦参碱、鱼腥草注射液。取穴：足三里、三阴交、血海、内关等。

二、划痕疗法

用手术刀片在病变部位划破表皮使局部气血流通，毒血宣泄，具有活血化瘀、解毒止痒作用。操作方法：常规消毒患处，用手术刀尖端部由上而下，从左至右轻划，以稍渗血为度，视病变大小决定划痕次数，拭干血迹后，外敷枯矾粉，以消毒纱布覆盖，胶布固定，5～7 日 1 次，2 次为 1 个疗程。

三、梅花针疗法

用 5～7 根梅花针联合叩打病变部位，以促进气血流畅、止痒、软坚散结。操作方法：将病变部位常规消毒，用弹刺法，以手腕弹力上下叩打，每次 5～10 分钟，每日 1 次；除此通过三棱针点刺病变部位与梅花针刺络拔罐结合艾灸的方法治疗急性湿疹。

四、挑刺法

孔繁荣采用挑刺法治疗湿疹，选督脉百会至命门、足太阳膀胱经大杼至肾俞（每隔寸作为一个挑刺点，双侧）、曲池、风池、合谷为基础挑刺点。偏于脐上者加点刺少泽、少冲、少商；偏于脐下者加点刺至阴、隐白、厉兑。凡是井穴均点刺出血 3～5 滴。

五、中药熏蒸法

茅伟安等治疗湿疹（血虚风燥型）应用自拟中药汤剂进行熏蒸，其方药由当归、鸡血藤、防风、地肤子、蒲公英、白鲜皮、薄荷、金银花、生甘草组成。

六、雾化疗法

石建民等应用止痛如神汤（黄芩、秦艽、黄柏、泽泻、苍术、桃仁、皂刺）治疗急性原发性肛门湿疹，进行雾化治疗。湿热盛者加马齿苋；肿痛明显者加茜草、赤芍；偏热者加蒲公英；偏寒者加艾叶；痒甚者加蝉蜕、苦参，上药反复煎煮取药液，放入超声雾化理疗器中，进行中药雾化治疗。

七、离子导入疗法

杨昌勇等运用黄柏、苦参煎液进行中药离子导入疗法治疗急性湿疹，方法为取适量自来水放入塑料容器中，将患者的手或足浸入自来水中，并且接入离子导入机的阴极，将浸湿药液的纱布放于患处，连接阳极，分别于第 1、3、5 日导入黄柏，第 2、4、6 日导入苦参，即黄柏与苦参间隔导入。

八、穴位敷贴疗法

竺炯等采用中药穴位敷贴治疗慢性湿疹，敷贴药物由细辛、附子、苍术、地肤子等组成，打细粉加工制作成片，平放于低敏胶布上，贴于大椎穴上，每日晚上 1 次，每次 6 小时。

第三章　常见湿疹的中西医结合介绍

一、婴儿湿疹

婴儿湿疹俗称婴儿奶癣，是婴幼儿期常见的过敏性皮肤病，是一种反复发作的变态反应性疾病，在西医又被称为异位性皮肤炎。婴儿湿疹多发生在1岁之内以母乳或乳制品为主要食物的婴幼儿，约在出生后第2或第3个月开始发生，多表现在婴儿头面部，如两颊、额、头皮，个别病例可发展至躯干、四肢。最初表现为两颊发痒、皮肤发红，婴儿转动头部摩擦或用手搔抓，继而出现较密集的小米粒样皮疹即红色丘疹或疱疹，后融成片，水疱破后流黄色渗出液，水干后结黄痂，皮损常常对称性分布。由于奇痒剧烈，患儿常烦躁不安，夜间啼哭，影响食欲、睡眠和身体发育，部分患儿有吐奶和消化不良的症状。急性期患儿面额部突然出现鲜红色丘疹或红斑，哭闹时明显，安静凉爽时减轻或消退。重者丘疹成片，遍布颜面甚至颈耳等处，瘙痒难忍，常被抓破，流出黄色透明黏液。如未继发感染，1～2周可自愈。若继发感染，病程较长，症状较重，反复发作，皮肤变厚粗糙，有少数可变成慢性湿疹。婴儿湿疹病程长短不一，反复发作，缠绵难愈，受温度等影响而呈现严重的季节性，发病时间主要集中于夏、冬两季。湿疹奇痒难耐，常致患儿瘙痒抓挠，导致患儿难以入睡，出现焦躁不安等表现，情况严重者可引起睡眠障碍，甚至影响患儿体格及智力发育。婴儿湿疹急性期约占60%，约40%的患儿表现为渗出型湿疹。大部分婴儿湿疹随着年龄增长其症状有所减轻，部分患儿湿疹病情迁延到儿童期，发展为特应性皮炎，还有1/3左右的湿疹可延续至成人阶段，严重影响患儿的生活质量和成长健康。

西医认为，引起婴儿湿疹的原因主要有以下几个方面：① 遗传因素。早期的研究认为食物和吸入性抗原是湿疹发病的主要诱因。目前多认为与遗传和免疫异常有关。一般来说，当婴儿存在遗传倾向的过敏因素，即父母对某种食物或物品过敏，如所接触的毛织品、灰尘或食物(牛奶、鱼、蛋)，他们的孩子对这类物品过敏的概率也会相对上升，很容易患反复迁延或较重的呼吸道感染及消化不良。如果婴儿在成长过程中，由消化道摄入食物性抗原，就容易在遗传倾向过敏因素作用下，导致该抗原在体内产生一种特殊抗体，这种抗体之所以特殊，在于该抗体会结合在真皮层的血管壁及其附近。如果反复遇到该抗原，婴儿就会出现皮炎湿疹。② 喂养不当。基于婴儿可能具有遗传倾向的过敏因素，又因喂养不当(如父母并没有刻意避免喂食自己过敏的食品)，导致抗原在婴儿的血管壁及其附近潜伏，婴儿反复遇到该抗原，就会产生皮炎湿疹。也正因为喂养不当，所以婴儿消化不良时皮炎湿疹较容易并发。另外，因为喂养不当导致皮疹的婴儿，在长大之后，患上其他变态反应性疾病的概率会大大增加。现在很多医疗调查已经发现，很多成人患支气管哮喘、食物过敏、药物过敏等疾病，多与婴幼儿时期喂养不当有关。③ 日常护理不当。平日的家庭护理对婴幼儿尤其重要，婴幼儿皮肤娇嫩，其角质层尚未发育成熟，真皮层较薄，纤维组织稀少，酸碱能力控制差，皮肤屏障功能弱，免疫系统发育不成熟，因此很容易被生活中的各种外界环境因素刺激，如化学、物理因素等，也极易被细菌侵害，从而导致皮肤感染。很多父母由于对小儿湿疹的病因不了解，很少在日常护理中采取相应的防治措施。例如，婴儿的衣服大多以毛织品为主，婴幼儿护肤品选用不当，长期保持局部濡湿、摩擦状态，不能保持婴儿细嫩皮肤的干燥、清洁。另外，如婴儿处于湿疹期间，未刻意调整进食，如误食海鲜类食品，也会加剧婴儿的湿疹程度，造成湿疹易发和反复。近年来的研究显示，微生物感染性因素，尤其是金黄色葡萄球菌可诱发和加重本病。这种婴儿常伴其他过敏性疾病，如过敏性鼻炎、哮喘性支气管炎、荨麻疹等。

中医认为，婴幼儿湿疹病因复杂，临床表现多样。《外科正宗·奶癣》说："儿在胎中，母食五辛，父餐炙煿，遗热与儿，生后头面遍身发为奶癣，流脂成片，睡卧不安，搔痒不绝"；《医宗金鉴·外科心法要诀》中说："此证生婴儿头顶，或生眉端，又名奶癣。痒起白屑，形如癣疥，由胎中血热，落草受风缠绵，此系干敛；有误用烫洗，皮肤起栗，瘙痒无度，黄水浸淫，延及遍身，即成湿敛。俱服消风导赤汤，干者抹润肌膏；湿者用嫩黄柏末，与滑石等分撒之。脓痂过厚，再以润肌膏润之。又有热级皮肤火热，红晕成片，游走状如火丹，用法不宜收敛，只宜外发，宜服五福化毒丹。亦以润肌膏抹之；痒甚者，俱用乌云膏搽之。乳母俱忌河海鱼腥鸡鹅辛辣动风发物缓缓自效。"《中医外科学》说："由于怀胎时母食五辛，遗热于儿。如儿母怀孕时多食辛辣炙煿、鱼腥海味等发物；或因产母情志内伤，易于发怒，肝火内动，遗热于儿；或因生后喂乳失当，饮食不节，脾胃薄弱，过食甘肥，以致脾失健运，湿热内生。"

二、老年湿疹

湿疹是老年期发病率较高的一种皮肤疾病，患者往往因为湿疹带来的瘙痒而抓挠，对皮肤产生相应刺激，使其皮肤在外观上呈现不规则苔藓状，同时色素也会发生一定变化，出现沉着或消失。老年湿疹可引起顽固性瘙痒，严重影响患者工作、生活及睡眠质量等，严重者甚至可引起抑郁和焦虑，搔抓导致皮损加重，进入恶性循环，导致渗出，严重降低患者生活质量。老年人发生湿疹，可能与患者年龄大，皮肤屏障功能受损有关，随着老年人生理性激素水平的下降，皮肤逐渐老化，皮肤组织和血管系统萎缩，使得皮肤保水性能下降，皮脂腺和汗腺的分泌功能下降，皮脂和出汗减少，皮肤表面水分蒸发过快，使得皮肤干燥脱屑，引起瘙痒，反复抓挠，引发皮疹。同时，环境干燥、物理刺激、饮食习惯、精神紧张、新陈代谢障碍、脾胃失调等均是导致老年湿疹的重要原因。中医认为，老年湿疹病因病机多为饮食失节，或过食辛辣刺激、荤腥动风之物，脾胃失其健运，湿热内生，外感风邪，风湿热邪浸淫肌肤所致。老年人皮肤屏障功能减退，卫外不固，易感风邪，如若饮食不节，脾胃运化不利，脾虚驻湿生痰，内外合邪，风、湿、热搏结发于肌肤发为湿疹。

人由壮而衰，易发生阴阳、水液、气机失调从而导致湿疹的发生。《素问·阴阳应象大论》说："阴阳者，天地之道也，万物之纲纪，变化之父母，生杀之本始，神明之府也。"阴阳的运动变化，是一切事物发生发展的根本。人和自然万物一样，一切生命活动的产生和生理功能的维持都是阴阳矛盾双方保持相对统一、协调平衡的结果。《素问·阴阳应象大论》说："年四十而阴气自半，起居衰矣。"人从40岁以后阴阳平衡常被打破，或为阳虚，或为阴虚。老年皮肤则常表现出阴血不足，肌肤失养的情况，如常见于小腿的乏脂性皮炎，局部以皮肤红斑、干燥或有瓷纹状损害为主，属阴虚血燥。《丹溪心法》云："诸痒为虚，血不荣于肌腠，所以痒也。"西医认为乏脂性皮炎与老年人的皮肤衰老，皮脂腺功能减退、皮脂分泌减少，皮肤出现退行性萎缩和干燥，汗腺分泌减少等有关。水液代谢，既包括精、津、液等精微物质的生成、输布，又包括三焦"通调水道，下输膀胱"的代谢功能。这些功能主要靠脾胃运化转输来完成。《素问·经脉别论》云："食气入胃，散精于肝……浊气归心，淫精于脉""饮入于胃，游溢精气，上输于脾；脾气散精，上归于肺"。脾胃功能正常，精液能顺利生成、转输和布散于全身；若脾气不运，则水液代谢失调，聚湿为患。《灵枢·天年》曰："七十岁，脾气虚。"人到老年，脾胃运化功能减弱，易致水液失运、精微物质不能转输，水湿内停，外泛肌肤则发为湿疹。因此清代高秉钧《疡科心得集》说："湿毒疮……此因脾胃亏损，湿热下注，以致肌肉不仁而成。"《素问·六微旨大论》说："出入废则神机化灭，升降息则气立孤危。故非出入，则无以生长状老已；非升降，则无以生长化收藏。是以升降出入，无器不有。"气机在体内的运动变化主要表现为升降出入四种形式。通过气机运行，升清降浊，吐故纳新来维持正常生命活动，使人体血脉调畅，三焦通利。若气机失畅，运行障碍，常致脉络瘀阻，津液停滞。老年人因脏腑功能衰退，气机转输乏力，常降而难升，气血易滞，水液易停。如老年人常见下肢静脉回流障碍，小腿肿胀，水液外渗，出现淤积性皮炎。

三、手部湿疹

手部湿疹是一种较为常见的皮肤科疾病，手部接触外界如各种刺激因子的机会较多，故发病率高，因此手部湿疹比较多见，大约占湿疹的1/3。根据临床发病情况一般可分为亚急性手部湿疹及慢性手部湿疹，其临床多为病变部位皮肤有暗红斑、浸润、肥厚，表面干燥粗糙，冬季常有裂隙，且分布呈局限性，病程长，易反复发作。慢性手部湿疹多由急性手部湿疹及亚急性手部湿疹迁延而来，也可由刺激轻微持续而一开始就表现为慢性化。亚急性及慢性手部湿疹的病变部位主要在指背及指端掌面，可蔓延到手背及手腕部，不累及或很少累及身体其他部位。当前职业性手部湿疹较为常见，研究显示，职业性疾病之中皮肤病类型高达70%左右，其中尤以接触性皮炎最为严重。患者因为工作条件及环境等方面的影响，手部皮肤长期暴露在特定环境之中，造成手部湿疹发病率大大提高。易感因素分为直接因素与间接因素两种，直接因素如工作环境过于潮湿，工作中接触化学物品等；间接因素主要为药物影响、气候变化、卫生条件和患者年龄特点等。在手部湿疹发病较高的行业中，工地建筑、园林绿化、洗烫业及美容美发等行业尤为突出。除职业性手部湿疹以外均属于非职业性湿疹。目前研究发现，其临床病因主要由外在因素和内在因素引起。常见的外界因素有生活环境、气候条件、外界刺激、日常生活用品、接触某些食物等过敏物、真菌感染及食物药物过敏等；内部因素主要有体质不同、感染病灶、新陈代谢障碍、内分泌功能失调、精神因素影响、机体的细胞免疫功能及微量元素的变化，导致多种内外因子相互作用而起病。它不仅是一种单纯的变态反应性疾病，而且是内分泌系统、消化系统、神经精神系统等多种系统疾病在体表的临床表现。其主要临床表现为手部患处皮肤浸润肥厚，表面干燥粗糙，皮纹深，呈暗红色或伴色素沉着并有鳞屑抓痕，可有红斑、丘疹、丘疱疹或者水疱密集成片，表面有渗出，境界不分明，在其周围有散在的小丘疹等，病变部位伴有不同程度的瘙痒难忍。手部湿疹属于发病率较高的皮肤病，女性发病率高于男性，治疗难度较大，容易复发及病程较长。严重影响患者的正常生活，积极有效的临床治疗可明显控制患者的病情进展并能有效治愈疾病。

四、乳房湿疹

乳房湿疹是发生在乳头、乳晕及周围部位皮肤的一种非特异性变态反应性炎症。男女均可发病，但以哺乳期妇女多见。大多数为双侧病变，部分患者为单侧。皮疹呈多形性，一般先出现粟粒状红斑、丘疹，然后为丘疱疹或小水疱，境界清晰，常有皲裂，患者发病后存在明显的疼痛、瘙痒等症状，间覆以鳞屑或薄痂，皮肤组织发生溃烂，皮肤呈现棕红色。肥胖妇女或垂乳者常于乳房下褶皱处发生潮红或糜烂渗出。乳房湿疹一般表现为慢性湿疹，治疗周期较长，给患者带来较大的痛楚，并且可致使患者湿疹处出现角质层变厚、色素沉着、苔藓化。本病易复发，有时可与身体其他部位皮肤损害同时伴发，哺乳期乳房湿疹给妇女带来了不同程度的困扰，严重者甚至中断哺乳，不利于婴儿的生长发育。

乳房湿疹的诱发原因较为复杂，但通常认为与皮肤过敏有关，也会在一定程度上受到内分泌、精神、化学和物理等因素的影响。中医学理论认为，乳头属肝，乳房属脾、属肾、属胃，冲任下起胞宫上连乳房，冲任为气血之海，下行为经血，上荣为乳汁。随着冲任生理的变化，在人体不同的月经周期，乳房也会出现经后疏泄、经前充盈等表现。在女性不同的月经周期，其乳房也表现出差异性的生理特征，而这也是乳房湿疹特殊的病理表现。乳房湿疹属于中医学“湿疮”“妬乳病”等范畴，《妇人大全良方》中记载“……女子乳头生小浅热疮，搔之黄水出……名为妬乳病”。中医学认为，患者饮食不节(洁)，嗜食辛辣肥甘厚腻，伤及脾胃，脾失健运，致湿热内蕴郁于腠理而发病；或因先天禀赋不足，脾失健运，湿热内生，复感风湿热邪，内外合邪相搏，使风携湿热之邪外泄肌肤而发于乳房而成本病。

五、外阴、阴囊湿疹

外阴湿疹是湿疹中常见的一种，男女均可发病，但女性多见。男性多局限于阴囊皮肤，有时延及肛门周围，少数可延至阴茎，女性多发于大小阴唇及会阴部。多因为妇科疾病如阴道炎或附件炎的白带刺激；或由于月经期使用卫生巾等使局部产生过敏反应而引起。由于经常搔抓，皮损处呈现苔藓样变，并可以激发色素减退，容易被误诊为女阴白斑，应予以鉴别。本病为湿疹中比较常见的一种，精神因素及局部刺激均可导致阴囊湿疹，多局限于阴囊皮肤，也可延及肛门周围及阴茎部位。本病好发于长期卧床、全身营养状况差、抵抗力差、长期应用抗生素导致菌群失调、大小便失禁及腹泻的患者。正常会阴部皮肤表面偏酸性，由于尿液、粪便及汗液浸渍，再加上会阴部温暖潮湿的环境特点，极易导致局部皮肤黏膜发红、渗出、破溃，形成湿疹。外阴湿疹是湿疹中发病部位较为特殊的一种湿疹，是在内外致病因素共同作用下发生的，具有明显渗出、糜烂和剧烈瘙痒的过敏性、炎症性外阴皮肤病，临床表现多呈慢性湿疹症状，皮肤皱纹深阔，浸润肥厚，大多干燥，有薄痂和鳞屑，可有渗出，局部皮肤水肿性肿胀、结痂及皲裂，皮肤破损、糜烂、红肿、密集丘疹和水疱等。其主要的症状表现为外阴部明显或剧烈的瘙痒。常呈对称性，其病程长短不定，发作无规律，平时自觉症状不明显，但精神紧张或入睡时有加剧倾向，严重者反复发作，甚至继发感染。本病致病因素复杂，具体的致病机制尚不明确，西医认为过敏体质、外在的化学性和物理性刺激、精神因素都为发病的主要原因。外阴湿疹属中医学“湿疮”“浸淫疮”“阴囊风”等范畴。《诸病源候论・浸淫疮候》中说浸淫疮是“心家有风热，发于肌肤，初生甚小，先痒后痛，而后成疮，汁出浸溃肌肉，浸淫渐阔，乃遍体以其渐渐增长，因名浸淫”。在病机的认识上，一般认为，外阴湿疹乃因禀赋不耐，风湿热客于肌肤而成；或因脾失健运或营血不足，湿热羁留，以致血虚风燥，风湿燥热郁结，肌肤失养所致。

六、肛周湿疹

肛周湿疹是由内外因素引起的一种急性或慢性皮肤炎症，临床主要表现是局部皮肤潮红、丘疹、渗液、糜烂，瘙痒剧烈，或皮损表面粗糙、肥厚、皲裂等。它是指局限于肛门周围皮肤，少数可累及会阴部，奇痒难忍，常潮湿，皮肤浸润、肥厚，甚至发生皲裂的一种病症。中医学称之为浸淫疮、血风疮等，好发于大小便失禁及腹泻次数频繁者。腹泻最常见的并发症是会阴部、骶尾部皮炎及压力性溃疡，这是因为粪便刺激皮肤，使其经常处于潮湿和代谢产物腐蚀的状态，加上皮肤被摩擦，形成会阴部和骶尾部皮肤红肿、溃烂。危重患者大多存在不同程度的营养不良、低蛋白血症，患者发生低蛋白血症时，胃肠道水肿，绒毛吸收能力下降，引起吸收障碍和腹泻。长期卧床及大小便失禁者，因机体免疫力低下，会阴及肛周皮肤长期受到碱性尿液和粪便的刺激，尿粪中排出的腐物、寄生虫分解尿素，产生胺类等物质刺激皮肤，此部位透气性差，皮肤多皱褶，加上湿热刺激和互相摩擦，皮肤容易受损。一旦护理不当，长期使用刺激的皂液、用粗毛巾或纸巾反复擦洗、清理尿便不及时或观察处理不及时等，常可导致肛周皮肤受损潮红，延误病情。肛周湿疹还与自身免疫有关，系过敏性疾病，变应原可来自外界，亦可来自机体内部。本病患者多为过敏体质，与遗传性 IgA 缺乏有一定关系，过度疲劳、紧张等因素可使本病加重，常由变态疾病因素、神经功能障碍及内分泌功能失调等因素引起。传统中医学根据肛周湿疹的发病机制及其皮损形态特征等，将其归入“肛周浸淫疮”“肛门血风疮”“肛门湿疮”“肛门湿疡”等范围。《医宗金鉴·外科心法要诀》描述肛周湿疹为“风湿客于谷道，形如风癣作痒，破流黄水浸淫，遍体微痛”的表现，并载：“此症初如粟米，而痒兼痛，破流黄水，浸淫成片，随处可生。由脾胃湿热，外受风邪，相搏而成”，表明肛周湿疹与风湿热邪客于肌肤有关，病因是湿热内蕴，复外感风邪，内外之邪相互搏结，浸淫肌肤而成，病理因素以湿热为主。因此，肛周湿疹的中医治疗原则以清热解毒、燥湿祛风止痒、收湿敛疮为主。

参考文献

[1] Mao W A, Mao J Y, Zhang J, et al. Atopic eczema: a disease modulated by gene and environment. Front Biosci (Landmark Ed), 2014,19: 707 - 717.

[2] Fuller J, Wright A. Adult atopic eczema. BMJ, 2011, 342: d644.

[3] Gu S, Yang A W, Xue C C, et al. Chinese herbal medicine for atopic eczema. Cochrane Database Syst Rev, 2013,10(9): CD008642.

[4] Baron S E, Cohen S N, Archer C B. Guidance on the diagnosis and clinical management of atopic eczema. Clin Exp Dermatol, 2012, 37 Suppl 1: 7 - 12.

[5] Caruso C, Gaeta F, Valluzzi R L, et al. Omalizumab efficacy in a girl with atopic eczema. Allergy, 2010, 65(2): 278 - 279.

[6] Ring J, Mohrenschlager M, Weidinger S. Molecular genetics of atopic eczema. Chem Immunol Allergy, 2012, 96: 24 - 29.

[7] Orfali R L, Sato M N, Santos V G, et al. Staphylococcal enterotoxin B induces specific IgG4 and IgE antibody serum levels in atopic dermatitis. Int J Dermatol, 2015, 54: 898 - 904.

[8] Haahtela T. What is needed for allergic children?. Pediatr Allergy Immunol, 2014, 25(1): 21 - 24.

[9] 苏惠春，姚煦，王宝玺. 皮肤微生物群与特应性皮炎. 中华皮肤科杂志，2016，49(10)：754 - 757.

[10] 金力. 赵炳南，等. 医家经验方剂在湿疹皮炎类疾患中的临床运用体会. 中华中医药学会，皮肤科分会第六次学术年会、赵炳南学术思想研讨会、全国皮肤科中医外治高级研修班论文集. 2009.
[11] 张洁. 皮先明教授治疗湿疹的临床经验总结. 武汉：湖北中医药大学，2015.
[12] 王雅莉，李彤彤，赵艳霞. 近5年中医治疗湿疹的研究进展. 中国中西医结合皮肤性病学杂志，2017，16(5)：474－477.
[13] 王悦，姜雪，丁菲，等. 中药苦参药理作用及应用研究进展. 山东化工，2017，46(15)：66－67.
[14] 孙森凤，张颖颖，褚万春. 黄柏药理作用的研究进展. 山东化工，2017，46(14)：99－100.
[15] 周晓鹰，陈洁，金柳，等. 白鲜皮的药理作用及抗炎活性成分研究进展. 常州大学学报(自然科学版)，2018，1(30)：83－85.
[16] 姜雪，孙森凤，王悦，等. 甘草药理作用研究进展. 化工时刊，2017，31(7)：25－28.
[17] 王华，孙娜. 当归的有效化学成分及药理作用研究进展分析. 山东化工，2017，46(18)：115－118.
[18] 王君明，郭晓娜，张月月，等. 地黄多糖和寡糖的药理作用研究进展. 中国老年学，2015，35(22)：6603－6605.
[19] 刘双利，姜程曦，赵岩，等. 防风化学成分及其药理作用研究进展. 中草药，2017，48(10)：2146－2152.
[20] 邵荣杰，邵世宏. 地肤的各药用部位药用价值研究进展. 中草药，2015，46(23)：3605－3610.
[21] 邓爱平，李颖，吴志涛，等. 苍术化学成分和药理的研究进展. 中国中药杂志，2016，41(21)：3904－3913.
[22] 孙圆圆，茅婧怡，曹蒂莲，等. 龙胆泻肝汤及方中单药在皮肤病治疗中的药理作用及应用进展. 世界临床药物，2014(10)：I0007－I0011
[23] 张晓平，陈新梅，崔清华，等. 蛇床子素药理作用及其相关机制研究进展. 中国执业药师，2013(11)：28－32.
[24] 蒋丽丽，张彦龙，王春杰，等. 牡丹皮中有效成分丹皮酚的药理活性研究进展. 现代诊断与治疗，2016，27(22)：4223－4224.

诊断篇

第四章 湿疹的临床表现

湿疹可以发生于任何年龄，根据其临床表现及病程可以分为急性期、亚急性期、慢性期，各期之间没有明显界线，急性期可以逐渐移行至亚急性期，亚急性期也可以逐渐移行至慢性期。在同一个患者身上可以同时出现三期皮肤损害，如慢性湿疹，由于不良搔抓，导致某些部位的皮损急性发作，表现为渗出糜烂性损害，而某些部位仍表现为慢性皮损状态。湿疹也可以发生于任何部位，某些特定部位的湿疹由于特定的环境或者局部刺激，表现出不同形态的皮损。

第一节 根据皮肤表现及病程分型

1. 急性湿疹

初发的皮肤损害为多数集簇的点状红斑及针尖至粟粒大小的丘疹和(或)丘疱疹，密集成片，基底潮红，有轻度肿胀，边缘境界弥漫不清。自觉症状可有剧烈瘙痒，部分患者可伴有灼痛感。皮损继续发展时，疱壁溃破后形成点状糜烂及结痂。常因外界刺激或热水洗烫，造成糜烂面进一步向皮损周围蔓延扩散，并有大量露珠状渗出液，其干燥后形成浆液性痂皮，皮损中心往往比较严重，逐渐向外蔓延，周围通常围绕有散在的丘疹及丘疱疹，边界通常不清，并可以移行于正常的皮肤之中。若合并感染时则出现脓疱疹或脓性渗出液及污黄色痂屑，也可以引起局部淋巴结炎。在急性期，皮损可以发生于身体的任何部位，多呈局限性，常对称分布。若处理得当，去除诱发因素，一般经过2～3周红斑和渗出减轻，出现脱屑，皮损趋于痊愈；如处理不当，如饮酒、搔抓、热水及肥皂烫洗等均可使皮损加重，瘙痒感增剧，使病程迁延，容易发展成为亚急性或者慢性湿疹。

2. 亚急性湿疹

亚急性湿疹介于急性和慢性湿疹之间的中间过渡状态，多由急性湿疹治疗不及时变化而来。当急性湿疹的肿、渗出等急性炎症减轻后，可出现此型皮损。一般炎症比急性湿疹较轻微，以小丘疹为主，兼有少数丘疱疹、小水疱，或有轻度浸润、糜烂渗出，自觉剧烈瘙痒。若处理得当，数周内可痊愈，治疗不及时或处理不当，可以转化为慢性湿疹或再次急性发作。

3. 慢性湿疹

慢性湿疹多由急性、亚急性湿疹反复发作，缠绵不愈转化而来，也有患者一发病即表现为慢性湿疹样皮损。皮肤损害形态不一，常常因为发病部位不同而表现为不同的皮损形态。主要病变为患处皮肤干燥粗糙、脱屑结痂、浸润肥厚、呈苔藓样变和皲裂，皮疹颜色为暗红色或者淡褐色，有少量鳞屑、点状渗出、抓痕、血痂，病程较长之后则可能出现色素沉着，或者有色素脱失。皮损多表现为局限性损害，瘙痒较剧烈或者呈阵发性，遇热或入睡时瘙痒尤为严重。若过度搔抓刺激，在慢性皮损上也可发生丘疱疹或水疱，由于搔抓而形成渗出糜烂面，消退后又表现为肥厚性皮损。如此反复发作，病程可迁延数月或数年，经久不愈。

第二节　不同发病部位的临床表现

湿疹可以发生于皮肤的任何部位，某些局部的湿疹常由特定的环境或局部刺激所导致。

1. 头部湿疹

皮损表现多为急性渗出性皮损，由于头皮瘙痒不止或皮脂溢出而过度搔抓、热水烫洗等不良刺激，引起头部皮肤湿疹样改变。初发皮疹多为局限性丘疱疹，自觉瘙痒，搔抓之后则出现渗出糜烂结痂，头发黏腻成团，若继续发展则延及大片头皮，甚至蔓延至面颈部位，常容易引起继发感染，颈部淋巴结肿大疼痛。

2. 面部湿疹

其病变常不典型，多为慢性而干燥的脱屑性红斑或丘疹，边界有时清楚，有时不清楚，分布有时局限，有时广泛。在其发病过程中，有时可有急性发作，出现小的水疱、脓疱，或有糜烂、渗出。自觉剧烈瘙痒。

3. 耳部湿疹

耳部湿疹多发生于耳后皱褶处，皮损表现为鳞屑性红斑，出现渗出糜烂面，伴有结痂及皲裂。常双侧对称分布，有时伴有脂溢性。外耳道湿疹常常由于局部继发真菌或者细菌而引起，出现黄色分泌物，可伴有瘙痒和疼痛，剧烈搔抓后皮肤破损常容易引起继发感染，可引起周围淋巴结肿大、疼痛。

4. 口周湿疹

口周湿疹好发于小儿和青年人，可能与用舌头舔舐口唇四周皮肤的不良习惯有关。表现为口唇周围的皮肤出现一圈干燥性红斑，可有明显瘙痒，覆有糠秕状细碎脱屑及小的裂纹，边界一般较为清楚。

5. 乳房湿疹

乳房湿疹主要发生于乳头和乳晕部位，多见于哺乳期妇女。由于婴儿吮吸乳头引起，皮损颜色红润，可有浸润感，边界清晰，乳头肿胀，糜烂结痂，常对称分布，瘙痒剧烈，发生皲裂时疼痛明显。一般停止哺乳后多可自行消退愈合。当然，非哺乳而导致的乳房湿疹临床上亦非常常见。

6. 脐窝湿疹

脐窝部位容易藏污纳垢从而刺激局部皮肤，继而发生湿疹。皮损表现为鲜红色或暗红色斑片，表面湿润，可有明显渗出、结痂，一般皮损边缘较为清楚，多局限于脐窝内，很少波及周边皮肤。自觉瘙痒明显，易反复发作，较难治愈。

7. 肛门湿疹

儿童肛门湿疹常由于寄生虫而引起；成年人肛门湿疹多由于患者素有肛门疾患，如痔疮、肛瘘及肛裂等导致局部瘙痒，经常搔抓刺激及过度擦洗而引起。局部皮损潮湿，浸润肥厚，甚至皲裂，奇痒难忍，夜间瘙痒更为剧烈，皮损可以经久不愈。

8. 阴囊湿疹

阴囊湿疹为湿疹中比较常见的一种，精神神经因素及局部刺激均可导致阴囊湿疹，多局限于阴囊皮肤，也可延及肛门周围及阴茎部位。急性期可见阴囊皮肤水肿糜烂，渗出结痂；慢性期则可见阴囊皮肤皱褶加深增宽，呈橘皮样外观，浸润肥厚而干燥，其上覆以薄层鳞屑，色素加深，常因瘙痒无度而搔抓不止，病情呈慢性经过，经久不愈。

9. 女阴湿疹

女阴湿疹为女性常见的一种湿疹，多因为妇科疾病如阴道炎或附件炎等炎症性白带刺激；或由于月经期使用卫生用品不当等使局部产生过敏反应而引起。病变通常累及两侧大小阴唇及其周围皮肤。急性期患处潮红糜烂，水肿渗出；慢性期皮损浸润肥厚，奇痒难忍，夜间尤为明显，严重影响患者睡眠。由于经常搔抓，皮损处呈现苔藓样变，并可以激发色素减退，容易被误诊为女阴白斑，应予以鉴别。

10. 手部湿疹

由于双手接触物品最广，所以手部湿疹比较常见，约占所有湿疹病例的1/3。本病好发年龄为30～50岁，皮损可以呈现亚急性经过，但多为病程较长的慢性顽固性湿疹；好发于手掌、手背、指背及指端掌面，通常呈对称分布。本病临床多表现为境界不清的片状皮损，浸润肥厚，干燥脱屑，冬季容易发生皲裂，甲周皮肤多肿胀，指甲可以变得凹凸不平。手掌部位的皮损多为肥厚角化性斑片，表面粗糙。若急性发作时亦可出现水疱和红斑，伴有瘙痒，顽固难愈。

11. 小腿湿疹

小腿是湿疹的好发部位，可能与局部皮肤油脂分泌较少或下周血液回流较差有关。皮损多发生于小腿下部内侧或伸侧，呈现片状、局限性的密集丘疹、丘疱疹，颜色暗红或暗紫，可有渗出、糜烂和结痂，日久则皮肤变厚，继发苔藓样变、色素沉着。由于患处的皮下组织少，血液回流不畅，容易形成局部溃疡而经久不愈。

第三节　特殊类型湿疹的临床表现

一、异位性湿疹

异位性湿疹或称异位性皮炎或遗传过敏性湿疹。本病患者具有先天性过敏体质。遗传因素在异位性湿疹发病中的作用固然重要，但后天因素尤其是环境因素的作用也不容忽视。皮损是由于皮肤对于各种抗原的过度免疫反应所致。异位性湿疹患者常伴发有其他过敏性疾病，如荨麻疹、哮喘等，尤其以哮喘常见。湿疹与哮喘常交替发作。少数患者可出现晶状体浑浊、白内障或视网膜脱离。临床症状随着年龄的改变而改变。

1. 婴儿期异位性湿疹

婴儿期异位性湿疹即婴儿湿疹，俗称奶癣，可分为湿型异位性湿疹和干型异位性湿疹。① 湿型异位性湿疹多在婴儿出生后1～6个月内发病。好发部位通常为颜面部，尤其是两侧颊部。皮损开始表现为红斑，随即可出现丘疹和水疱，继而出现糜烂、渗液、结痂。病变皮损常逐渐向外扩展，蔓延并累及头皮、耳后、颈部，甚至躯干和四肢。自觉症状通常为剧烈瘙痒，常导致婴儿啼哭并严重影响睡眠。在婴儿成长时期，皮损逐渐趋向好转，但胃肠功能紊乱、出牙、感冒等经常使得病情加重。一般至1～2岁后皮损可自愈。少数可持续到儿童期以至成年期。② 干型异位性湿疹多发生于营养不良或羸弱婴幼儿，发病部位同湿型一致。皮肤潮红、脱屑而极少有水疱及液体渗出。

2. 儿童期异位性湿疹

儿童期异位性湿疹一般发生于1～2岁，可由婴儿湿疹演变而来，也可直接发病。本期病变可分为湿疹型与痒疹型。① 湿疹型好发部位为肘窝、腘窝、双小腿伸侧与颈部，呈对称性分布。皮损初起表现为粟米至绿豆大小的丘疹，上覆干燥性细碎鳞屑，后可逐渐融合成苔藓化斑块，皮损肥厚，色素加深，易有皲裂。② 痒疹型好发于学龄期儿童，皮损可累及全身，尤其是四肢伸侧及背部，表现为散在的粟米至绿豆大小的丘疹，可为正常肤色、淡红色或棕褐色，常覆抓痕、血痂，易于继发感染，周围浅表淋巴结可有肿大，甚至疼痛。病程缓慢，瘙痒剧烈。

3. 成年期异位性湿疹

成年期异位性湿疹基本与儿童期异位性湿疹皮肤病损表现相同。本病好发于肘窝、腘窝、四肢、躯干。皮疹常为泛发性干燥性丘疹，或局限性苔藓化斑块。

二、钱币形湿疹

其发病似乎与精神神经因素有关，常累及皮肤较为干燥的患者。好发部位为四肢伸侧、手/足背、背部与臀部。皮损初起呈现出2分钱或5分钱硬币大小的红肿斑块，境界通常较为清楚，上可有丘疹、水疱、鳞屑或痂皮，并逐渐融合成片状，而周围仍可以有散在皮损发生，致界线不清。急性期渗出液丰富，慢性期皮肤肥厚。病程缓慢，瘙痒程度一般较其他类型湿疹轻。

三、自体敏感性皮炎

此种皮炎是由于对机体自身产生的某种物质过敏所致，即在原有皮肤病的基础上，对自体组织蛋白的降解物或细菌性代谢产物产生抗原-抗体反应。能够引起自体敏感性皮炎的疾病有湿疹、神经性皮炎、坏疽性脓皮病、离心性环状红斑、中毒性表皮坏死松解症、慢性免疫性大疱性疾病、红斑狼疮、血小板减少性紫癜等。当原发性疾病受到激惹后，全身皮肤突然出现弥漫性湿疹样皮损，主要皮损表现为丘疹、丘疱疹、水疱，甚至大疱，可有明显渗出，自觉明显瘙痒感。当原发疾病缓解时，继发性皮损亦可逐渐趋于消退。

四、传染性湿疹样皮炎

患者先在身体某处有一慢性细菌性感染病灶，如中耳炎、瘘管等，由于这些病灶的分泌物所含的化脓性细菌及其代谢产物、分解的组织蛋白对局部皮肤产生刺激与诱导，促使病灶周围或者远隔部位的皮肤产生过敏反应，而出现湿疹样改变。长期卧床的患者和足癣患者易罹患本病。夏天温度高、湿度大，真菌活动频繁，慢性细菌性感染性疾病患者对患处进行搔抓刺激或合并细菌感染后，极易引发传染性湿疹样皮炎。

五、创伤旁湿疹

创伤旁湿疹又称创周湿疹。本病发生于各种创伤，如战伤、烧伤性损伤等皮损的周围，应为传染性湿疹样皮炎的一种特殊类型。本病由于外伤或术后导致局部组织结构发生改变，血管回流受阻，毛细血管扩张，通透性增加，引起局部组胺释放，且不断排出分泌物，使周围组织受到刺激而致病。临床症状常可在创面或手术后切口周围出现红斑、丘疹、水疱、鳞屑、结痂、渗出及瘙痒明显，并发感染者可出现红、肿、热、痛等炎症反应。病变往往从小脓疱开始，基底潮红。其后，脓疱迅速增多，并向周围扩展，侵及广泛皮肤面，上覆脓痂，痂下皮肤湿润，有点状糜烂，并可有大量渗液，极易出血。边界多较清楚且不规则，周围可有一圈剥离的表皮，其下有少量脓液积聚。如病变较为轻微或渐入恢复期，则皮损干燥，表面覆盖有大量片状鳞屑。病变持续日久，则皮损边缘渐不清楚而转化为真正的湿疹。在急性扩散期间，近卫淋巴结常有肿大、压痛。因创伤性湿疹主要发生于创面及手术后切口周围，部分患者临床表现与感染症状相似或并发感染，湿疹创面常有细菌定植及创面污染，细菌培养可为阳性，因此极易被外科医生误诊为创面或手术后切口感染，给予抗感染及外科换药处理，其结果是皮损部位本就处于高敏状态，在消毒药物的刺激下症状加重，如不及时处理，甚至会影响创面及切口的愈合。

六、静脉曲张性湿疹

静脉曲张性湿疹又名淤积性皮炎、淤积性湿疹、静脉曲张性湿疹、重力性湿疹、低张力性皮炎，易发生于静脉曲张和水肿患者。本病发病与下肢静脉曲张有关，长期站立者、重体力劳动工作者或多次妊娠妇女，盆腔静脉曲张除先天静脉壁薄弱和静脉瓣缺陷外，也可继发于血栓性静脉炎后的静脉闭塞。有学者认为本病与静脉高压使受累部位发生动静脉瘘或动静脉短路有关。也有学者认为本病系静脉流动压力增高，使局部毛细血管扩张，内皮细胞间隙加宽使纤维蛋白渗入间质，纤维蛋白形成毛细血管周围屏障，造成局部皮肤组织缺氧和营养不良。当静脉曲张后，静脉回流受阻，血流变慢和倒流，造成静脉瘀血。血液含氧量及营养成分减少，毛细血管渗透性增加，液体、蛋白质和红细胞、代谢产物等渗入组织，形成水肿。缓慢的血流诱使炎细胞浸润，慢性炎症产生瘙痒或感觉异常，搔抓、摩擦或外伤等刺激即发生本病。本病常发生在足踝部。最初皮肤出现皮肤瘙痒，红斑，有轻度鳞屑，几周或几个月后皮肤呈深褐色。皮下瘀血常被忽视，可能导致水肿加重继发感染，最终引起严重皮肤损害(溃疡形成)。一般起病缓慢，开始在小腿下1/3处出现轻度水肿，休息后可消退，站立或行走时间过长又复出现。渐起圆形红斑或褐红色斑片，有时可呈紫癜样斑片，自觉瘙痒明显，常抓破糜烂和结痂等，日久逐渐出现皮肤粗糙、脱屑、增厚、皲裂，呈苔藓化样损害，甚至呈瘢痕疙瘩样硬度。本病反复发作或加重，以冬季为甚。

七、其他

伴有湿疹症状的综合征见于Wiskott-Aldrich综合征，只发生于男童，该病为隐性伴性遗传性疾病。研究发现淋巴细胞和血小板细胞膜的骨架发生异常。皮肤呈湿疹样改变，多发生于头、面及肢体屈侧，类似特应性皮炎或脂溢性皮炎；黑便；反复感染；肝脾肿大；10%合并有恶性淋巴瘤；实验室检查显示血小板减少，IgM降低，IgA、IgE增高，细胞免疫功能低下；大多患儿于10岁前死亡。

此外，先天性性联遗传无γ球蛋白血症、Hurler综合征、苯丙酮尿症等病同时也常伴有湿疹样皮损的症状。

第五章 湿疹的诊断要点

第一节 临 床 表 现

湿疹的诊断主要根据临床表现，结合必要的实验室检查或者组织病理学检查。特殊类型的湿疹根据临床特点进行诊断，如干燥性湿疹、自身敏感性皮炎、钱币形湿疹等；非特异者可根据临床部位进行诊断，如手湿疹、小腿湿疹、肛周湿疹、乳房湿疹、阴囊湿疹、耳湿疹、眼睑湿疹等；泛发型湿疹指多部位同时发生的湿疹（引自《中国湿疹诊疗指南(2011年)》）。

第二节 皮肤组织病理

湿疹的典型病理表现为浅层血管周围皮炎，伴有表皮海绵水肿，亚急性期伴有表皮棘层轻度增生、灶性海绵水肿及灶性角化不全，在慢性期出现表皮增生、棘层增厚。

（1）急性湿疹皮肤组织病理　表皮细胞内和细胞间水肿，海绵形成及网状变性，形成水疱和大疱。真皮浅层血管扩张，血管周围单一核细胞浸润，部分炎性细胞外渗进入表皮。

（2）亚急性湿疹皮肤组织病理　表皮角化过度，角化不全，棘层肥厚。表皮内海绵形成，细胞内水肿，如有水疱形成，疱也较小。真皮浅层血管扩张，血管周围单一核细胞浸润。

（3）慢性湿疹皮肤组织病理　表皮角化过度，灶状角化不全，棘层显著肥厚，表皮突延长。表皮内轻微海绵形成，不形成水疱。真皮浅层血管周围炎细胞浸润。

第六章　湿疹的鉴别诊断

湿疹类皮肤病在各自发病的不同阶段，其临床表现容易与以下皮肤病相混淆，应加以鉴别。

第一节　根据皮损形态进行鉴别

一、以丘疹、丘疱疹为主要损害

1. 扁平苔藓

本病表现为小的、紫红色、多角形扁平丘疹，表面有光泽，可见白色网状条纹(Wickham 纹)，皮疹多分布于手腕和前臂的屈侧，也可见于手背、前臂、颈部、骶尾部，可于搔抓部位形成线状分布的新发皮疹(同形反应)。患者自觉瘙痒，皮疹可于数月至数年后消退，部分遗留色素沉着斑。扁平苔藓可累及黏膜部位，最常发生于口腔，表现为双颊黏膜为重的白色网状细纹，也可出现糜烂、溃疡、大疱，伴有烧灼感。部分患者可发生甲扁平苔藓，表现为甲板增厚、粗糙、凹凸不平，也可出现萎缩，特征性的表现为甲翼状胬肉——甲板消失，甲小皮向前覆盖甲床。组织病理表现为表皮角化过度，颗粒层楔形增厚，棘层不规则肥厚，基底细胞液化变性，真皮上部以淋巴细胞为主的带状浸润。

2. 线状苔藓

线状苔藓好发于 5～15 岁青少年，女性多见。表现为融合成单侧线状的丘疹，多分布于四肢、躯干或颜面部，进展迅速，可有甲的病变。初期为散在圆形或多角形小丘疹，淡红或正常肤色，覆盖少量鳞屑，皮疹很快融合成单侧线状排列，宽 2～3 cm，多分布于四肢、躯干或颜面部，肤色较深的患者身上表现为相对的色素减退，皮疹突发，进展迅速，多在几日或几周内达高峰。甲可出现条纹、纵嵴、开裂等损害，但罕见，多无自觉症状，偶有瘙痒。皮肤组织病理检查可见表皮出现细胞内水肿，常伴淋巴细胞外移和局灶性角化不全，真皮乳头层下血管周围有致密的淋巴细胞和组织细胞浸润，真皮网状层小汗腺及毛囊周围的炎细胞浸润有助于此病诊断。

3. 痱子

痱子是夏季或炎热环境下常见的表浅性、炎症性皮肤病。因在高温闷热环境下，大量的汗液不易蒸发，使角质层浸渍肿胀，汗腺导管变窄或阻塞，导致汗液潴留、外渗周围组织，形成丘疹、水疱或脓疱，好发于皱襞部位。根据汗腺导管损伤和汗液溢出部位的不同，临床上分为以下几种类型：① 晶形粟粒疹，又称白痱，由于汗液在角质层内或角质层下汗管溢出引起。常见于高热大量出汗、长期卧床、过度衰弱的患者。皮损为针尖至针头大小的浅表性小水疱，壁薄，清亮，周围无红晕，轻擦易破，干涸后留有细小鳞屑。有自限性，一般无自觉症状。② 红色粟粒疹，又称红痱，由汗液在棘层处汗管溢出引起。急性发病，皮损为成批出现，圆而尖形的针头大小的密集丘疹或丘疱疹，周围有轻度红晕。皮损消退后有轻度脱屑。自觉轻度烧灼、刺痒感。③ 脓疱性粟粒疹，又称脓痱，多由红色粟粒疹发展而来。皮损为密集的丘疹，顶端有针头大小浅表脓疱。脓疱内常为无菌性或非致病性球菌。④ 深部粟粒疹，又称深痱，由于汗液在真皮上层特别是在真皮-表皮交界处汗管溢出引起。常见于严重和反复发生红色粟粒疹的患者。皮损为密集的皮色小水疱，内容清亮，不易擦破，出汗时增大，不出汗时缩小。当皮疹泛发时，全身皮肤出汗减少或无汗，面部、腋窝、手足可有代偿性出汗增加，造成热带性汗闭性衰竭或热衰竭，患者可出现无力、困倦、眩晕、头痛等全身症状。

4. 疥疮

疥疮由人型疥螨通过直接接触(包括性接触)而传染，也可通过患者使用过的衣物而间接传染。疥螨成虫寄生在人体表皮角质层内，在皮下开凿一条与体表平行迂曲的隧道。疥疮发病过程中有体液和细胞免疫参与，瘙痒症状与疥螨在皮损中活动，疥螨粪便等排泄物的物理、化学刺激，以及炎性因子和细胞的参与有关。

疥螨常寄生于皮肤较薄而柔软的部位，如指缝及其两侧、腕屈面、肘窝、腋窝、脐周、腰部、下腹部、生殖器、腹股沟及股上部内侧。头面部不累及，但儿童例外。皮损为针尖大小的丘疱疹和疱疹。指缝处常可发现由疥虫所掘出的隧道，在隧道口可用针尖挑出雌虫，这是疥疮特有症状，常伴夜间剧痒。皮损若经久不愈，常出现继发性变化，如抓痕、血痂、点状色素沉着、湿疹样变和脓疱。部分患者可在阴囊、阴茎等处出现淡色或红褐色、绿豆至黄豆大半球炎性硬结节，有剧痒，称为疥疮结节。

婴幼儿、儿童的皮肤角质层薄，皮损具有特殊性，皮损表现为多形性，类似丘疹性荨麻疹、湿疹等，常累及头面部、掌跖，而这些部位成人不易受累。

5. 不对称性屈侧周围疹

本病病因不明，或认为与病毒感染有关，多见于儿童，发病前常有低热、消化道或呼吸道症状。皮损开始于腋窝、腹股沟，少数也可位于腘窝、肘窝等屈曲部位，呈非线状单侧分布，表现为红斑、丘疹，间有水疱。经数日后，皮损扩展至对侧，但其数量及范围均较少，不及原发部位的1/10，自觉症状为瘙痒。约一半的患者可有近卫淋巴结肿大。病程一般为1～2个月，后皮损可自行消退。

6. 虱病

虱叮咬皮肤所致的皮肤病，称为虱病或虱咬症。虱叮咬后引起的症状因人而异，一般均有轻重不等的瘙痒和皮疹。① 头虱长 2～3 mm，寄生于头发部位，尤其是耳后发际和头后部，藏于发中或附于发干上。常能见到针头大白色的虱卵，雌虱产卵时分泌一种凝胶，虱卵附着于发干上，5～9 d 后孵化为幼虫。少数可以寄生在睫毛、胡须上，多见于卫生条件差的儿童和妇女。由于虱的叮咬，可出现皮疹，皮下出血，常因搔抓，出现头皮抓痕、渗液、血痂或继发感染。严重的头屑、血痂、渗液，导致尘埃与头发粘在一起，甚至有腥臭味，日久使头发失去光泽，形成瘢痕。② 体虱较头虱大，长 2.7～4 mm，通常隐蔽于贴身的内衣上，多见于裤裆、被褥缝和皱褶处。在肩胛、腰部、臀部等处有体虱叮咬引起的红斑、丘疹及风团，中央有一出血点。本病常因搔抓在皮肤上出现线状抓痕、血痂或继发感染。日久皮肤苔藓化或留有色素沉着斑，多见于冬季。③ 阴虱体小，约 1 mm，寄生于外阴和肛周的体毛上，偶可侵犯眉毛或睫毛。阴虱由于活动范围小，紧伏于皮面或牢牢附着于阴毛上，叮咬皮肤引起剧痒，出现红斑或丘疹，经搔抓可出现表皮剥脱、抓痕、血痂或毛囊炎及继发损害。有的患者可出现青斑，常持续存在数月。阴虱主要通过性接触传播，夫妻常同患此病。同时，要积极查询患者及其性伴侣有无其他性病。

7. 匍行疹

匍行疹又称幼虫移行疹，系由钩虫、蝇蛆、丝虫及颌口虫的幼虫在人的皮肤移行掘进所引起的线状损害，多见于热带地区。本病好发部位为手足和小腿，多见于夏季。幼虫钻入皮肤后在原处潜伏数日，在刺入部位出现丘疹、丘疱疹或红斑等非特异性损害。幼虫继续向前直线或蜿蜒爬行，在皮肤上形成鲜红色或暗红色的线状损害，一般为一条，少数呈多发性，略高出皮面，自觉微痒。患者末梢血中嗜酸粒细胞可升高。

8. 痒疹

痒疹是急性或慢性炎症性皮肤病的总称，包括一组皮损相似的瘙痒性疾病，好发于四肢伸侧，其主要损害为风团样丘疹、结节和继发性皮疹，奇痒难忍。痒疹有不同的命名，没有一致的分类方法。由于临床表现不同，痒疹分为丘疹性荨麻疹、小儿痒疹、寻常性痒疹、结节性痒疹和妊娠痒疹等。本病的原因不明，多数学者认为与超敏反应有关，也可能与神经精神因素、遗传过敏体质有关，其他因素如虫咬、食物或药物过病灶感染、胃肠道功能紊乱、妊娠及内分泌障碍等也常有影响。

（1）丘疹性荨麻疹　又称急性单纯性痒疹、婴儿苔藓和荨麻疹样苔藓，由于昆虫叮咬所致的过敏反应，多在春夏秋季发病，皮疹为菱形的风团或丘疱疹，病程短，无淋巴结肿大。

（2）小儿痒疹（hebra 痒疹、早发性痒疹、轻痒疹）　多在儿童期发病，皮损开始主要为红色丘疹，粟粒至绿豆大小，也可以是风团或丘疹样荨麻疹样皮疹，以后成为弧立结节性丘疹或小结节损害。由于搔抓可以出现抓痕、血痂或湿疹样改变。四肢伸侧为常见部位，但背部、头面部等均可发生。自觉症状瘙痒剧烈，皮疹消退后留有色素沉着。也可以反复发作。少数患者一直延续至成年。腋窝与腹股沟淋巴结可肿大。

（3）寻常性痒疹（单纯性痒疹）　以中年男女多见，损害是孤立的圆形丘疹，绿豆至豌豆大小，丘疹顶部有微小的水疱，疱破后表面留有浆液性结痂，损害分批出现，引起剧烈瘙痒，由于长期搔抓可出现抓痕、苔藓化及色素沉着，少数病例愈后留有点状瘢痕。皮疹好发于四肢伸侧及躯干、臀部等部位。损害在短期内自然消失，但有时会复发。

（4）结节性痒疹（疣状顽固性荨麻疹）　损害初起为淡红色或红色丘疹，很快变成圆顶形坚实结节，由豌豆到指甲大小，一般呈灰褐色或红褐色。损害表面角化，粗糙，呈疣状，触之有坚实感。自觉剧烈瘙痒，可自行消退并遗留色素沉着或瘢痕，也可因搔抓致结节顶部出现血痂、抓痕和苔藓样变。损害常发生在四肢，尤其以小腿伸侧多见，也可以发生于背部或其他部位。结节有沿着肢体排列纵列的趋向。本病多见成年人，以妇女占多数。

（5）妊娠痒疹　常发生在第二次妊娠的妇女，损害出现在妊娠早期的第3～4个月，或妊娠期的最后2个月。一般产后3～4周自行消失。本病好发于躯干上部及四肢近端。基本皮疹为剧痒的风团样丘疹，有时为丘疱疹，搔抓后可出现抓痕、血痂及色素沉着等改变。

9. 丘疹坏死性结核疹

丘疹坏死性结核疹又称丘疹坏死性结核，临床特征为四肢发生散在丘疹，中央坏死形成溃疡和瘢痕。患者常伴有肺、淋巴结、泌尿道或其他部位结核病灶，其症状和体征不明显。患者常伴有肺、淋巴结、泌尿道或其他部位结核病灶，其症状和体征不明显。结核菌素试验强阳性，但在损害中找不到结核杆菌，患者对抗结核治疗迅速反应，在治疗几天内不再出现新皮损。有人根据组织病理变化认为这是一种血管炎反应。聚合酶链反应（PCR）检查可在50％患者中发现结核分枝杆菌DNA。初发损害为散在性丘疹，粟粒大至绿豆大，质硬，常发生在毛囊处，红褐色或紫红色，周围绕以狭窄的红晕，境界清楚，数个或数十个不等。此种丘疹可经过数周逐渐消退，而留有一时性的色素沉着。但多数损害在1～2周后，丘疹顶端发生针头大小的脓疱，随后逐渐扩大，组织坏死而形成小脓疡，干涸后表面覆有黏着性的褐色厚痂。去除痂皮后，则呈现中央凹陷的小溃疡，如火山口状，圆形或椭圆形，米粒大至黄豆大，不痛不痒，慢性经过。有时附近几个坏死丘疹合成一个较大的溃疡，则溃疡成不整形。经过数周或数月后，此种坏死性丘疹或溃疡可逐渐自愈，留有凹陷性萎缩性瘢痕及色素沉着。但原有的损害消退后，新的损害又继之而起，皮疹分批出现，致有丘疹、结痂、溃疡、瘢痕同时并存，故病程迁延，长期不愈。本病好发生于四肢伸侧，特别在肘、膝关节附近更多见，可延及手背、足背、面部，躯干也可发生。损害对称分布，散发或群集。组织病理检查可见真皮上部早期为白细胞破碎性血管炎，随后单核细胞在血管周围浸润，以后出现楔状坏死区，坏死累及整个表皮，当楔状坏死区脱落，上皮样细胞和巨细胞在其周围聚集。真皮中下层血管受累明显，表现为静脉内膜炎、动脉内膜炎及血栓形成。病变蔓延到皮下组织时，可发生脂膜炎和纤维化及结核结构。

10. 丘疹型荨麻疹

丘疹型荨麻疹又称荨麻疹性苔藓、婴儿苔藓，是婴幼儿及儿童常见的过敏性皮肤病，但成人也可患此病。往往同一家庭中几人同时发病。春秋季节发生较多。本病是一个以症状特点命名的疾病，实际上为虫咬皮炎。大多数发病主要与昆虫叮咬有关，如蚊子、臭虫、蚤、虱、螨、蠓等叮咬后引起的过敏反应。个体对昆虫叮咬反应不同。昆虫叮咬皮肤后注入唾液，使对这些物质过敏的儿童产生本病。这是一种迟发性过敏反应，致敏需 10 天左右，此时再受叮咬则促成皮疹发生。反复叮咬可产生脱敏作用，因此本病一般在 7 岁左右停止发病。皮损多发于躯干，四肢伸侧，群集或散在，为绿豆至花生米大小略带纺锤形的红色风团样损害，有的可有伪足，顶端常有小水疱，有的发生后不久便成为半球形隆起的紧张性大水疱，内容物清，周围无红晕，呈皮肤色或淡红色或淡褐色，有的皮疹为较硬的粟粒大丘疹，搔抓后呈风团样肿大。新旧皮疹常同时存在。一般幼儿患者红肿显著，并有大疱，常有剧痒而影响睡眠。搔抓可引起继发感染。皮疹经 1～2 周消退，留下暂时性的色素沉着，但有新疹陆续发生可使病程迁延较久。本病常复发，一般无全身症状，局部淋巴结不肿大。

11. 苔藓样皮肤淀粉样变性病

淀粉样变是指淀粉样物质沉积于组织或器官导致的疾病，实际与淀粉无关。苔藓样淀粉样变最常见，发病年龄不限。典型皮损为发生于小腿胫前、呈正常肤色到黄褐色的丘疹，大小为 1～3 mm，表面常有少许鳞屑，顶端往往过度角化和粗糙；丘疹密集成片，但常不融合，自觉剧痒。有时丘疹沿皮纹呈念珠状排列，颇具特征性。也可融合成斑块，表面呈疣状，与肥厚性扁平苔藓或慢性单纯苔藓相似，但仍可辨认出斑块表面的丘疹，斑块的边缘亦可见到褐色丘疹。日久皮损可逐渐扩展至小腿屈侧、大腿、踝部和足背，偶也波及前臂伸侧、腹部或胸壁。

12. 黏液水肿性苔藓

本病又称丘疹性黏蛋白病、硬化性黏液水肿，是因皮肤中成纤维细胞增生和酸性黏多糖过度沉积而引起以皮肤苔藓样丘疹为特征的皮肤病。本病原因不明，皮损是异常球蛋白沉积的结果。本病好发于 30～50 岁的成人，无性别差异。皮疹为圆顶、质软、直径 2～4 mm，皮色、淡红或黄色苔藓样丘疹，表面蜡样光泽，好发于手指背、足背、四肢伸侧、上胸背、腋部及面部，皮疹或多或少，常局限，也可密集成群。有的皮疹排列成环状或盘状，也可呈线状、带状或串珠状分布。可有结节，面部也见囊肿样结节性损害。实验室检查：红细胞沉降率增快，外周血嗜酸粒细胞增多，高 α、β 或 γ 球蛋白血症，白蛋白降低，黏蛋白增高，有异常 α_2 球蛋白，尿中酪氨酸排出增多，基础代谢率增高，放射性碘摄入增多，骨髓中见异常浆细胞增生。

13. 颗粒状角化不全

本病病因尚不明确，可能与皮肤在潮湿、温热环境中受到机械性、化学性刺激而引起的表皮保护性增生有关。本病好发于间擦部位，尤其是腋窝，但也可见于面、颈等非间擦部位。患者多见于成年女性，发病年龄范围较广，可在 37～73 岁。主要临床表现为腋部单侧或双侧的色素沉着斑点或鲜红色、暗红色、褐色斑片，可伴有脱屑；可以单个存在，也可融合；皮损境界较为清楚，一般直径为 2～3 cm，也可延及整个腋窝。常有瘙痒，气温高出汗多时加重。

14. Bowen 病样丘疹病

Bowen 病样丘疹病指发生于生殖器的褐色扁平丘疹，与人类乳头瘤病毒（HPV）感染有关。Gross 等利用免疫细胞化学技术发现病损组织切片中有 HPV 结构抗原。同时采用核酸杂交技术分型，发现有 HPV－16 型相关序列。发病年龄为 1～64 岁，多好发于 21～30 岁，皮损为多个或单个色素性丘疹，其大小不等，直径为 2～10 mm，为肉色或红褐色，呈圆形、椭圆形或不规则形，境界清楚，丘疹表面可光亮呈天鹅绒外观，或轻度角化呈疣状，皮损散在分布或群集排列成线状或环状，甚至可融合成斑块。皮损好发于腹股沟、外生殖器及肛周的皮肤黏膜，男性多好发于阴茎及龟头，女性多发生于大小阴唇及肛周。一般无自觉症状，部分患者有瘙痒或烧灼感，病程呈慢性，少数患者的皮损可自然消退，但可复发。皮肤组织病理学表现：典型 Bowen 病的表现为表皮细胞结构混乱，有很多核大、深染、成堆的异形的鳞状上皮细胞，亦有角化不良、多核及异形核分裂象的角质形成细胞。极少数患者同时或同一损害中见有 Bowen 病样丘疹及尖锐湿疣两种病理改变共存的现象。

15. 摩擦性苔藓样疹

摩擦性苔藓样疹又名儿童丘疹性皮炎、肘膝复发性夏季糠疹、沙土皮炎，为学龄前儿童在夏秋季节常见的皮肤病，男多于女，病因尚不清楚，可能与接触砂土、青草、冷水、玩具等有关，或者婴幼儿睡粗糙的被褥及衣边的摩擦而发病，也有认为与日晒、病毒感染有关者。皮疹好发于手背、腕部、前臂，亦可发生于肘部、臀部、膝部。皮疹为针头至粟粒大小丘疹，淡红色或正常皮肤颜色，可呈轻度苔藓样，有时可见轻度脱屑，无水疱及渗出。皮损多对称，但分布疏密不均。一般无自觉症状或轻度瘙痒。病程有自限性，自然病程为 4～8 周。组织病理学表现为表皮角化过度，棘层增厚，真皮有轻度炎细胞浸润。

16. 儿童丘疹性肢端皮炎

儿童丘疹性肢端皮炎被认为是一种与 HBV 感染有关的皮肤病，可能与乙肝病毒抗原抗体复合物沉积有关。本病好发于 6 个月至 15 岁儿童，以 2～6 岁居多。一般无明显的前驱症状而突然发疹。疹为针头到绿豆大扁平充实性丘疹，暗红、紫红或淡褐色。初多发生于四肢末端、手背、足背等部，在 3～4 天内依次向上扩展至股部、臀部及上肢伸侧，最后延伸到面部，躯干多不受累，偶尔可见少数皮损。皮损多对称分布，呈播散性，互不融合，但易受机械刺激的肘部、膝部、手背及足背有时融合呈线状排列（Koebner 现象），不痒，黏膜一般不受侵犯。丘疹经 2～8 周自然消退，可有轻度脱屑。在发疹时，全身淋巴结肿大，尤以颈部、腋窝、肘部及腹股沟等处淋巴结为甚。在皮疹出现的同时或 1～2 周后发生急性无黄疸型肝炎，但亦有在发疹 20 天后出现黄疸，肝大，但无压痛，皮疹持续 20～40 天呈轻度脱屑而消退，在皮疹消退时，肝炎达极期，但患者一般情况良好，少数患者可有低热、倦怠和全身不适。血清转氨酶（SGOT、SGPT）值升至 100～800 U，甚至高达 2 000 U，醛缩酶、碱性磷酸酶升高，磺溴酞钠也增高（可达 40%），但血胆红素不增高。皮疹发生数日后，血清 HBsAg 呈阳性，3 个月后约半数可转阴，但以后阴转率极慢，1 年后仍有 40%阳性。白细胞总数一般正常，也可稍有增多或降低，单核细胞增加，似传染性单核细胞增多症，但血嗜异性凝集试验阴性，红细胞沉降率正常，血清蛋白电泳于急性期 α_2 球蛋白及 β 球蛋白增加，末期 γ 球蛋白增加。

17. 汗疱疹

汗疱疹又称出汗不良性湿疹，为一种手掌、足跖部的水疱性疾病。本病多发生于春末夏初，夏季加重冬天可自愈，多见于青少年。本病发病机制尚未完全清楚，过去认为是由于手足多汗、汗液潴留于皮内所致，现多认为是一种非特异性皮肤湿疹样反应。镍、铬等金属系统性过敏及精神因素可能是本病的重要原因之一。一般始于春末夏初，夏季加重，入冬可自愈，常与手足多汗并存，每年定期反复发作。本病好发于手掌、指端、手指侧面，少见于手背、足底，常对称发生。典型皮损为位于表皮深处的小水疱，米粒大小，半球形，略高出皮面，无炎症反应，分散或群集于手掌、手指侧面及指端，少见于手背、足底，常对称分布。水疱内含澄清浆液，一般不自行破裂，干涸后形成脱皮，露出红色新生上皮，薄而嫩，此时常感疼痛，周围皮肤正常。本病有不同程度的瘙痒及烧灼感。

18. 汗疱疹型癣菌疹

癣菌疹系由原发性癣病病灶的真菌或其代谢产物经血液传播至身体其他部位，引起变态反应而产生的继发性病变。临床类型较多，包括汗疱疹型、猩红热样红斑、麻疹样红斑、丹毒样型等。其中，以汗疱疹型最为多见。本病好发于双手手掌，严重时也可波及两足，皮损表现为密集的深在性水疱，粟粒大小，周围无红晕。因而，就发病部位与皮损形态来说，均与普通的汗疱疹无异，但发病相对较急，瘙痒感更明显，当原发性癣病治愈后，癣菌疹亦将随之消退。真菌镜检发现原发性癣病处真菌阳性，继发性癣菌疹处真菌阴性。

19. 钩蚴皮炎

钩蚴皮炎俗称“土痒疹”“粪毒”，在我国多因十二指肠钩蚴所致。在夏季或初秋时节，人若赤足下地劳动或用手接触疫土，钩蚴即乘机钻入皮肤。小儿若赤裸坐于地面，皮损亦可发生于臀部。钩蚴进入皮肤数分钟后，局部皮肤即感到刺痒或灼痛，1～2 小时后出现粟粒大小红色斑点或丘疹，再后变为风团或水疱，周围红肿，常因剧烈瘙痒抓破皮肤而继发感染。皮肤病变一般于 1 周左右消退。但钩蚴一次进入人体体内较多，

3～8日后钩蚴移行至肺，可出现咳嗽、哮喘，1个月后出现贫血等钩虫病症状。实验室检查显示早期外周血嗜酸粒细胞数增高；哮喘发作期痰内可找到钩蚴，1个月后粪便中可查到钩虫卵。

二、以红斑、水疱、大疱、渗出、糜烂为主要损害

1. 接触性皮炎

接触性皮炎是皮肤或黏膜单次或多次接触外源性物质后，在接触部位甚至以外的部位发生的炎症性反应。临床表现为红斑、肿胀、丘疹、水疱，甚至大疱。本病病因可分为原发性刺激和变态反应两种。① 原发刺激性接触性皮炎：接触物对皮肤有很强的刺激性，任何人接触后均可发生皮炎，称为原发性刺激。原发性刺激分为两种，一种刺激性很强，接触后短时间内发病；另一种刺激性较弱，接触较长时间后发病，如肥皂、有机溶剂等。② 变态反应性接触性皮炎：接触物基本上是无刺激的，少数人接触该物质致敏后，再次接触该物质，经12～48小时在接触部位及其附近发生皮炎。能引起接触性皮炎的物质很多，主要有动物性、植物性和化学性三种。

接触性皮炎一般无特异性，由于接触物、接触方式及个体反应不同，发生皮炎的形态、范围及严重程度也不相同。轻症时局部红斑，淡红至鲜红色，稍有水肿，或有针尖大丘疹密集；重症时红斑肿胀明显，在此基础上有多数丘疹、水疱，炎症剧烈时可以发生大疱。水疱破裂则有糜烂、渗液和结痂。如为烈性的原发刺激，可使表皮坏死脱落，甚至深及真皮发生溃疡。当皮炎发生于组织疏松部位，如眼睑、口唇、包皮、阴囊等处则肿胀明显，呈局限性水肿而无明确的边缘，皮肤发亮，表面纹理消失。

接触性皮炎的部位及范围与接触物接触部位一致，境界非常鲜明，但如接触物为气体、粉尘，则皮炎呈弥漫性而无一定的鲜明界线，但多发生在身体暴露部位。刺激性接触性皮炎急性期可表现为红斑、水疱、渗出。亚急性、慢性接触性皮炎可表现红斑、粗糙、脱屑、皲裂。自觉症状大多有痒和烧灼感或胀痛感，少数严重病例可有全身反应，如发热、畏寒、头痛、恶心等。

本病病程呈自限性，一般去除病因后，处理得当，1～2周可痊愈。反复接触或处理不当，可以转为亚急性或慢性皮炎，呈红褐色苔藓样变或湿疹样改变。

2. 单纯疱疹

单纯疱疹需要与皮肤单纯疱疹进行鉴别。本病系由人类单纯疱疹病毒(HSV)所致，多侵犯皮肤黏膜交界处，皮疹为局限性簇集性小水疱，病毒长期潜伏和反复发作为其临床特征。临床上可分为原发型与复发型两型。初发单纯疱疹潜伏期为2～12日，平均为6日，几乎所有的内脏或黏膜表皮部位都可分离到HSV。初次感染(不论是HSV－Ⅰ或是HSV－Ⅱ)时急性期血清中无HSV抗体，常伴有全身症状，且往往比复发性疱疹明显。原发型单纯疱疹皮肤黏膜损害常需2～3周愈合，而复发型单纯疱疹的

皮损大多于1周内即可消失。皮肤疱疹好发于皮肤黏膜交界处，以唇缘、口角、鼻孔周围等处多见。初起局部皮肤发痒、灼热或刺痛，进而充血、红晕，后出现针头或米粒大小簇集水疱群，基底微红，水疱彼此并不融合，但可同时出现多簇水疱群。水疱壁薄，疱液清亮，短期自行溃破、糜烂、渗液，2～10日后干燥结痂，脱痂后不留瘢痕。

3. 带状疱疹

带状疱疹是由水痘-带状疱疹病毒引起的急性感染性皮肤病。对此病毒无免疫力的儿童被感染后发生水痘。部分患者被感染后成为带病毒者而不发生症状。由于病毒具有亲神经性，感染后可长期潜伏于脊髓神经后根神经节的神经元内，当抵抗力低下或劳累、感染、感冒时，病毒可再次生长繁殖，并沿神经纤维移至皮肤，使受侵犯的神经和皮肤产生强烈的炎症。

皮疹一般有单侧性和按神经节段分布的特点，由集簇性的疱疹组成，并伴有疼痛；年龄越大，神经痛越重。本病好发于成人，春秋季节多见。发疹前可有轻度乏力、低热、纳差等全身症状，患处皮肤自觉灼热感或者神经痛，触之有明显的痛觉敏感，持续1～3日，亦可无前驱症状即发疹。好发部位依次为肋间神经、颈神经、三叉神经和腰骶神经支配区域。患处常首先出现潮红斑，很快出现粟粒至黄豆大小的丘疹，簇状分布而不融合，继之迅速变为水疱，疱壁紧张发亮，疱液澄清，外周绕以红晕，各簇水疱群间皮肤正常；皮损沿某一周围神经呈带状排列，多发生在身体一侧，一般不超过正中线。神经痛为本病特征之一，可在发病前或伴随皮损出现，老年患者常较为剧烈。病程一般为2～3周，水疱干涸、结痂脱落后留有暂时性淡红斑或色素沉着。

4. 手足口病

手足口病是由肠道病毒引起的传染病，引发手足口病的肠道病毒有20多种(型)，其中以柯萨奇病毒A16型(Cox A16)和肠道病毒71型(EV71)最为常见。本病多发生于5岁以下儿童，表现口痛，厌食，低热，手、足、口腔等部位出现小疱疹或小溃疡，多数患儿1周左右自愈，少数患儿可引起心肌炎、肺水肿、无菌性脑膜脑炎等并发症。个别重症患儿病情发展快，可导致死亡。急性起病，发热、口痛、厌食、口腔黏膜出现散在疱疹或溃疡，位于舌、颊黏膜及硬腭等处为多，也可波及软腭、牙龈、扁桃体和咽部。手、足、臀部、臂部、腿部出现斑丘疹，后转为疱疹，疱疹周围可有炎性红晕，疱内液体较少。手足部较多，掌背面均有。皮疹数少则几个多则几十个，消退后不留痕迹，无色素沉着。部分病例仅表现为皮疹或疱疹性咽峡炎。多在1周内痊愈，预后良好。部分病例皮疹表现不典型，如单一部位或仅表现为斑丘疹。

5. Kaposi水痘样疹

本病又称疱疹性湿疹，系在患有湿疹、特应性皮炎或其他某种皮肤病损害的基础上，感染单纯疱疹病毒而致的一种皮肤病。

临床表现以皮损区突然发生脐窝状水疱，并伴全身症状为特征。本病多见于3岁以内的婴幼儿，亦可见于成人。潜伏期为5～9天，突然出现高热、全身不适、恶心、呕吐、嗜睡等中毒症状，次日即发疹。表现为原皮损加重，其上见水疱与脓疱，疱顶中央有脐窝状凹陷，基底周围有红晕。经8～14天皮疹渐干燥结痂，留有色素沉着及浅表性瘢痕，全身症状亦随之消失。并发症有咽炎、扁桃体炎、中耳炎、结膜炎、角膜炎、支气管炎、肺炎或其他继发感染。

6. 妊娠疱疹

本病病因至今尚不十分清楚，已知因素：① 这类疱疹与妊娠密切相关，但与疱疹病毒无关。② 妊娠疱疹属于一种自身免疫性疾病，有观点认为与大疱疹类疮(BP)密切相关，也有学者认为孕妇患本病与其丈夫的人白细胞抗原(HLA)有关，使胎儿产生抗体，再与孕妇皮肤发生反应。根据是部分患病妇女血清中有滴度不高的抗基底膜带抗体；半数患病孕妇血清中含有不耐热的妊娠疱疹因子(herpesgestationis factor，HgF)，为一种IgG抗基膜带抗体，可在孕妇表皮基膜带上结合补体C3，活化补体传统途径，引起免疫性损害。妊娠疱疹因子能通过胎盘进入胎儿体内，患妊娠疱疹产妇分娩的新生儿脐血清中，也常检测出妊娠疱疹因子。通常胎儿在子宫内并不致病，一般于出生后新生儿的皮肤产生水疱，在数周内自然消退，生后2个月左右，妊娠疱疹因子在婴儿体内逐渐消失。

皮疹常出现在四肢，尤其是手和足，也可累及躯干前表面、头和颜面，但很少累及口腔黏膜和生殖道黏膜。皮疹呈多形性，开始为红色荨麻疹样斑块，黄豆大或更大，然后在红斑基底之上及邻近出现丘疱疹，继之群集并形成环形分布的水疱，不久融合在一起形成疱壁紧张的大疱，常伴有严重的烧灼感或瘙痒，致使孕妇坐卧不安。大疱破溃后结痂，愈后遗留色素沉着。由于皮损逐渐演变，在较长时间内皮损处于不同阶段，有的皮损已接近痊愈，在其邻近又有新的皮损发生。皮损的发生与妊娠关系密切，常在妊娠期间首次出现，最早可在妊娠头3个月发病，但多数患者发生在妊娠4个月以后，直至妊娠足月。病情时轻时重，多在分娩后缓解，于产褥期消失者居多，最晚在产后8个月时消失。再次妊娠时复发，且发病时期更早，临床表现更严重。此外，约有10%的患者发生在产褥期间。妊娠疱疹产妇分娩的新生儿，偶也发现有上述皮损，与产妇的皮损相同，多经数周自愈。

7. 湿疹型药疹

本病大都由外用磺胺或抗生素软膏引起接触性皮炎，使皮肤敏感性增高，以后再服用同种药物或化学结构式相似的药物，可引发此型药疹。其形态为粟粒大小丘疹及丘疱疹，常融合成片，泛发全身，可有糜烂渗液，但少有畏寒、发热等全身症状。停药后逐渐好转，以青霉素、链霉素、磺胺类、汞剂及奎宁等引起药疹较多。

8. 种痘样水疱病

本病病因不明，具有光敏性。在某些家族中有明显的遗传因素，可能是由于先天性机体代谢异常，对日光感受性增高所致，具体的遗传方式不明。本病常见于儿童，男孩多见，有日晒史，一般2～3岁开始发病，到青春期逐渐减轻，极少在青年期发病。皮疹初起局限于日光照射部位，如面颊、鼻背、耳翼、手背等。局部皮肤潮红、肿胀，有红斑、丘疹、黄豆至小指甲大小坚实的结节，数日后迅速发展成水疱，水疱中央有脐窝，周围有红晕，3～4天干燥或破溃、糜烂、结痂，愈后留点状凹陷性瘢痕。皮损出现前往往先有灼痛或灼热感，有时伴瘙痒感。可伴发角膜炎而影响视力，可有指甲畸形、脱发，全身症状不明显。

9. 毛囊角化病

毛囊角化病又名Darier病，是一种少见的以表皮细胞角化不良为基本病理变化的遗传性疾病。本病常发于20～30岁，夏季加重，患者对热敏感。典型部位为皮脂溢出部位，如面部、前额头皮和胸背等出现细小、坚实、正常肤色的小丘疹，逐渐有油腻性、灰棕色、黑色的痂覆盖在丘疹顶端凹面，丘疹逐渐增大成疣状融合形成不规则斑块。屈侧腋下、臀沟及阴股部等多汗、摩擦出的损害增殖尤为显著，形成有恶臭的乳头瘤样和增殖性损害，其上有皲裂、浸渍及脓性渗出物覆盖。本病可有掌跖角化、指甲发生甲下角化过度，甲脆弱、碎裂等。此外，本病还可累及口咽、食管、喉和肛门直肠黏膜。

10. 家族性慢性良性天疱疮

家族性慢性良性天疱疮又称Hailey-Hailey病，系一种少见的常染色体显性遗传病。致病基因定位于3q21-q22，与编码一种新型钙离子泵的*ATP2C1*基因突变有关。新型钙离子泵在维持高尔基体的钙离子浓度中起重要作用，*ATP2C1*基因突变将导致角质形成细胞间黏附障碍，最终在表皮摩擦或感染后发生棘层松解。本病一般在10～30岁发病，好发于颈侧、项部、腋窝和腹股沟，少见于肛周、乳房下、肘窝和躯干，少数患者可有黏膜损害，主要累及口腔、喉、食管、外阴及阴道。皮损为红斑基础上发生的松弛性水疱，尼氏征阳性，常表现为一个部位多发性水疱，疱壁薄，易破溃形成糜烂和结痂，皮损中央可出现颗粒状赘生物。自觉瘙痒和灼热，间擦部位常因浸渍及皲裂引起活动性疼痛。一般在数月后愈合，不留瘢痕，但可反复发作。组织病理学表现为基底层上水疱形成，棘层松解呈砖墙样外观。成熟的水疱基底部衬以单层基底细胞向上突入水疱腔内。直接免疫荧光检查阴性。电镜检查显示张力细丝与桥粒分离。

11. 寻常型天疱疮

寻常型天疱疮是天疱疮中最常见的一型，半数以上患者先是口腔黏膜发生水疱和糜烂，而后出现皮肤损害，经久不愈。以后在外观正常的皮肤出现黄豆至核桃大的水疱，疱液清或稍浑，疱壁薄而松弛易破，尼氏征阳性。水疱破裂显露潮红糜烂面，有少许渗液或结痂，创面愈合慢，自觉灼痛，愈后留色素沉着和粟丘疹。水疱可以发生于全身任何部位，常见于头面、颈、胸背、腋下、腹股沟等处。可有甲营养不良和急性甲沟炎、甲下出血。组织病理学检查初发皮肤损害为真皮乳头水肿，真皮乳头及浅层血管周围嗜酸粒细胞、淋巴细胞、中性粒细胞浸润；成熟的皮肤损害为水疱形成后位于表皮下，多为单房性紧张性大疱，疱顶表皮多正常，无棘层松解现象，疱腔内可见嗜酸粒细胞和中性粒细胞渗出。直接免疫荧光检查见基底膜带线状C3、IgG沉积。电镜检查裂隙出现在基底膜带的透明板。

12. 增殖型天疱疮

本病发病年龄较年轻。皮损好发于脂溢部位，如头面、腋下、脐窝、胸背、阴股部等处。初起为松弛性水疱，极易破裂形成糜烂面和蕈样、乳头状增生，在摩擦部位尤为明显。损害表面有浆液或脓液渗出，覆有厚痂，周围有炎性红晕。损害聚集成群或扩大融合成片，有腥臭。皮肤损害可发生于黏膜损害前或损害后。自觉症状不明显。病程中由于继发细菌感染，有时有高热等症状。病变时重时轻，病程较寻常型长。组织病理学检查初发皮肤损害为真皮乳头水肿，真皮乳头及浅层血管周围嗜酸粒细胞、淋巴细胞、中性粒细胞浸润；成熟的皮肤损害为水疱形成后位于表皮下，多为单房性紧张性大疱，疱顶表皮多正常，无棘层松解现象，疱腔内可见嗜酸粒细胞和中性粒细胞渗出。直接免疫荧光检查见基底膜带线状 C3、IgG 沉积。电镜检查裂隙出现在基底膜带的透明板。

13. IgA 天疱疮

本病病因和具体发病机制尚不明确。有报道粒细胞-巨噬细胞集落刺激因子可诱发本病。半数患者血清中可检测到低效价的抗棘细胞间蛋白的 IgA 型抗体，此抗体可与桥粒中分子质量为 120 kDa、115 kDa、105 kDa 的蛋白质结合，但不与落叶型天疱疮或寻常型天疱疮抗体结合。IgA 天疱疮的皮肤损害为在环形或多环形红斑的基础上发生松弛型水疱、脓疱或形成脓湖，脓疱趋向于融合形成环状或旋涡状，皮损糜烂伴中央结痂，起疱处尼氏征常为阴性，有时为阳性。皮损初期水疱小，疱液澄清，后水疱逐渐增大，有融合趋势，或排列呈环状。皮损分布广泛，好发于褶皱部位，如腋窝、乳房下、阴股部等部位。单个皮损可在 2～3 周自愈而在其他部位发生新的皮损，累及口腔黏膜者罕见。患者可有明显瘙痒，多数患者无全身症状或症状轻微。组织病理学检查表现为累及皮层下部或全层的基底层上单房性脓疱，疱液中含有大量中性粒细胞，有时可见棘层松解细胞，棘层细胞层海绵形成，少见嗜酸粒细胞。早期皮损中，真皮和表皮交界处可见中性粒细胞呈线状排列，真皮小血管管壁纤维蛋白变形，中性粒细胞浸润伴有核尘。直接免疫荧光可见 IgA 网状沉积于整个表皮内。间接免疫荧光可见约 1/3 患者血清中有低效价的循环抗棘细胞间 IgA 型抗体。

14. 大疱性类天疱疮

本病为好发于老年人的大疱性皮肤病。临床上以躯干、四肢出现张力性大疱为特点。基本损害为张力性的厚壁大疱，在正常皮肤或红斑基础上发生，疱呈圆形或椭圆形，直径约 1 cm，也可达数厘米如鸽蛋般。疱壁较厚，不易破溃，挤压水疱并不向周围扩展（尼氏征阴性）。水疱内容物大多清亮，少数为血性，继发感染则疱液呈脓性。水疱破溃后成为糜烂面，上附结痂，较易愈合。皮损好发于躯干及四肢屈侧，早期皮损可仅表现为浮肿性的红斑而没有水疱。约半数患者有口腔黏膜损害，表现为口腔上腭黏膜、颊黏膜等的水疱或糜烂面。但较之天疱疮的口腔损害要轻得多。患者自觉瘙痒，全身健康状况在疾病早期一般不受影响。

取有活动性皮损患者的末梢血做间接免疫荧光检查。检查结果显示血循环中有抗大疱性类天疱疮抗原1或大疱性类天疱疮抗原2的IgG抗体。间接免疫荧光试验的底物以豚鼠或猴的食管为宜，也可以正常人的皮肤作底物。在大疱及大疱周围皮肤的基底膜有IgG及C3的沉积，取皮损做直接免疫荧光检查。检查结果显示基底膜有带状荧光。免疫电镜显示免疫球蛋白沉积在皮肤基底膜的透明板上，与大疱发生的部位一致。

取新出的水疱做组织病理学检查示表皮下疱，在疱内及疱下方的真皮内有淋巴细胞及数量不等的嗜酸性细胞浸润。

15. *线状IgA大疱性皮病*

本病根据发病年龄可分为儿童型和成人型两种，其临床及病理表现有明显的区别。

（1）儿童线状IgA大疱性皮病　又称儿童良性慢性大疱性皮病，多见于12岁以下儿童。皮损可全身泛发，以口周、躯干下部及外阴部位为主。临床皮损表现为呈腊肠样环状排列的紧张性大疱，内含浆液或血液，尼氏征阴性。水疱初发于红斑或正常皮肤上，中央糜烂、结痂，边缘围以水疱，糜烂面愈合快，遗留色素沉着斑。自觉瘙痒程度不一。黏膜受累较为少见。病程2～3年，可自行缓解。皮肤组织病理学显示表皮下水疱。直接免疫荧光检查显示基底膜带有IgA呈线状沉积。

（2）成人线状IgA大疱性皮病　其皮肤损害与疱疹样皮炎和大疱性类天疱疮相似。初起表现为外观正常的皮肤或红斑上发生大小不等的水疱，并可累及口腔黏膜，无或仅有轻度谷胶过敏史。病程为慢性过程。皮肤组织病理学检查显示表皮下水疱，疱壁内及疱下真皮层有中度嗜酸粒细胞浸润，与大疱性类天疱疮相似，部分病例真皮乳头内有中性粒细胞性微脓肿。直接免疫荧光检查显示基底膜带有IgA呈线状沉积。

16. *疱疹样皮炎*

疱疹样皮炎又称Duhring病，是一种较为少见的慢性良性复发性大疱性皮肤病，病因尚不明确，多见于HLA－B8、HLA－DR3、HLA－DQW2患者，好发年龄为22～55岁，常有无症状的谷胶过敏性肠病，故认为是与谷胶饮食有关的自体免疫性疾病。本病发病前可有畏寒、发热等全身症状，也可无前驱症状。本病好发于肩胛、臂、骶及四肢伸侧，皮损对称分布。皮疹呈多形性，成群或排列呈环形、匍行性或地图形。初起为点状红斑或小丘疹，迅速变为粟粒、豌豆或更大的水疱，水疱紧张、壁厚不易破，尼氏征阴性。1～2日后水疱变为脓疱，1～2周后水疱干涸结痂，消退后留有明显色素沉着及表浅瘢痕。水疱反复发作，病程迁延数月，甚至数年。自觉症状早期剧烈瘙痒，夜间尤甚，常因搔抓而不断接种新疹。碘化钾可加重病情，局部可发生皮炎或水疱，但阴性也不能排除本病。

皮肤组织病理学检查：早期真皮乳头顶部毛细血管周围有较多中性及嗜酸粒细胞浸润，形成以中性粒细胞为主的小脓肿，使该处胶原纤维发生溶解，使乳头顶部与表皮分离形成多房性水疱。36小时后，由于渗出加重，融合成单房性表皮下大疱。真皮内血管周围有多数嗜酸粒细胞及中性粒细胞浸润,偶见血管炎改变。

实验室检查:① 血液中嗜酸粒细胞升高,分类计数最高可达0.40;② 25%～50%碘化钾软膏做斑贴试验,多数患者24小时内局部出现红斑、水疱。

免疫学检查:① 直接免疫荧光检查。皮损周围3 mm内外观正常皮肤或淡红斑处,90%患者真皮乳头有颗粒状IgA和C3沉积。水疱处由于炎症的破坏常呈阴性结果。② 血清学研究。少数患者血清IgA升高,IgM减低,在谷胶敏感性肠病患者中90%常有IgA抗肌内膜抗体。36%患者有抗网状纤维抗体IgG和2/3患者有抗麦胶蛋白抗体。③ 免疫遗传学研究。白细胞表面HLA测定,发现HLA-B8、HLA-DR3、HLA-DQW2阳性率分别为90%、95%和100%,比正常人30%、23%和40%明显增高。

17. 疱疹样天疱疮

本病是一种自身免疫性疾病,是天疱疮的一种亚型或变型,具体病因尚不明确。发病机制为在诱发疾病的环境因素下,具有遗传易感性的个体产生天疱疮抗体,抗体同不同的天疱疮抗原(如桥粒芯糖蛋白、桥黏素)结合,破坏细胞间连接和黏附作用,液体积聚于表皮内,导致水疱、大疱形成。皮肤损害好发于胸、腹、背部及四肢近端,偶见黏膜损害。皮损多累及躯干为主,可逐渐泛发全身。皮损早期为单发或多发的环形水肿性红斑损害,边缘稍隆起,并可在红斑上出现小水疱或丘疱疹,偶有较大疱,疱壁较紧张。皮损有剧烈瘙痒,并可因搔抓继发表皮剥脱、结痂、渗出等损害。发病初期尼科利斯基征阴性,较大水疱的尼氏征呈阳性。本病为慢性病程,皮疹可反复发作。皮肤组织病理学检查:可见表皮棘层中部水疱形成,疱腔内很少见到棘层松解细胞,水疱周围可见细胞间水肿构成的海绵形成,其中有嗜酸粒细胞浸润,甚至形成酸性粒细胞小脓肿。免疫荧光检查:① 直接荧光免疫检查,可见表皮棘层细胞间以IgG为主或并有补体C3网状沉积;② 间接免疫荧光检查,可见血清中有低效价的循环抗表皮细胞间物质自身抗体。

18. 日光性皮炎

日光性皮炎又称日晒伤或晒斑,为正常皮肤经暴晒后产生的一种急性炎症反应,是一种光毒反应。本病春末夏初多见,好发于儿童、妇女、滑雪者及水面工作者,其反应的强度与光线强弱、照射时间、个体肤色、体质、种族等有关。春夏季节日晒数小时至十余小时后,在曝光部位出现境界清楚的红斑,鲜红色,严重者可出现水疱、糜烂;随后红斑颜色见变暗、脱屑,留有色素沉着或减退。自觉烧灼感或刺痛感,常影响睡眠。轻者2～3天内痊愈,严重者1周左右才能恢复。个别患者可伴发眼结膜充血、眼睑水肿。日晒面积广者,可引起全身症状,如发热、畏寒、头痛、乏力、恶心和全身不适等,甚或心悸、谵妄或休克。

19. 多形性光敏感性皮疹

多形性光敏感性皮疹又称多形性日光疹,系光变应性反应,为反复发作的慢性多形性光感性皮肤疾患。大多数病例的致病光谱在UVA范围内，但有的病例由UVB或由UVA+UVB致病。绝大多数病例光斑贴试验阴性。约15%的患者有光敏家族史。青年女性易发。本病发病与季节有关，春夏症状加重，秋冬自行减退或消退，次年又可复发，一般反复发作数月乃至数十年。本病好发于暴露部位，受累部位依次为颈下V形区、前臂伸侧和手背、上肢、面部、肩胛、股和下肢。皮疹多形性，常于日晒后2小时至5天局部皮肤烧灼感或瘙痒，数日后发疹，损害有红斑、丘疹、结节、水疱、糜烂、结痂、落屑或苔藓样变等。临床可分五型：① 丘疱疹型，也称湿疹型，集簇分布的丘疱疹和水疱，或有糜烂、渗液、结痂、落屑，或呈苔藓样变。② 丘疹型，密集分布的针头至粟粒大丘疹。③ 痒疹型，米粒至豆大的丘疹、丘疹性风团及小结节，有时伴发紫癜或毛细血管扩张。④ 红斑水肿型，大小不等的暗红色水肿性红斑，浸润不著，境界明显。有时可见毛细血管扩张。⑤ 混合型，同时或先后出现两种以上类型的皮疹。

20. 植物光感性皮炎

植物光感性皮炎是指患者过多食入或直接接触光敏性植物后，经过较大量日光照射后引发光暴露部位急性皮肤炎症。本病多发生在夏季户外活动多的时间内，青壮年女性多见。患者因食入或直接接触光敏性植物致病，如伞形科(香菜、芹菜、茴香)、芸香科(柑橘、柠檬、酸橙)、菊科(野菊、黄花蒿)、桑科(无花果)、豆科(紫云英)、十字花科(野生油菜、芥菜)、李科(灰菜、甜菜)、牧草、真菌类(木耳、香菇)。有报道光敏性植物还有胡萝卜、小白菜、萝卜叶、苋菜、菠菜和防风草等。这些植物中含有呋喃香豆素，是最常见和最重要的光敏物。在UVA照射下，呋喃双香豆素与核DNA共价结合，使DNA发生单项内收和嘧啶碱基的链间双向交联，前者导致基因突变，细胞死亡，后者放大了这种效应，促使表皮细胞严重受损。本病多发生在面、手背、颈及前臂等曝光部位，表现为骤然发生接触植物部位或弥漫性对称性红斑和非凹陷性水肿，边界不清，质地坚实。眼睑和嘴唇明显水肿，睁眼、张口困难。皮损颜色潮红、紫红，严重者可在水肿部位出现水疱、血疱、瘀点或瘀斑，水疱、血疱破溃后出现糜烂、溃疡甚至坏死，愈后可遗留瘢痕。自觉局部麻木、胀痛、灼痛和瘙痒。避光并经过合理治疗后皮疹在1～2周慢慢消退。实验室检查显示白细胞总数和嗜酸粒细胞增加。尿蛋白阳性，部分患者尿卟啉阳性。

21. 摩擦性大疱

本病主要见于不经常锻炼而突然较长时间劳动或步行的人员，在掌跖等摩擦受压部位出现大小不等的水疱，疱壁厚、松弛或紧张。疱液清亮，少数可有血液。患者自觉明显疼痛。当去除病因后，水疱吸收痊愈或可有继发感染。

22. 急性放射性皮炎

在短时间内接受剂量过大的放射线照射后，会引起急性皮炎，称为急性放射性皮炎。本病多见于接受放射线治疗的患者，与照射剂量、时间、曝光速率及个体素质有关，轻者为界线清楚的红斑，严重者可发生水肿、大疱或溃疡。急性放射性皮炎可伴有白细胞减少或不同程度的全身症状，严重者可危及生命。根据皮肤损害轻重可分为三度：

① Ⅰ度，局限性水肿性红斑，边界清楚，自觉灼热和瘙痒，一般在暴露后1周出现，2周左右达到高峰，3～4周消退，留有脱屑、色素沉着、暂时性脱毛。② Ⅱ度，局部红肿明显，有水疱形成，水疱溃破后出现红色糜烂面；自觉灼热感或疼痛感，一般需经1～3个月才能愈合；愈合后遗留色素沉着或皮肤色素脱失，局部毛细血管扩张，皮肤萎缩或永久性毛发脱落。③ Ⅲ度，局部红肿严重，损害达真皮深层以下，很快出现组织坏死，形成大小不等的溃疡；局部溃疡可以深达骨组织或溃疡持续多年不愈；溃疡愈合后可形成萎缩性瘢痕、色素沉着或色素脱失，并出现毛发消失或毛细血管扩张。损害严重者可形成大血管闭塞，肢体出现干性坏疽。在溃疡和瘢痕上可继发癌变。实验室检查显示急性放射性皮炎患者血常规可出现白细胞减少。

23. 糜烂性毒剂皮肤损伤

由芥子气或路易毒剂所致的皮肤损伤如果较为严重，均将产生大疱。

芥子气皮肤损伤一般在染毒后10小时左右于红斑的边缘出现密集环状排列的水疱，继而融合为大疱，中央部分呈贫血状，周围绕有红晕。水疱内容物为浆液性，水疱皮损后形成溃疡，愈合较慢。患者自觉有皮肤紧致及疼痛感，同时可出现体温升高及中毒症状等全身症状。

路易毒剂的皮肤损害在染毒后10小时左右可出现大疱或血疱，疱壁较为紧张，疱内含液体初期较为清亮，后可变浑浊。水疱消退较慢，表现为特殊的板层状脱屑，愈合遗留有斑点状色素沉着。自觉疼痛感明显，可出现中枢神经系统抑制及眼部、消化道、呼吸道等全身症状。

24. 隐翅虫皮炎

隐翅虫皮炎多见于夏季，是由于皮肤接触隐翅虫毒液所引起的急性炎症反应。毒隐翅虫为蚁形甲虫，体长0.6～0.8 cm，头、胸、腹部为黑色和橘红色相间，白天栖居于杂草石下，夜间活动，有趋光性，入室后在灯下飞行，当跌落、停歇在人体或桌面等物体上被拍打或捏碎时，体液接触皮肤或由拍捏毒虫的手带至别处而引发接触性皮炎。皮损常发生于露出部位。搔抓或拍死压碎隐翅虫后，毒液释放，在接触部位出现点状、片状或条索状红斑，伴痒感，渐有灼热疼痛感。随后红斑上出现密集的丘疹、水疱，后发展为脓疱或呈灰褐色坏死，灼痛明显。在皮疹周围可出现鲜红色丘疹或水疱，搔抓后出现糜烂面。1～2周后脱痂而愈，留有色素沉着或浅瘢痕。皮疹广泛时可有发热、头疼、恶心、淋巴结肿大等全身症状。

25. 大疱性脓疱病

这是一种严重类型的脓疱病，主要见于身体虚弱的婴幼儿。皮损初起为散在水疱，很快变成大疱，蚕豆大小甚至更大，周围绕有红晕。疱壁薄，疱内液体略微浑浊，有时可见“半月状”脓球沉积现象。疱破损后露出基底红色湿润的糜烂面，后结黄色痂。病变极易向周围扩展，有时排列呈环状。近卫淋巴结可有肿大并伴有发热等全身症状。血常规检查显示白细胞计数及中性粒细胞数增高；脓液培养有金黄色葡萄球菌、溶血性链球菌或两者混合生长。

26. 乳腺 Paget's 病

乳腺 Paget's 病是一种特殊类型的乳腺癌，其特征性的临床表现为乳头乳晕皮肤瘙痒、糜烂、破溃、渗液、结痂、脱屑，伴疼痛等湿疹样改变，故又称乳腺湿疹样癌，可伴有或不伴有乳腺内肿块。临床表现为乳头乳晕部位出现湿疹样改变，以单侧发病者居多，呈渐进病程。先出现乳头部位的异常感觉，表现为乳头奇痒或轻度灼痛，继之出现乳头乳晕处皮肤发红，轻度糜烂，表面常有黄褐色或灰色的鳞屑状痂皮附着，病变区域皮肤粗糙，增厚变硬，与周围分界清楚。以后还可发生患侧乳头凹陷或糜烂腐蚀，并向乳晕扩展，可伴有乳头溢液。多数乳腺 Paget's 病乳腺内可触及肿块，病程长者还可出现同侧腋窝淋巴结肿大。病理学特征为乳头表皮内可见到 Paget's 细胞，显微镜下表现为圆形或椭圆形，其体积较同层上皮细胞大 2～3 倍，是相对较大的恶性肿瘤细胞。乳腺 Paget's 病单纯乳头乳晕病变者，或仅伴有导管内癌的患者预后好；伴乳腺肿块，且肿块病理证实为浸润性癌的患者较一般性乳腺癌的患者预后相似或略差。

27. 肠病性肢端皮炎

本病属常染色体隐性遗传，由于编码锌转运体的 *SLC39A4* 基因突变，导致肠道对锌的吸收功能障碍而发病。锌是人体必需的微量元素，在维持免疫功能、抗氧化、调节细胞增殖、分化、凋亡等生理功能方面发挥重要作用。发病年龄最早在出生后数日至数周，最晚 10 岁，平均为生后 9 个月，尤其在断奶前后发病率最高。本病起病隐匿，典型病例表现为皮炎、脱发和腹泻三联征，三者常不同时存在，或可先后出现。皮疹发生较早，具有特征性，好发于腔口周围（口、鼻、眼和肛周）和四肢末端，也可波及头皮、耳周、臀部和甲周，但躯干很少受累。皮损表现为红斑、斑块上继发鳞屑、结痂和糜烂，甚至水疱、脓疱和大疱。慢性期，可见苔藓样变和银屑病样斑块。反复感染念珠菌和葡萄球菌的情况很常见。头发、眉毛、睫毛弥漫性稀少、变细，或全部脱落。指甲改变包括化脓性甲沟炎、甲营养不良。其他黏膜表现有睑缘炎、结膜炎、唇炎和口炎。90%的患者有胃肠道症状，表现为厌食、呕吐、腹胀、腹泻，大便为水样或泡沫样，含脂肪和黏液，消化道症状与皮损程度相一致。患者常有情绪和精神障碍，表现为精神萎靡、倦怠、烦躁、易激惹等。严重者可有发育迟缓、营养不良。

28. 掌跖脓疱病

本病为脓疱性银屑病的一型，病因尚不明确。部分患者有个人或家族银屑病史，或将来发展成寻常型银屑病。部分患者的发病与感染相关，扁桃体发炎的患者经抗生素治疗或扁桃体切除后皮损可减轻或治愈；或与金属过敏相关，如接触含金属的食品或金属牙料；吸烟也可为诱因。本病好发于 50～60 岁，女性多见于男性。掌跖部皮损呈对称性。基本损害为在红斑基础上出现小而深的脓疱，或先为水疱而后成为脓疱。反复发作，时轻时重，有不同程度的瘙痒，皮损处可有烧灼感，无全身症状。各种外界刺激（肥皂、洗涤剂和外用刺激性药物等）、夏季局部多汗、经前期、自主神经功能紊乱等因素均可诱发,使症状恶化。组织病理学表现为表皮内单房脓疱,脓疱内大量中性粒细胞,少数单核细胞,周围表皮轻度棘层肥厚,脓疱下方真皮内有类似炎细胞浸润。免疫病理学见脓疱壁、角质层、基底膜带和血管壁内有 IgG、IgM、IgA、C3 沉积。

29. 连续性肢端皮炎

本病是一种慢性、复发性、无菌性脓疱性皮肤病,以指、趾末端反复出现无菌性脓疱伴甲改变为特点,病因不明,目前认为本病是脓疱型银屑病的一种罕见类型。本病初发于指、趾末端(手指较脚趾更常见),多有局部轻度外伤或感染史。皮损表现为红斑基础上出现群集粟粒大小脓疱,脓疱干涸后遗留鳞屑、结痂,去除鳞屑或结痂后可见潮红糜烂面或有光泽的红斑。不久原处又有新的脓疱发生,此起彼伏,绵延不断。病变逐渐向近端扩展,可侵犯整个指、趾、手背、足背,但通常不会超越腕、踝关节。反复发作迁延不愈者可出现皮下组织萎缩、骨质吸收、指趾变细甚至末端指(趾)节缺失。常伴有甲改变,表现为甲板失去光泽,有纵横沟,甲床红肿,反复出现小脓疱,严重者甲板脱落,可伴有地图舌等黏膜损害。患者自觉疼痛、灼热感,因皮肤及皮下组织萎缩导致病变指(趾)屈曲挛缩畸形,活动受限。一般不伴有全身症状。组织病理学检查提示表皮角化不全,棘层肥厚,表皮嵴延长,真皮浅层血管扩张,慢性炎细胞浸润。颗粒层中可见中性粒细胞聚集形成的 Kogoj 微脓疡,为本病特征性的病理改变。

30. 丹毒

本病为一种累及真皮浅层淋巴管的感染,主要致病菌为 A 组 β 溶血性链球菌。诱发因素为手术伤口或鼻孔、外耳道、耳垂下方、肛门、阴茎和趾间的裂隙。皮肤的任何炎症,尤其是有皲裂或溃疡的炎症为致病菌提供了侵入的途径。皮肤科多为继发于浸渍糜烂型足癣局部皮肤形成伤口所致。潜伏期为 2～5 天。前驱症状有突然发热、寒战、不适和恶心。数小时至 1 日后出现红斑,并进行性扩大,界线清楚。患处皮温高、紧张,并出现硬结和非凹陷性水肿,受累部位有触痛、灼痛,常见近卫淋巴结肿大,伴或不伴淋巴结炎;也可出现脓疱、水疱或小面积的出血性坏死。本病好发于小腿、颜面部。丹毒的复发可引起持续性局部淋巴水肿,最后结果是永久性肥厚性纤维化,称为慢性链球菌性淋巴水肿。乳癌患者腋部淋巴结清扫术后由于淋巴瘀滞,也易反复患丹毒。伤口及破损处的拭子革兰染色和细菌培养;血抗链球菌溶血素"O"和血白细胞;下肢丹毒应行足趾间皮屑真菌学检查;面部丹毒应行鼻旁窦放射线检查可资鉴别。

31. 急性发热性嗜中性皮病

急性发热性嗜中性皮病即 Sweet 综合征,为少见病,主要见于女性。病因不明,其诱发因素有:① 感染,发病前 5～7 日常有上呼吸道感染咽痛、咳嗽、气喘、口腔溃疡或流感样症状。② 药物,主要有粒细胞集落刺激因子、全反式维 A 酸、米诺环素、甲氧苄啶-磺胺甲噁唑、卡马西平、肼屈嗪和避孕药。③ 肿瘤,部分病例与白血病或其他恶性肿瘤相伴,如急性髓源性白血病、淋巴瘤及贫血或红细胞增多症。15%左右的恶性肿瘤为实体瘤,如泌尿生殖道、乳腺、胃肠道来源的肿瘤。该皮肤病可以是恶性肿瘤的最初表现，或者先于诊断恶性肿瘤数月或数年。反复发作提示潜在肿瘤的复发。④ 与其他疾病伴发，如贝赫切特综合征、结节性红斑、结节病、类风湿关节炎和甲状腺疾病。⑤ 皮肤外伤，可能机制与对细菌、病毒、药物、肿瘤抗原等的超敏反应，以及局部和全身的细胞因子分泌失调有关，包括 IL-1、粒细胞集落刺激因子、粒细胞-巨噬细胞集落刺激因子和干扰素等。

临床表现：早期表现为感冒样的前驱症状，如发热、胸部不适、咽痛、干咳、肌肉疼痛、全身不适和胃肠道症状。其他早期症状尚有脑膜刺激症状、关节痛和阑尾炎样症状。90%的患者于起病前或病程中可有不同程度的发热，尤其在开始出现皮损时，多为高热，体温可达 40℃。① 皮肤表现：皮疹常突然出现，为多发性，可在数天到数周内向周围扩展增大，常融合成片。皮肤损害可为丘疹、结节、斑块、小脓疱、小水疱或紫癜样皮损等。典型的皮损为黄豆至掌心大，为浅红色至暗红色或棕红色环状隆起的斑块或结节，边缘清楚，呈圆形或椭圆形，局部有疼痛和触痛。常位于手臂和面、颊部，呈两侧性分布，但不对称。一般都有局部发硬和发热，皮损表面多不光滑，中央呈红色或表现正常。较晚期可有鳞屑及色素沉着，周边有高起坚硬的绿豆大似水疱状丘疹群聚，即所谓假水疱。外观呈半透明样，大多不破溃，很少形成溃疡。个别病例可出现大疱或继发感染，常发生湿疹样改变和结痂。② 关节表现：约 30%的病例可发生多关节痛或多关节炎，表现为肘、腕、膝和踝等关节疼痛肿胀，一般持续 2 周后即自行消退，个别病例可表现有慢性间歇发作性非畸形性周围关节炎，关节炎和皮损常同时出现。滑膜活检显示非特异性炎症，滑液检查显示有大量中性粒细胞和大单核细胞。③ 眼部表现：结膜炎浅表性巩膜炎。自觉症状有怕光、流泪、分泌物增多和眼部疼痛等眼部症状，往往与皮损同时出现，皮损消退，眼部症状也随之自行消退。

实验室检查：① 血常规中所有单纯型 Sweet 综合征患者均有周围血白细胞及中性粒细胞增多，80%的病例白细胞总数可达 $10.0\times10^9/L$ 以上，10%的病例白细胞总数在 $(2.0\sim25.0)\times10^9/L$，成熟中性粒细胞比例在 57%～94%，平均为 80%。个别病例可有中度以上的贫血，并发白血病者，白细胞总数下降，尤其第一次皮疹发作与发现有骨髓增生异常相隔时间较短者，下降更为明显，血小板和红细胞均有不同程度的下降。② 红细胞沉降率均增速。③ 尿常规出现轻度蛋白尿和显微镜下血尿。④ 伴发白血病者骨髓象显示有特征性白血病增生性改变。⑤ 一般无免疫学异常发现。

皮肤组织病理学检查：真皮浅层显著水肿，血管周围有中性粒细胞为主的浸润，可见细胞核碎裂；晚期皮损的浸润细胞中可见淋巴细胞及组织细胞。

三、以红斑、鳞屑为主要损害

1. 脂溢性皮炎

脂溢性皮炎又称脂溢性湿疹，是发生在皮脂腺丰富部位的一种慢性丘疹鳞屑性炎症性皮肤病。本病多见于成人和新生儿，好发于头面、躯干等皮脂腺丰富区。脂溢性皮炎的发病可能与皮脂溢出、微生物、神经递质异常、物理气候因素、营养缺乏及药物等的作用有关。近年来，卵圆形糠秕孢子菌与脂溢性皮炎的关系得到了重视，认为其在脂溢性皮炎的发病中起重要的作用。此外，精神因素、饮食习惯、B族维生素缺乏和嗜酒等，对本病的发生发展也可能有一定影响。泛发而顽固的脂溢性皮炎可以是人类免疫缺陷病毒(HIV)感染重要的皮肤症状。

皮损主要出现在头皮、眉弓、鼻唇沟、面颊、耳后、上胸、肩胛间区、脐周、外阴和腹股沟等部位。初期表现为毛囊周围炎症性丘疹，之后随病情发展可表现为界线比较清楚、略带黄色的暗红色斑片，其上覆盖油腻的鳞屑或痂皮。自觉轻度瘙痒。发生在躯干部的皮损常呈环状。皮损多从头皮开始，逐渐往下蔓延，严重者可泛发全身，发展为红皮病。

婴儿脂溢性皮炎常发生在出生后2～10周，头皮覆盖油腻的黄褐色鳞屑痂，基底潮红。眉弓、鼻唇沟和耳后等部位也可能受累，表现为油腻性细小的鳞屑性红色斑片。常在3周至2个月内逐渐减轻、痊愈。

2. 浅部真菌病

浅部真菌病即各种真菌所致的癣病，在病因上属于真菌病。这一类疾病有体癣、股癣、花斑糠疹、面癣、体黄癣及皮肤念珠菌病，以下仅介绍前3种。

(1) 体癣　由致病性真菌寄生在人体的光滑皮肤上(除手、足、毛发、甲板及阴股部以外的皮肤)所引起的浅表性皮肤真菌感染，统称为体癣。当致病性真菌侵犯人体表面的角质层后，可引起很轻的炎症反应，发生红斑、丘疹、水疱等损害，继之脱屑，常呈环状，故俗称圆癣或钱癣。开始时损害分开散布，当逐渐扩大后，可互相融合重叠，有时甚至犯发至全身，尤其是一些患有免疫缺陷病或应用免疫抑制剂、皮质类固醇、抗肿瘤药物等的患者，皮损可很广泛。由于机体防御能力的作用，环形损害的中心可自愈脱屑，边缘高起成圈状，也可有活动性红斑、丘疹及水疱或脱屑，中央则平坦脱屑或有色素沉着。儿童体癣可呈几个圈，彼此重叠成花环状，形态甚为特殊。

(2) 股癣　由致病性真菌侵犯腹股沟内侧所致环状或半环状皮损者统称为股癣，实际是体癣在阴股部位的特殊型。本病常由絮状表皮癣菌、须癣毛癣菌、红色毛癣菌等引起，有时，白色念珠菌也好侵犯腹股沟部位而呈红斑脱屑性斑片，其边缘可有丘疱疹。本病在温热潮湿的季节容易发生，男性多汗者尤易发病。特殊工种如汽车司机、长期坐位者也易发病。本病常发生于阴囊对侧的大腿皮肤，一侧或双侧，多呈环状或半环状斑片。初于股上部内侧出现小片红斑，其上有脱屑，并逐渐扩展而向四周蔓延，边界清楚，其上有丘疹、水疱、结痂、瘙痒。中央部位可自愈，有色素沉着或脱屑，历久则于局部皮肤发生浸润增厚呈苔藓化，常伴痒感。严重者常扩展波及股内侧、会阴或肛门周围，其下缘多清晰。有时尚可波及阴囊、阴茎根部等处。

(3) 花斑糠疹　旧称花斑癣，俗称汗斑，是由马拉色菌感染表皮角质层引起的一种浅表真菌病。本病呈慢性，有轻度的炎症，通常无自觉症状。损害特征为散在或融合的色素减退或色素沉着斑，上有糠秕状的细碎脱屑，好发于前胸部、背部、上臂、双侧腋下，有时也波及面部。初起损害为围绕毛孔为中心的圆形点状斑疹，以后逐渐增至甲盖大小，边缘清楚，邻近部位可相互融合成不规则大片形，而周围又有新的斑疹出现。表面附有少量极易剥离的糠秕样鳞屑，灰色、褐色至黄棕色不等，有时多种颜色共存，状如花斑。时间较久者呈浅色斑。皮疹无炎性反应，偶有轻度瘙痒感，皮损好发生于胸背部，也可累及颈、面、腋、腹、肩及上臂等处，一般以青壮年男性多见。病程呈慢性，冬季皮疹减少或消失，但夏天又可复发。

3. 寻常型银屑病

寻常型银屑病俗称牛皮癣，是一种常见的具有特征性皮损的慢性易于复发的炎症性皮肤病。头皮、四肢伸侧多见，对称分布；指(趾)甲和黏膜亦可被侵，少数可见于腋窝及腹股沟等皱襞部，掌跖很少发生。皮损初起为炎性红色丘疹，粟粒至绿豆大小，以后逐渐扩大或融合成为棕红色斑块，边界清楚，周围有炎性红晕，基底浸润明显，表面覆盖多层干燥的灰白色或银白色鳞屑。轻轻刮除表面鳞屑，逐渐露出一层淡红色发亮的半透明薄膜，称薄膜现象。再刮除薄膜，则出现小出血点，称点状出血现象。白色鳞屑、发亮薄膜和点状出血是诊断银屑病的重要特征，称为三联征。本病呈慢性病程，反复发作。大部分患者为冬重夏轻现象，少数患者夏重冬轻。病程一般分三期：① 进行期，新皮疹不断出现，旧皮疹不断扩大，鳞屑厚，炎症明显，痒感显著，皮肤敏感性增高，可出现同形反应；② 静止期，无新疹，旧疹不退；③ 退行期，炎症消退，鳞屑减少，皮疹缩小变平，周围出现浅色晕，最后遗留暂时性色素减退或沉着。

4. 玫瑰糠疹

本病为常见的自身免疫炎症性皮肤病，病因尚未明确。因为本病有季节性发作，皮疹有自限性，很少复发，初起为前驱斑，又未发现任何确定的变态反应性的物质引起本病，因此多数学者认为本病与病毒感染有关。也有人认为本病是某种感染的一种过敏反应或胃肠中毒的皮肤表现。本病多发于青年人或中年人，以春秋季多发。初起损害是在躯干或四肢出现直径 1～3 cm 大小的玫瑰色淡红斑，有细薄的鳞屑，称前驱斑，数目为 1～3 个。1～2 周以后躯干与四肢出现大小不等的红色斑片，常对称分布。开始出现于躯干，以后逐渐发展至四肢。斑片大小不一，直径 0.2～1 cm，常呈椭圆形，斑片中间有细碎的鳞屑，而四周圈状边缘上有一层游离缘向内的薄弱鳞屑，斑片的长轴与肋骨或皮纹平行，可伴有不同程度的瘙痒。少数患者的皮损仅限于头颈部或四肢部位。有少数患者开始皮损为红色丘疹，可互相融合成斑片，这类患者常有剧痒，称丘疹型玫瑰糠疹。另有一类患者，发病急骤，无前驱斑，多在下腹部或大腿内侧出现大片红色斑片或斑丘疹，有剧痒，损害迅速扩至躯干与四肢，这些损害渐渐在中央部位出现结痂性损害，痂皮脱落而呈玫瑰糖疹样皮损，这类患者可能是自身敏感性反应所引起，故称为玫瑰型自身敏感性皮炎。皮肤组织病理学表现为非特异性慢性炎症的改变，表皮可见灶性角化不全，轻度棘层增厚，海绵形成和细胞内水肿，真皮浅层有中度血管扩张，水肿和淋巴细胞浸润。

5. 副银屑病

本病发病原因不详。通常分为如下四型：① 急性苔藓样糠疹，又称急性痘疮状苔藓样糠疹，为泛发性红色或棕色鳞屑性扁平丘疹，常有坏死、水疱和出血。皮疹成批发生，检查时往往同时发现处于不同发展阶段的皮损，病程可突然加重，无明显自觉症状。病程数周至数月，可自然消退，后遗凹陷小瘢痕。② 慢性苔藓样糠疹，其临床表现与急性型基本相同，但皮损炎症较轻，鳞屑较多。单个皮疹可在数周后消退，但在他处又可发生，病程可长达数年。③ 小斑块状副银屑病，皮损为紫色或黄色、卵圆形、长形(指印状)斑块，边界清楚，少许鳞屑。斑块直径为1～5 cm。主要分布在躯干和四肢近侧部，两侧对称。有时指状皮疹沿皮区呈栅栏状排列(指状皮炎)。本型病程很长，可持续数年至数十年，但不会恶变。④ 大斑块状副银屑病，皮损为比正常皮肤略硬的紫红色鳞屑性斑块(直径在10 cm以上)，边界不整齐，不清楚，常有萎缩。本型主要发生在臀部、四肢近部或妇女的乳房部。病程很长，可达数年至数十年。部分病例(10%)可发展为皮肤淋巴瘤，如蕈样肉芽肿(MF)。网状副银屑病是本病的一个异型，表面有光泽的鳞屑性红棕色扁平丘疹，泛发全身，呈网状分布，皮肤萎缩十分显著。大部分病例日后可发展为皮肤淋巴瘤。

皮肤组织病理学检查在各型有不同表现。在急性苔藓样糠疹，表皮广泛角化不全，灶性表皮变性或坏死；真皮单一核细胞浸润，并侵入表皮，小血管扩张、充血、出血。有时可见不典型淋巴细胞。慢性苔藓样糠疹的组织象与急性型基本相同，但无表皮坏死和不典型淋巴细胞。小斑块状和大斑块状副银屑病的早期皮损组织象无特异性，均为一般的慢性炎症。但在大斑块状副银屑病的后期，真皮和表皮内可见许多不典型的淋巴细胞(即蕈样肉芽肿细胞)。对可疑的病例，可送检T细胞受体基因的DNA重排。

6. 亚急型红斑狼疮

本病为介于系统性红斑狼疮与盘状红斑狼疮之间的一种类型，较少侵犯内脏，是一组以环形红斑或丘疹鳞屑性皮疹为特征的红斑狼疮，常伴有轻度至中度的全身症状，多见于中青年，男女比例约为1∶3。皮疹好发于暴露部位如双颊、鼻部、口唇、头皮、耳轮等处，若累及四肢及躯干，则演变成泛发型盘状红斑狼疮。① 丘疹鳞屑型：初起为小丘疹，逐渐扩大成斑块，附有少许鳞屑，可呈银屑病样或糠疹样。② 环形红斑型：初起为水肿性丘疹，渐向周围扩大，皮损中央消退，外周为轻度浸润的水肿性红斑，表面平滑或覆有少许鳞屑，但无明显毛囊口角栓，常呈环状、多形状或不规则形。愈后不留瘢痕，或可有暂时性色素沉着，或持久性毛细血管扩张和色素脱失。皮损主要分布于面、耳、上胸背、肩和手背等处。患者常有不同程度的全身症状如关节酸痛、低热、乏力、肌痛等。光敏感也较常见。一般肾及中枢神经较少受损。

组织病理学表现为表皮角化过度、毛囊口及汗孔角栓、颗粒层增厚、棘细胞层萎缩、表皮突变平、基底细胞液化变性、真皮乳头层水肿、毛细血管扩张及红细胞溢出，真皮血管及附属器周围以淋巴细胞为主的灶性浸润。

实验室检查：① 血常规检查，少数可发生外周血白细胞总数减少；② 尿常规检查，大多数未见异常改变；③ 红细胞沉降率加快；④ 免疫血清学检查，少数可有γ球蛋白升高，类风湿因子阳性及低滴度抗核抗体（ANA）阳性；⑤ 狼疮带试验，皮损区90%显阳性，非皮损区为阴性。

7. 落叶性天疱疮

皮损好发于头面、躯干，起初疱破渗出形成黄褐色，有腻性叶状结，腥臭、口腔黏膜损害轻，少见。实验室细胞学检查：局部消毒后将早期新鲜的大疱剪去疱顶，轻刮疱底组织，涂于玻片上，干燥后用吉姆萨或赤苏木精-伊红染色，可见典型的棘层松解的解体细胞。该细胞核大而圆，染色深，细胞质较少，又名天疱疮细胞或棘层松解细胞。

8. 红斑型天疱疮

红斑型天疱疮是落叶型天疱疮的良性型。皮损主要发生于头皮、面及胸背上部，下肢和黏膜很少累及。早期皮肤病变可表现为红斑鳞屑性皮损，在头、面或胸背部出现暗红色斑片，上覆污黄色油腻性鳞屑或结痂，去除痂皮后基底湿润、糜烂，以后可出现大疱而呈典型的天疱疮变化。

9. 丘疹性梅毒疹

此为二期梅毒疹的一型，皮损泛发全身，尤其是面、手臂屈侧及下肢多见。丘疹可以直接发生，亦可由斑疹发展而来。自豌豆大到指甲大，呈铜红色，边界清晰，表面平滑，或具有鳞屑，类似银屑病。消退时遗留暂时性色素沉着。丘疹数目不定，早期者散在，分布对称；晚期（复发）者可以簇集或呈卫星状排列。梅毒性丘疹多种多样，有银屑病样丘疹性梅毒疹、环状丘疹性梅毒疹、苔藓状丘疹性梅毒疹、鸡眼状丘疹性梅毒疹（好发于掌跖部）、蛇形丘疹性梅毒疹、花牵形梅毒疹、肥大性梅毒疹。其发生于体孔周围（如肛门）或皮肤皱褶者，呈增殖状，表面湿润，含有多数梅毒螺旋体，传染性很强，此型特称扁平湿疣。实验室检查：梅毒血清学反应呈阳性。

10. 多形红斑

多形红斑为急性炎症性皮肤病，春秋季好发，男性略多于女性，以10～30岁发病率最高，多见于青少年，常与感染、药物、接触物、内脏疾病等有关。前驱症状有头痛、发热、四肢倦怠、食欲不振、关节和肌肉酸痛、扁桃体炎及呼吸道感染等症状。皮疹多形，有红斑、丘疹、风团、水疱、大疱和紫癜等。临床分3型：① 红斑丘疹型，最常见，为轻症型，多与单纯疱疹病毒感染有关。皮疹以红斑、丘疹为主，亦见风团，分布于四肢末端伸侧面。充分发展的红斑可形成靶形损害。皮疹光照后加重，可出现同形反应，有轻度瘙痒，黏膜损害轻，常局限于口腔黏膜。② 局限水疱型，介于轻症和重症之间。皮疹以水疱为主，红斑中央有水疱或红斑为水疱围绕，皮疹数目不多，局限于四肢末端部位，有黏膜损害。③ 重症型，发病前有前驱症状，红斑数目多，主要分布于四肢，常扩散至躯干，有多数典型的靶形损害，有发热，黏膜损害严重，可累及2个部位的黏膜。全身浅表淋巴结增大。

四、以肥厚性斑块、苔藓样改变为主要损害

1. 神经性皮炎

神经性皮炎又称慢性单纯性苔藓，是以阵发性皮肤瘙痒和皮肤苔藓化为特征的慢性皮肤病。本病为常见皮肤病，多见于成年人，儿童一般不发病。发病原因：① 精神因素，目前认为是发生本病的主要诱因，情绪波动、精神过度紧张、焦虑不安、生活环境突然变化等均可使病情加重和反复。② 胃肠道功能障碍、内分泌系统功能异常、体内慢性病灶感染等，均可能成为致病因素。③ 局部刺激，如衣领过硬而引起的摩擦、化学物质刺激、昆虫叮咬、阳光照射、搔抓等，均可诱发本病。本病好发于颈部两侧、项部、肘窝、腘窝、骶尾部、腕部、踝部，也见于腰背部、眼睑、四肢及外阴等部位。皮损仅限于一处或几处为局限性神经性皮炎；若皮损分布广泛，甚至泛发于全身者，称泛发性神经性皮炎。本病初发时仅有瘙痒感，而无原发皮损，由于搔抓及摩擦，皮肤逐渐出现粟粒至绿豆大小的扁平丘疹，圆形或多角形，坚硬而有光泽，呈淡红色或正常皮色，散在分布。因有阵发性剧痒，患者经常搔抓，丘疹逐渐增多，日久则融合成片，肥厚、苔藓样变，表现为皮纹加深、皮嵴隆起，皮损变为暗褐色，干燥、有细碎脱屑。斑片样皮损边界清楚，边缘可有小的扁平丘疹，散在而孤立。皮损斑片的数目不定，可单发或泛发周身，大小不等，形状不一。自觉阵发性剧痒，夜晚尤甚，影响睡眠。搔抓后可有血痕及血痂，严重者可继发毛囊炎及淋巴结炎。本病为慢性疾病，症状时轻时重，治愈后容易复发。

2. 慢性光化性皮炎

慢性光化性皮炎又称光线性类网织细胞增生症，是一种慢性、持续性在曝光和非曝光部位出现慢性皮炎改变的光过敏性疾病。本病多见于长年累月在阳光下暴晒的中老男性，皮损好发于面、颈、前臂伸侧和手背等光暴露区域，但也可泛发于上臂、躯干至整个上、下肢等非暴露区域。有众多色素斑点，皮纹增粗，皮沟深，皮肤发硬，表面可以有鳞屑，可有色素紊乱，皮肤老化很明显。皮损于急性发作期呈小片状红色丘疹、丘疱疹或弥漫性红斑水肿，可伴有渗出，然后浸润增厚呈苔藓样斑块。实验室检查：① 血液检查，外周血中 IgE 水平可增高。② 光试验，用单一波长光照射无皮损非曝光区皮肤显示对 UVB 和 UVA 异常敏感，偶对可见光敏感。③ 光斑贴试验，部分患者对某些接触性光敏物呈阳性反应。

皮肤组织病理学表现：早期为非特异性皮炎改变，如角化不全、棘层轻度肥厚、表皮海绵形成、真皮血管周围淋巴细胞浸润，晚期呈皮肤 T 细胞淋巴瘤样或假性淋巴瘤样表现，真皮血管周围细胞浸润，可见淋巴细胞、组织细胞、嗜酸粒细胞和浆细胞等。

3. 项部菱形皮肤

本病属于物理性皮肤病，多见于中老年男性长期受过度的日光暴晒所致，呈慢性病程。自觉症状不明显，临床皮损表现为皮肤肥厚、柔软，皮沟深陷，皮蜡隆起，皮纹显著，

纵横交错,形成菱形或三角形,表面干燥、粗糙,色素沉着呈黄褐色或红褐色,额、颊、肩胛部、前胸、前臂伸侧或手足背等处也可以出现类似的改变。

皮肤组织病理学检查:病理组织变化类似海员或农民皮肤表现。表皮萎缩,基底细胞层色素颗粒明显增多。真皮内胶原纤维增生,呈嗜碱性变。如以 Orcein - giemsa 染色,变性胶原纤维可染成黑色。汗腺、皮脂腺和毛囊均萎缩。

4. 结节性弹力纤维病

结节性弹力纤维病又称日光性粉刺,为真皮退行性变,以 50 岁以上的男性患者为主,中年女性病例亦有报道。户外日晒较多者患病机会增多。本病可与其他退行性病变同时存在,如项部菱形皮肤、老年性角化病、老年疣等。主要表现为面、颈部,有时累及躯干和四肢。病变部皮肤呈黄色,弹性减低,多皱呈橘皮样外观,可并发多数簇集黑头粉刺,呈蓝黑色,散在分布,内为软球形黑色小体,难以去除。炎症反应不明显,并有小的皮内囊肿,表面皮肤正常。

病理切片检查可见表皮萎缩性改变,表皮与真皮上部之间有一狭窄的正常结缔组织带,此带下方胶原纤维呈碱性变。皮脂腺和毛囊轻度萎缩。血管周围有不同程度的炎症反应。弹性纤维染色见真皮弹性纤维数量增加,伴有肿胀、弯曲和颗粒状变性。

5. 光线性类网状组织细胞增生症

本病病因尚不明确,可能与光感关系密切,好发于成年男性。皮损主要发生于光暴露部位,初起表现为鲜红色斑片、肿胀,其上覆有粟米大小或稍大的丘疹,可融合成斑块,境界较清,有时可有湿疹化而界线不清。后期患部皮肤逐渐肥厚、苔藓化,尤其以颜面部为著。少数患者皮损扩散延及较大皮肤面积,呈红皮病样外观。病程缓慢,无明细自觉不适症状或略有瘙痒感,偶尔可转化为恶性淋巴瘤。

皮肤组织病理学检查:与蕈状肉芽肿的组织病理象类似,表皮内有单一形核细胞侵入,有时可呈 Pautrier 微脓疡。真皮和皮下组织有致敏的淋巴细胞及组织细胞浸润,并有不典型网状细胞。

6. 体癣

本病患者由于瘙痒而长期搔抓,可致皮肤增厚、苔藓化,酷似神经性皮炎或慢性湿疹,但在某一部位可见其边界较为清楚,有小丘疹或水疱,呈环状或多环状排列,夏季加剧,冬季消退或减轻,真菌直接镜检阳性。

7. 角化型手足癣

本病多由水疱鳞屑型发展而成,患者有多年病史,常已累及双手,皮损无明显的水疱或环形脱屑,掌面弥漫性发红增厚,皮纹加深,皮肤粗糙,干而有脱屑,冬季易皲裂,裂口深而有出血,疼痛难忍,影响活动,促使手掌角化增厚的因素除皮肤癣菌外,还与长期搔抓,洗烫,肥皂、洗涤剂、各种化学物品和溶剂刺激,以及不适当的治疗有关。皮肤直接真菌镜检为阳性。

8. 肥厚型扁平苔藓

肥厚型扁平苔藓又称疣状扁平苔藓，为扁平苔藓的亚急性或慢性变异型，皮损好发于踝周、胫前及小腿，也可见于其他部位。临床表现为坚实的棕红色或紫红色疣状斑块，边缘可见多角形小丘疹，可伴有或不伴有其他类型的扁平苔藓，常可持续数年之久，消退后遗留色素沉着和萎缩性瘢痕。皮肤组织病理学具有表皮增生和扁平苔藓的特征，包括局灶性基底细胞液化变性，真皮浅层见淋巴细胞、组织细胞带状浸润及胶样小体等，表皮突常不规则向下延伸，末端可变细似尖刀，表皮细胞特别是表皮下的角质形成细胞体积明显增大，细胞质呈强嗜酸性，真皮乳头增宽、纤维化。真皮浅层血管周围慢性炎性细胞浸润，但不会扩展至网状层。增宽的真皮乳头内含有扩张、扭曲的厚壁血管。

9. 汗孔角化症

本病是一种少见的遗传性角化性皮肤病，多见于男性，一般在幼年时发病，但也有到成年以后才发病，往往无自觉症状。皮损多发于四肢、手足，其次为面部、颈部、肩部、踝部、头皮、臀部。甲、口腔黏膜、阴部黏膜，甚至角膜也可累及。本病初起为一角化性小丘疹，缓慢向四周扩展，边缘渐渐隆起，形成一环形、地图形或不规则形的边界清楚的斑片，边缘呈堤状隆起，中央部分干燥平滑，轻度萎缩，略微凹陷，无毫毛，毛囊口处可见角质丘疹。皮损呈淡褐色或褐色，边缘颜色较暗。皮损大小不定，小的可以如绿豆大小，大的直径可在 4～6 cm，甚至更大。数目可多可少，从几个到数十个不等。本病病程发展缓慢，皮损可持续多年不变，也可逐渐扩大，很难痊愈。有部分老年人可在萎缩的皮肤上发生鳞状上皮细胞癌。皮肤组织病理学可见特征性改变：在角质层内有一楔形的鸡眼样板，它是一个由角化不全细胞所组成的细胞柱，在鸡眼样板下方的颗粒层减少或消失，棘细胞层内有细胞质嗜酸性染、核深染的角化不良细胞。

10. 盘状红斑狼疮

病初，活动性损害为红斑状圆形鳞屑性丘疹，直径为 5～10 mm，伴有毛囊栓塞。皮损好发于双颊的突起部位、鼻梁、头皮和外耳道，可持续存在或反复数年。皮损可波及躯干上部和四肢伸侧。光敏感多见，表现为光照射皮肤的片状损害。黏膜受累可十分突出，尤其是口腔溃疡。未经治疗的盘状红斑狼疮皮损渐渐向外扩展，皮损中央区出现萎缩。残留的瘢痕不会收缩。用力剥离鳞屑，可见到鳞屑上有刺状突起，栓在扩张毛囊口内，称为“地毯图钉”。头部有广泛的脱发，并有永久性瘢痕形成。

尽管本病通常局限于皮肤，但仍有近 10%的患者最终出现不同程度的全身表现，一般不严重，可能仅仅表现为抗核抗体阳性。白细胞计数减少及暂时的轻微全身表现，如关节痛。仅少数盘状红斑狼疮患者发生慢性滑囊炎。① 实验室检查：血清免疫学检查显示抗核抗体可呈阳性，类风湿因子可呈阳性，免疫球蛋白(IgG、IgA、IgM)可同时升高，抗 ENA 抗体可呈阳性。② 狼疮带试验(LBT)：有助于盘状红斑狼疮的诊断及鉴别。③ 皮肤组织病理学检查：上皮表面有过度角化，多为过度正角化，粒层明显，角化层可有剥脱，有时可见角质栓塞；棘层萎缩变薄，有时可见上皮钉突增生、伸长；基底细胞发生液化变性，上皮与固有层之间可形成裂隙和小水疱，基底膜不清晰；上皮下结缔组织内有淋巴细胞浸润，毛细血管扩张，管壁不整，血管内可见玻璃样血栓，血管周围有糖原染色(PAS)阳性类纤维蛋白沉积，管周有淋巴细胞浸润；胶原纤维发生类纤维蛋白变性，纤维水肿、断裂；基底膜可增厚。上述病理变化不一定同时存在。

11. 斑块型银屑病

斑块型银屑病比较少见，好发于躯干及四肢近端等处，头部、面部、手足部位偶可受累，不侵犯黏膜，可无或仅有轻度瘙痒。主要表现为界线清楚的斑块，硬币至手掌大小，数目不定，或相互融合，有轻度浸润，色淡红或紫褐，上面覆盖有细薄鳞屑，无点状出血现象。常冬季加重，夏季好转。病程缓慢，一般不会自行消退。病久后出现苔藓样肥厚或萎缩，类似皮肤异色症的外观。本病好发于中年，斑块型银屑病皮损有的可演变为蕈样肉芽肿。

12. 毛发红糠疹

毛发红糠疹又称毛发糠疹、尖锐红苔藓，是一种少见的慢性鳞屑性炎症性皮肤病，以黄红色鳞屑性斑片和角化性毛囊性丘疹为特征。本病病因尚不明确，可能与遗传因素、维生素缺乏、角化障碍、内分泌功能障碍、肝病、感染等有关。临床表现为头皮先出现较厚的灰白色糠样鳞屑，随后面部出现黄红色干性细薄鳞屑，类似于干性脂溢性皮炎，继而可泛发全身。皮疹的临床特征为小的毛囊角化性丘疹和散在性融合成糠秕状鳞屑性棕红色斑片或斑块，对称分布。77%～97%的患者有掌跖过度角化。皮疹严重时可泛发全身，发展成干燥鳞屑性红皮病。组织病理学检查：表皮弥漫性角化过度，有时呈网篮状。毛囊口角化过度，间有点状角化不全，特别见于毛囊角栓周围。部分病例在增厚的角质层的水平及垂直方向上都有交替存在的角化过度和角化不全，角质层呈现方格布样外观。颗粒层稍增厚，棘层不规则轻度肥厚，基底细胞轻度液化变性。真皮血管周围轻度炎细胞浸润。

13. 结节性类天疱疮

本病为大疱性类天疱疮的一种特殊类型，以角化过度的结节和斑块上发生水疱为特征，好发于四肢，有痒感。免疫病理学可见 IgG 沉积在基底膜带可以确定诊断。

14. 蕈样肉芽肿

蕈样肉芽肿需要鉴别斑块期。蕈样肉芽肿又称蕈样霉菌病，是起源于记忆性辅助T细胞的低度恶性的皮肤T细胞淋巴瘤，约占所有皮肤T细胞淋巴瘤的50%。斑块期又名浸润期，常由红斑期进展而来。此期浸润不断增加，往往呈暗红色厚垫状、环状或不规则状隆起斑块，表面紧张、光亮、高低不平，甚至呈疣状或表面反复渗出结痂呈砺壳状。浸润斑块可反复全身，也可局限于某些原发皮损部位。皮损颜色呈淡红、黄红色、砖红色、暗红色至紫红色不等。有的斑块可自行消退而不留痕迹，也可融合为大的斑块，边缘呈环状弓形或匍行性。值得注意的是，不同斑块甚至同一斑块的不同部位，浸润程度往往不一致。有时在红斑基础上出现不规则的浸润或散在小结节状的浸润，这些特殊表现对诊断有意义。皮肤组织病理学表现：表皮增生，棘层肥厚，表皮内单一核细胞浸润；真皮层斑块状致密的蕈样肉芽肿细胞浸润，可有 Pautrier 微脓肿形成。

第二节　特殊部位湿疹的鉴别诊断

一、头皮

1. 脂溢性皮炎

同本章第一节。

2. 头皮银屑病

临床表现为边界清楚、覆盖厚鳞屑的斑块，常常沿着发际分布，又因鳞屑与头皮的皮脂相互交杂，呈现灰白色。由于厚层鳞屑紧缩，头发可以呈束状犹如毛笔，但一般不引起脱发。

3. 头皮糠疹

头皮糠疹又称头部单纯糠疹、干性皮脂溢出，是皮脂腺分泌功能亢进所致的皮脂分泌过多，主要表现为头皮和头发多脂、油腻，鳞屑增多。确切病因及发病机制尚不完全明了，可能是多因素影响所致。雄性激素水平增高可能是皮脂分泌增多的主要原因，也与年龄、性别有关。临床表现为头部弥漫性、灰白色、油腻性、糠秕状鳞屑，常伴有瘙痒。头皮通常无明显炎症。本病呈慢性病程，逐渐加重，久之头发脱落、稀疏。部分患者头部皮屑可检测到卵圆形糠秕孢子菌。

二、面部

1. 化妆品皮炎

化妆品皮炎指人们在日常生活中使用化妆品引起的皮肤及其附属器的病变，是一组有不同临床表现、不同诊断和处理原则的临床症候群。患者发病前有明确的化妆品接触史，皮肤损害的原发部位是使用该化妆品的部位，同时应排除非化妆品因素引起的相似皮肤病。面部出现瘙痒、红肿、干燥等症状。

2. 糖皮质激素依赖性皮炎

糖皮质激素依赖性皮炎是因长期反复不当的外用激素引起的皮炎。表现为外用糖皮质激素后原发皮损消失，但停用后又出现炎性损害，需反复使用糖皮质激素以控制症状并逐渐加重的一种皮炎。近年来，本病发病呈逐年上升趋势，顽固难愈。临床表现：

① 表皮与真皮变薄，局部长期外用激素，可导致角质层颗粒形成减少而变薄，真皮的糖蛋白和蛋白聚糖的弹性变化使胶原纤维间黏附力减弱，胶原合成减少而变薄。② 色素减退、沉着，由于角质层的层数减少，迁移到角质形成细胞的黑素减少，引起色素减退。色素沉着可能与糖皮质激素激活黑素细胞再生色素有关。③ 血管显露，由于血管壁的胶原纤维间黏附力减弱可导致血管变宽，真皮胶原消失，导致表面血管显露。④ 酒渣样、痤疮样皮炎，在激素诱导的酒渣鼻样皮损中，毛囊蠕形螨的密度显著增高，蠕形螨封闭毛囊皮脂腺出口，引起炎症反应或变态反应，强效激素还可使皮脂腺增生，导致特有的酒渣鼻样皮疹。激素能使毛囊上皮退化变性，导致出口被堵塞，出现痤疮样皮疹或使原有痤疮加重。⑤ 毛囊炎，因激素的免疫抑制作用，可使局部毛囊发生感染和原发毛囊炎加重。⑥ 激素依赖和反跳现象，激素的抗炎特性可抑制丘疹发展、减轻瘙痒、收缩血管、使红斑消失，然而激素不能消除疾病的病因，停用后常可引起原有疾病加重，表现为炎性水肿、发红、烧灼感、不适感和急性脓疱疹等反跳现象。该现象常常发生在停用激素后 2～10 日，并持续几日或 3 周左右。因反跳现象导致患者继续外用激素，而造成激素依赖。

3. 酒渣鼻

酒渣鼻，又称玫瑰痤疮，是一种主要发生于面部中央的红斑和毛细血管扩张的慢性炎症性皮肤病。本病多见于 30～50 岁中青年人，女性多见。本病病因尚不十分清楚，可能是在皮脂溢出的基础上，由于体内外各种有害因子的作用，使患部血管舒缩神经功能失调，毛细血管长期扩张所致。毛囊虫及局部反复感染是本病发生的重要因素。嗜酒、吸烟、刺激性饮食、消化道功能紊乱、内分泌功能失调(尤其绝经期)、精神因素、病灶感染，以及长期作用于皮肤的冷热因素如高温工作、日晒、寒冷、风吹等均可诱发和加重本病。

本病好发于颜面中部，以鼻尖、鼻翼为主，其次为颊部、颏部、前额，常对称分布，多发于中年人，妇女较多，患者多并发皮脂溢，颜面犹如涂脂。皮损表现为红斑、毛细血管扩张和有炎症的毛囊丘疹及脓疱等。本病病程缓慢，可分为 3 期，但无明显界线：红斑期、丘疹期、肥大期。① 红斑与毛细血管扩张期：颜面中部，特别是鼻、两颊、眉间及颏部出现红斑，对称分布，红斑初为暂时性，在进食辛辣食物或热饮、环境温度升高、感情冲动时面部潮红充血，自觉灼热。反复发作后鼻翼、鼻尖和面颊处出现浅表树枝状毛细血管扩张，出现局部持久性发红，常伴有鼻部毛囊孔扩大和皮脂溢出。② 丘疹期：在红斑与毛细血管扩张基础上，反复出现痤疮样毛囊样丘疹、脓疱。损害较深、较大时形成疖肿、囊肿、深在的炎症性结节。鼻部、面颊部毛囊口扩大，可在数年内此起彼伏，时轻时重。中年女性患者皮疹常在经前加重。③ 肥大期：又称鼻赘期，仅见于少数患者，多发生在 40 岁以上男性。由于长期充血，反复感染，鼻部结缔组织增生，皮脂腺异常增大，鼻端肥大，呈暗红色或紫红色。鼻部有增大结节，表面凹凸不平，形成赘瘤状，称为鼻赘。除皮肤表现外，眼部往往受累。临床表现为眼睑炎，结膜炎，偶可引起角膜炎和巩膜炎，患者可出现眼部干燥、异物感、流泪、畏光、视物模糊等，眼部受累症状与酒渣鼻症状严重程度无平行关系。

除上述症状外尚有一些特殊类型酒渣鼻，如类固醇性酒渣鼻，是由于局部长期使用皮质类固醇激素，导致皮肤变薄，毛细血管扩张加重，表面镶嵌囊样、圆形、位置较深的丘疹或脓疱、硬结，皮肤呈黑红色，自觉不适和疼痛。肉芽肿性酒渣鼻是一种特殊性酒渣鼻，常发生在面部口周形成蝶状皮损，玻片压诊呈黄褐色或果酱色样小结节。

4. 蝶形红斑

蝶形红斑指系统性红斑狼疮患者两侧面颊对称性的面部红斑，通过鼻梁相连，颜色有淡红色或是鲜红色，如一只蝴蝶覆之，是系统性红斑狼疮中特异性较高的一种皮损。蝶形红斑是一种水肿性红斑，高于皮肤，边缘或清楚或模糊，起初为鲜红色或紫红色，后可变为暗红色，表面多光滑，严重者可伴有水疱、结痂，继之出现鳞屑、毛囊角质栓和毛细血管扩张。红斑消失后，一般不留有痕迹，可有棕色蝶形红斑色素沉着，较少出现皮肤萎缩现象。

具有蝶形红斑表现的常见病因与疾病：① 盘状红斑狼疮，是一种局部性红斑狼疮，其特征为一侧或双侧面部红斑，局部发红突起，中央萎缩。该皮疹可见于头皮、耳部、胸部及暴露于阳光下的任何皮肤处，其后可发生血管扩张、斑秃，色素减低或沉着，伴有结膜发红、甲皱处毛细血管扩张、口腔损伤等改变。② 多形性日光疹，蝶形红斑初期红肿、囊泡状、多发小丘疹，紫外线照射后数小时或数日后诱发，皮疹出现于面颊部、鼻翼处、手部、胳膊及其他部位，伴有瘙痒。③ 玫瑰疹，开始表现为局限于鼻下方包括下颌、面颊及前额，为凸起的非瘢痕的间歇性红肿，之后皮疹逐渐增多，皮疹严重程度各异，往往伴有毛细血管扩张，进展期皮疹为油性，伴有疱疹、丘疹、结节及面部毛细血管扩张。发生在男性为严重的斑瑰疹。该皮疹多见于老年人。④ 脂溢性皮炎，该病于面部及鼻梁处可见油腻的、瘢痕性的淡黄色斑疹及丘疹，大小各异，也可见于头顶、下颌、眉弓、前额、鼻唇沟及躯干，伴有瘙痒、红肿、结膜炎、严重的痤疮及皮肤呈油性。严重的脂溢性皮炎多见于获得性免疫缺陷综合征。⑤ 系统性红斑狼疮（SLE），40%的 SLE 患者有蝶形红斑，急性 SLE 者皮疹发生短暂，逐渐累及前额、下颌、耳周及其他暴露部位，往往伴有黏膜损害、掌指红肿、指甲及眼睑基底部毛细血管扩张、紫癜、瘀斑及血肿。SLE 还可能伴有关节疼痛僵硬、畸形及手指及掌指关节近端尺侧偏移，此外伴有面部及眼周水肿、呼吸困难、低热、乏力、恶心、呕吐、体重减轻、淋巴结肿大、光过敏及肝大。

三、乳房

乳房湿疹样癌发病年龄较大，50 岁前后多见。突然出现乳房湿疹样改变，甚至形成溃疡、乳头溃烂或消失。后期可出现乳房内肿块及乳头溢液或其他改变。局部皮肤脱落细胞检查或印片检查、刮取部分病变皮肤组织学检查均有助于诊断。切取活组织做检查最具有诊断价值。

四、阴囊

1. 股癣

详见本章第一节。

2. 维生素 B_2 缺乏症

维生素 B_2 缺乏症又名核黄素缺乏症，是一种较常见的营养缺乏病，在一些发展中国家，人群中患病率极高，系核黄素供给不足所致。本病以口角炎、舌炎、结膜炎及皮炎为特征。外生殖器症状：病变初起，阴囊皮肤干燥、发红，表面覆有鳞屑，不易去除，自觉瘙痒。数日后鳞屑开始脱落，基底发红光亮。由于搔抓、摩擦或处理不当，常致皮肤红肿、糜烂、溢液、结痂，呈湿疹样变化，并易继发感染。有时，皮损呈圆形扁平丘疹，紫红或暗红色，表面覆有粘连而干燥的厚痂，成群密集分布于阴囊的某处或一侧。病情严重时，可累及阴茎、包皮、阴阜、会阴及肛周等处。实验室检查显示尿液及血液内维生素 B_2 含量降低。

3. 乳房外 Paget's 病

乳房外 Paget's 病主要累及男性的阴囊部位，常发生于 50 岁以上，病程缓慢，病期半年至十多年。其损害好发于顶泌汗腺分布部位，如阴囊、阴茎、大小阴唇和阴道，少数见于肛周、会阴或腋窝等处。本病大多为单发，少数为多发，同时发生于两个部位者更少见，极少数患者可伴发乳房 Paget's 病。乳房外 Paget's 病可继发于腺癌的扩展，如从直肠到肛周区，从宫颈到女阴区，从膀胱到尿道、龟头或腹股沟区等。另外，长期在生殖器部位的乳房外 Paget's 病可侵犯宫颈或泌尿道，损害如同乳房 Paget's 病，呈界线清楚的红色斑片，大小不一，边缘狭窄，稍隆起，呈淡褐色，中央潮红、糜烂或渗出，上覆鳞屑或结痂，有时呈疣状、结节状和乳头瘤状，自觉有不同程度的瘙痒，少数有疼痛。

4. Bowen 病样丘疹病

详见本章第一节。

5. 珍珠状阴茎丘疹

本病病因尚未完全明了。患者包皮过长、局部卫生状况差、冠状沟分泌物及污垢的长期刺激或其他因素，如感染引起局部红肿等炎性反应可能是造成本病的直接原因。本病多见于 20～40 岁的男性。病变主要发生在龟头的边缘与冠状沟交界处和(或)系带处。临床表现为 1～3 mm 大小的丘疹，位于系带两侧损害较大。丘疹顶端圆而光滑，有个别丘疹呈毛状或丝状；丘疹互不融合，多密集排列呈一行或多行，在龟头背侧明显，可部分或完全环绕龟头；颜色多为珍珠状白色，少数为淡红色、肤色，部分可出现轻度红肿；无疼痛、无破溃，且患者无明显自觉症状。

6. Queyrat 增殖性红斑

Queyrat 增殖性红斑又称红斑增殖病或增殖性红斑，是发生于黏膜上的鳞屑性红斑。本病发病多见于50岁以上男性，多发于龟头，也可发生于女阴和肛门。本病可自然发生，但常发生于割包皮后愈合不良而少量渗液的患者，因渗液产生慢性刺激而引起本病。一般为单个略高于皮面的鲜红或淡红色斑片，边界鲜明，呈圆形、卵圆形或不规则形，上覆以稍发亮具有韧性、薄的不易剥离的灰白色鳞屑，表面光滑细软，深处稍有浸润。通常无自觉症状，有时可有瘙痒和烧灼感。本病发展缓慢，病程自数月至25年不等，平均约为2年。若持续时间长、呈疣状增生或形成溃疡，则提示可能转成侵袭性鳞癌。皮肤组织病理学特征为乳头间表皮棘细胞肥厚，形成细长的表皮突，像手指样向下生长直到真皮，但基底膜完整，真皮内有血管扩张，淋巴细胞和浆细胞呈带状浸润，在增生的上皮中可见有许多异形上皮细胞，核深染，或为多核。瘤巨细胞和角化不良细胞较少见。

五、女阴

1. 扁平湿疣

此为二期梅毒疹的一型，呈灰白色扁平斑块，周围暗红色晕，表面湿润，自觉轻度瘙痒。表面渗液中可查见大量梅毒螺旋体，梅毒血清学试验阳性。

2. Bowen病样丘疹病

详见本章第一节。

3. 女阴假性湿疣

女阴假性湿疣是指发生于女性阴道黏膜的一种良性乳头瘤，又名绒毛状小阴唇，皮疹外观酷似早期的尖锐湿疣。本病多见于青年女性小阴唇内侧，对称分布，偶可累及阴道前庭。典型损害为直径1～3 mm的淡红色或珍珠色小丘疹，密集排列而互不融合，呈绒毛状或鱼子样外观，表面光滑，有时可见个别较大皮疹，呈息肉状。皮肤组织病理学检查显示，上皮肥厚，甚至乳头瘤样或假上皮瘤样增生，无角化不全或很轻微，棘层上、中部细胞明显空泡化，但大小规则，核正常或缩小。上皮下血管扩张，充血，有不同程度的慢性炎性细胞浸润。醋酸白试验阴性。

4. Bowen病

本病病因未明，大多为原发性，可能有关的因素：① 皮损处含砷量较高，可能与接触砷剂有关；② 可在HPV-5引起的疣状表皮发育不良的基础上发生，故可能与HPV病毒有关，但需进一步验证；③ 部分损害发生于外伤或虫咬处，外界刺激（如长期接触煤焦油制剂）可能是致病因素；④ 许多病损发生于原有色痣或细胞痣的基础上；⑤ 皮损也可发于日光暴晒的部位；⑥ 遗传因素。初发时为一个或多个淡红色或暗红色丘疹或小斑片，逐渐扩大，可融合成较大斑块，直径约10 cm或更大，呈圆形、多环形、匐行形或不整形。损害表面有少许增厚的角质层、鳞屑或结痂不易剥离。强行除去痂皮后显出红色颗粒状创面，稍湿润，不易出血。损害境界清楚，表面扁平或不规则隆起，或呈结节状，损害较硬。出现溃疡常为侵袭性生长的标志，溃疡愈合后可有萎缩性瘢痕和色素沉着黏膜部损害，可为点状、线状或不整形的白色、红色或棕色斑片，表面粗糙不平，可呈息肉样增厚，若有糜烂或破溃，应警惕恶变。组织病理学检查可见表皮角化过度伴角化不全，肿瘤几乎累及表皮全层，各层细胞排列紊乱，大量不典型细胞，常见瘤巨细胞，个别角化不良细胞，有时可见角珠形成，表皮基底膜带完整，表皮突增宽延长。真皮上部有炎症细胞浸润。

5. 外阴白色病变

外阴白色病变包括外阴白色病损、外阴白斑或外阴营养不良，既往认为是血管营养失调，但是随着对该病的进一步认识，并未发现上述改变，而是外阴皮肤和黏膜组织发生色素改变和变性的病变。由于硬化性苔藓及鳞状上皮细胞增生患者的外阴皮肤黏膜多呈白色，故称外阴白色病变，属于外阴上皮内非瘤样变。硬化性苔藓及鳞状上皮细胞增生在不同年代由于对其临床、病理认识不同而几易其名，最早曾称为外阴白斑、白斑性外阴炎、外阴干枯症、增生性或萎缩性外阴炎、神经性皮炎、硬化萎缩性苔藓等，需与外阴慢性湿疹所致的色素减退鉴别。

第三节　具有湿疹皮炎样症状的其他疾病

一、维生素 B_2 缺乏症

详见本章第二节，本病的外生殖器皮肤表现须与阴囊湿疹鉴别。

二、烟酸缺乏症

烟酸缺乏症又称糙皮病，是因烟酸类维生素缺乏所致。烟酸也称维生素 B_3 或维生素 PP，是人体细胞内重要的辅酶成分，参与体内很多代谢过程，当缺乏时，可导致严重的代谢紊乱，引起全身症状，即所谓“三炎”：皮炎、胃肠炎、神经炎，英文称为“3D”，即 dermatitis（皮炎）、diarrhea（腹泻，即胃肠炎）、dementia（痴呆，即精神神经障碍）。

皮肤症状：主要表现为光敏性皮损，好发于暴露部位，如手背、足背、前臂、颜面部、颈部及上胸部，有时也可以发生在肘部、膝盖及骨隆突处，主要是由于组织内紫质及与其相类似的感光性物质增加，导致皮肤对日光的敏感性增高而发病。皮损呈对称性鲜红色或紫红色斑片，肿胀发亮，边缘清晰，酷似植物光感性皮炎，而面部皮损可呈蝶形分布，似红斑狼疮，有瘙痒及灼热感。经 1～2 周后，皮损渐转变为暗红色、棕褐色，以至色素增加，患部皮肤肥厚、角化、粗糙，皮纹加深，故本病又称糙皮病。再后，随着病程的进展，皮肤失去弹性，出现萎缩。严重时可有大疱、出血、溃疡，易继发感染。部分患者可在颈部出现境界清楚的条索状皮损，即所谓Casal项圈征。

另外，尚可有面部脂溢性皮炎样改变，在头皮、额头、鼻翼、颈部等部位皮肤毛囊口出现轻微的黄色鳞屑性皮损，似脂溢性皮炎。

黏膜症状：表现为舌炎、口腔炎、口角炎，肛门及女阴黏膜也可受累。

胃肠道症状：常有腹泻或便秘、恶心、呕吐、胃痛、腹胀、纳差等。

精神神经症状：常有神经衰弱表现，如头晕、失眠、心悸、烦躁、焦虑、抑郁、健忘、感觉异常等。少数患者有狂躁、兴奋、猜疑、幻想等。严重患者可有周围神经炎、震颤、僵直、腱反射消失、运动失调及瘫痪。

上述各种症状可同时或者先后出现，有时也可只有皮肤症状而无其他症状。本病病程呈缓慢性，有复发倾向，多见于春夏两季。偶有急性发作，主要症状为发热、腹泻、虚弱，可致突然死亡。

实验室检查：血液及尿液中烟酸含量降低，胃酸缺乏，贫血，蛋白或颗粒管型尿，卟啉尿。

胃肠道钡餐检查：小肠黏膜形态及功能异常。

三、高IgE综合征

高IgE综合征(hyper-immunoglobulin E syndrome，HIES)是罕见的以免疫和结缔组织紊乱为特点的原发性免疫缺陷病(primary immunodeficiency diseases，PID)。HIES常伴严重细菌或病毒感染，包括反复发作的脓肿和肺炎、骨骼发育异常等免疫系统外表现，并有早期伴发恶性肿瘤的可能，HIES和特应性皮炎(atopic dermatitis，AD)均以顽固性湿疹样皮损为主要临床表现，常伴嗜酸粒细胞及血清IgE水平升高，同时患者发病年龄早，多为幼年。由于AD和HIES的主要临床表现、实验室检查结果等有很多相似点，HIES在临床上容易被漏诊或误诊为AD。

患者出生后不久开始出现慢性湿疹样皮损，主要分布在头皮、面部、耳后、躯干、四肢末端，严重程度与季节无关。HIES患者发病机制尚不清楚。研究发现常染色体显性遗传HIES(AD-HIES)和常染色体隐性遗传HIES(AR-HIES)均有顽固湿疹样皮炎表现，患者对细菌和病毒易感性较高，常伴金黄色葡萄球菌感染所致的皮肤黏膜脓肿或软组织感染、肺炎、嗜酸粒细胞和血清IgE水平明显升高。而AD-HIES一般无过敏表现，可有特征性面容、关节伸展过度、乳牙脱落延迟、血小板增高、血管畸形等免疫系统外表现。有研究报道指出，信号转导和转录活化因子3(STAT3)缺陷所致的AD-HIES患者常伴有骨骼发育异常，如病理性骨折、骨密度下降，这可能是由于HIES患者TNF-α水平增高而免疫细胞分泌的IL-10活性降低，导致破骨细胞生成增加，加重骨质疏松。但AR-HIES仅累及免疫系统，可表现为严重的过敏性疾病，如哮喘、荨麻疹、食物和环境变应原过敏，常伴有严重的病毒感染和中枢神经系统病变。80%的AD-HIES患者出生不久即可出现慢性湿疹，而新生儿湿疹在*DOCK8*基因突变相关的AR-HIES患者并不常见(约24%)。据文献报道，约12%的AR-HIES患者并发皮肤恶性肿瘤。

组织病理学改变：皮肤角化过度伴角化不全，棘细胞及细胞间水肿形成海绵水肿性皮炎，真皮全层及毛囊附属器周围有大量嗜酸粒细胞浸润，一般不累及血管。皮损除表现类似于特应性皮炎特征外，皮肤、黏膜、甲床微生物直接镜检及培养还可发现不同程度的真菌或细菌感染。

实验室检查及诊断标准：HIES患者血清IgE和外周血嗜酸粒细胞(EOS)显著增高，IgE水平和EOS数量变化与感染、皮损表现无相应的联系。2010年由Woellner等基于2007年美国国立卫生研究院建立的HIES诊断评分系统建立了新的AD-HIES诊断依据：得分>30，IgE≥1 000 IU/mL并反复发生肺炎及软组织感染、新生儿湿疹、病理性骨折、骨质疏松、特殊面容等临床表现，加上Th17细胞数量较少或缺如，或有明确的HIES家族史可初步诊断为HIES。如上述表现加上*STAT3*基因显性负性杂合突变可明确诊断为HIES。另外，除了通过不同临床特点和基因监测鉴别AD-HIES及AR-HIES，两者的免疫学相关检测也有不同特点，其中*STAT3*基因突变的AD-HIES常伴有Th17细胞减少或缺失，$CD4^+$、$CD8^+$ T淋巴细胞减少主要见于AR-HIES。

四、湿疹样癌

湿疹样癌发生于乳房时需与乳房湿疹鉴别。

第七章　湿疹相关实验室检查

湿疹相关实验室检查主要用于鉴别诊断和筛查可能病因。

一、血常规

血常规检查可有嗜酸粒细胞增多，还可有血清嗜酸性阳离子蛋白增高，部分患者有血清 IgE 增高。

二、变应原检查

变应原检查有助于寻找可能的致敏原。斑贴试验有助于诊断接触性皮炎。真菌检查可鉴别浅部真菌病。疥虫检查可协助排除疥疮。血清免疫球蛋白检查可帮助鉴别具有湿疹皮炎皮损的先天性疾病。皮损细菌培养可帮助诊断继发细菌感染等。

三、皮肤组织病理检查

详见第五章第二节。

参 考 文 献

[1] Mao W A, Mao J Y, Zhang J, et al. Atopic eczema: a disease modulated by gene and environment. Front Biosci (Landmark Ed), 2014, 19: 707 - 717.

[2] Fuller J, Wright A. Adult atopic eczema. BMJ, 2011, 342: d644.

[3] Gu S, Yang A W, Xue C C, et al. Chinese herbal medicine for atopic eczema. Cochrane Database Syst Rev, 2013,10(9): CD008642.

[4] Baron S E, Cohen S N, Archer C B. Guidance on the diagnosis and clinical management of atopic eczema. Clin Exp Dermatol, 2012, 37 Suppl 1: 7 - 12.

[5] 沙艳. 使用红光联合中药药液冷湿敷治疗传染性湿疹样皮炎的效果观察. 当代医药论丛,2016,14(5): 155.

[6] 朱学骏,涂平. 皮肤病的组织病理诊断. 北京: 北京医科大学出版社,2001: 56 - 58.

[7] 陈明，顾军. 皮肤病症状鉴别诊断学. 上海: 第二军医大学出版社,2011: 93 - 100.

[8] 张建中. 中外皮肤病诊疗指南-专家解读. 北京: 中华医学电子音像出版社,2014: 1 - 8.

[9] 单士军. 皮肤性病学临床病理图谱. 北京: 人民军医出版社,2010: 38 - 65.

[10] 赵辨.中国临床皮肤病学. 南京：江苏科学技术出版社，2010：725－727.
[11] 周小勇，李慧珠. 大疱性类天疱疮89例临床分析. 中华皮肤科杂志，2001，34(6)：425－427.
[12] 刘辉，罗平，储利亚.大疱性类天疱疮误诊为泛发性湿疹. 临床误诊误治，2006，19(8)：64.
[13] 刘瓦利. 湿疹的诊断及鉴别诊断. 中国临床医生，2011，39(2)：18－19.
[14] 廖文俊，樊平申，孙林潮，等. 肥厚性扁平苔藓. 临床皮肤科杂志，2008，37(2)：101－102.
[15] 郭晓莉. 婴儿疥疮误诊为湿疹45例分析. 中国皮肤性病学杂志，2008，22(6)：380.
[16] 甄英，朱才勇，范启申. 创伤性湿疹11例误诊分析. 实用手外科杂志，2016，30(1)：101－102.
[17] 谭红，邓松华，杨昌谋. 肛周湿疹的治疗近况及进展. 世界中西医结合杂志，2009，4(8)：604－606.
[18] 陈柳青，黄萌，陈金波，等. 结节性类天疱疮七例临床病理分析. 中华皮肤科杂志，2016，49(7)：511－513.
[19] 高锐，许姗姗. 中西医结合治疗外阴白色病变30例疗效观察. 中国妇幼保健，2008，23：1154－1155.
[20] 薛如君，陈霄霄，杨娟，等. 高IgE综合征临床表现及与特应性皮炎的鉴别诊断. 实用皮肤病学杂志，2016，9(6)：384－386.

治疗篇

第八章　湿疹的诊疗方案

第一节　湿疹西医诊疗指南

湿疹是由多种内外因素引起的一种变态反应性皮肤病，具有明显的渗出倾向。皮疹呈多形性，分布大多对称，伴明显瘙痒。在我国，湿疹的患病率约为7.5%，是皮肤科的常见病及多发病。本病诊断不难，但因其病因复杂、病程缓慢、反复发作，很大程度上影响了患者的情绪和生活质量。2011年中华医学会皮肤性病学分会免疫学组发表的《湿疹诊疗指南》(以下简称《指南》)规范了湿疹诊疗的标准与规范。《指南》的诊疗以控制症状、减少复发、提高患者生活质量为主要目的。治疗从整体考虑，兼顾近期疗效和远期疗效，特别注意治疗中的医疗安全。

一、基础治疗

1. 患者教育

患者教育需要说明疾病的性质、可能转归、疾病对机体健康的影响、有无传染性、各种治疗方法的临床疗效及可能的不良反应等，指导患者寻找和避免环境中常见的变应原及刺激原，避免搔抓及过度清洗，对环境、饮食、使用防护用品、皮肤清洁方法等也应提出相应建议。

2. 避免诱发或加重因素

通过详细采集病史、细致体检、合理使用诊断试验，仔细查找各种可疑病因及诱发或加重因素，以达到去除病因、治疗的目的，如干燥性湿疹应治疗使皮肤干燥的因素、感染性湿疹应治疗原发感染等。

3. 保护皮肤屏障功能

湿疹患者皮肤屏障功能被破坏，易继发刺激性皮炎、感染及过敏而加重皮损，因此保护屏障功能非常重要。本病应选用对患者皮肤无刺激的治疗，预防并适时处理继发感染，对皮肤干燥的亚急性及慢性湿疹加用保湿剂。

二、局部治疗

局部治疗是湿疹治疗的主要手段。应根据皮损分期选择合适的药物剂型。

1. 根据分期选择

急性期无水疱、糜烂、渗出时，建议使用炉甘石洗剂、糖皮质激素乳膏或凝胶；亚急性期皮损建议外用氧化锌糊剂、糖皮质激素乳膏；慢性期皮损建议使用糖皮质激素软膏、硬膏、乳剂或酊剂。

2. 根据皮损情况选择

大量渗出时应选择冷湿敷，如3%硼酸溶液、0.1%盐酸小檗碱溶液、0.1%依沙吖啶溶液等；有糜烂但渗出不多时可用氧化锌油剂；中度湿疹建议选择中效激素，如曲安奈德、糠酸莫米松等。

3. 其他

儿童患者、面部及皮肤皱褶部位皮损一般选择弱效或中效糖皮质激素即有效。强效糖皮质激素连续应用一般不超过2周，以减少急性耐受及不良反应。

钙调神经磷酸酶抑制剂如他克莫司软膏、吡美莫司乳膏对湿疹有治疗作用，且无糖皮质激素的不良反应，尤其适合头面部及间擦部位湿疹的治疗。

细菌定植和感染往往可诱发或加重湿疹，因此抗菌药物也是外用治疗的重要方面，可选用各种抗菌药物的外用制剂，也可选用糖皮质激素和抗菌药物的复方制剂。其他外用药如焦油类、止痒剂、非甾体消炎药外用制剂等，可以根据情况选择应用。

三、系统治疗

1. 抗组胺药

根据患者情况选择适当抗组胺药止痒抗炎。

2. 抗生素

对于伴有广泛感染者建议系统应用抗生素7～10日。

3. 维生素C、葡萄糖酸钙等

维生素C、葡萄糖酸钙等有一定抗过敏作用，可以用于急性发作或瘙痒明显者。

4. 糖皮质激素

糖皮质激素一般不主张常规使用。但可用于病因明确、短期可以祛除病因的患者，如接触因素、药物因素引起者或自身敏感性皮炎等；对于严重水肿、泛发性皮疹、红皮病等为迅速控制症状也可短期应用，但必须慎重，以免发生全身不良反应及病情反跳。

5. 免疫抑制剂

免疫抑制剂应当慎用，要严格掌握适应证。该抑制剂仅限于其他疗法无效、有糖皮质激素应用禁忌证的重症患者，或短期系统应用糖皮质激素病情得到明显缓解后，需减用或停用糖皮质激素时。

四、物理治疗

紫外线疗法包括 UVA(340～400 nm)照射、UVA/UVB 照射及窄谱 UVB(310～315 nm)照射，对慢性顽固性湿疹具有较好的疗效。

五、中医中药疗法

中药可以内治也可以外治，应根据病情辨证施治。中药提取物如复方甘草酸苷、雷公藤多苷等对某些患者有效。治疗中应注意中药也可导致严重不良反应，如过敏反应、肝肾损害等。

六、复诊及随防

本病易复发，建议患者定期复诊。急性湿疹患者最好在治疗后 1 周、亚急性患者在治疗后 1～2 周、慢性患者在治疗后 2～4 周复诊 1 次。复诊时评价疗效、病情变化、是否需进一步检查及依从性等。对于反复发作、持续不愈的病例，要注意分析其原因，常见的原因如下。

1. 刺激性因素

由于皮肤屏障功能被破坏，新的或弱刺激原甚至正常情况下无刺激性的物质也可成为刺激原。注意治疗用药也可产生刺激作用。

2. 忽略接触变应原

忽略了家庭、职业及业余爱好中的某些接触变应原。

3. 交叉过敏

注意仔细检查变应原的交叉变应原。

4. 继发过敏

注意避免对药物(尤其是肾上腺糖皮质激素)及化学物质(如手套中的橡胶乳)产生继发过敏。

5. 继发感染

皮肤屏障功能破坏及肾上腺糖皮质激素等的应用，易引起继发细菌或真菌感染。

6. 不利因素

日光、炎热的环境、持续出汗、寒冷干燥均可使湿疹患者的病情加重。

7. 全身因素

全身因素如糖尿病患者易并发瘙痒、继发皮肤感染等。

第二节　湿疹中医治疗方案

湿疹是由多种内外因素引起的过敏性炎症性疾病。其特点是多形性皮损，倾向湿润，对称分布，易于复发和慢性化，自觉剧烈瘙痒。湿疹在皮肤科常见、多发，治疗较为棘手，中医治疗优势明显。湿疹的发病中医学认为以风湿热为主，脾虚、血虚次之。其病位在肌肤，但与脾、肝、肾、心有关。国家中医药管理局制定的《湿疮(湿疹)诊疗方案》(2017 年)是根据湿疹的文献研究和临床流行病学调查结果制定的治疗及疗效评价方案。

一、治疗方法

(一) 辨证论治

1. 风热蕴肤证

治法：疏风清热，化湿止痒。

推荐方药：消风散加减。荆芥、防风、苦参、蝉蜕、胡麻仁、牛蒡子、地黄、牡丹皮、赤芍、丹参、甘草等。也可使用具有同类功效的中成药(包括中药注射剂)。

2. 湿热浸淫证

治法：清热利湿，祛风止痒。

推荐方药：龙胆泻肝汤加减。龙胆草、栀子、黄芩、生地黄、泽泻、当归、车前子、甘草等。也可使用具有同类功效的中成药(包括中药注射剂)。

3. 脾虚湿蕴证

治法：健脾利湿，祛风止痒。

推荐方药：除湿胃苓汤加减。苍术、厚朴、陈皮、猪苓、泽泻、赤茯苓、白术、滑石、防风、栀子、甘草等。也可使用具有同类功效的中成药(包括中药注射剂)。

4. 血虚风燥证

治法：养血润燥，祛风止痒。

推荐方药：四物消风饮加减。生地黄、当归、赤芍、荆芥、薄荷、蝉蜕、柴胡、川芎、黄芩、甘草等。也有使用具有同类功效的中成药(包括中药注射剂)。

(二) 中医外治法

1. 中药湿敷

用于潮红、脓疱、糜烂、渗出为主的皮损，可选用具有清热解毒、收敛止痒作用的溶液剂。

方法：取3～5片厚棉纱，浸泡于药液中3～5分钟，然后取出敷于患处15～20分钟，每日1～2次。

2. 中药外搽

用于小丘疹、鳞屑、结痂为主的皮损，可选用具有清热收敛止痒作用的洗剂或油剂。

方法：用棉签蘸药液涂于患处，每日3～5次。

3. 中药外涂

用于肥厚、苔藓样变为主的皮损，可选用具有润肤止痒、剥脱角质作用的软膏、酊剂或醋剂。

方法：用棉签蘸药物涂抹于患处，每天日2～3次。

（三）其他中医特色疗法

1. 火针疗法

取患处皮损常规消毒，将中粗火针在酒精灯上烧红，迅速刺入皮损内2～3 mm，然后立即拔出，治疗后碘伏常规消毒，刺入点间隔约3 mm，点刺后24小时内不沾水。2～3日可重复1次。

适应证：皮损以肥厚、苔藓样变为主，自觉瘙痒剧烈者。

禁忌证：① 晕针者；② 孕妇及哺乳期妇女；③ 年老体弱者；④ 严重心脏病、高血压、糖尿病、恶性肿瘤患者；⑤ 肺结核活动期、骨结核患者；⑥ 皮肤局部有感染或有溃疡患者；⑦ 意识不清者。

2. 拔罐疗法

协助患者取合适的体位，一般用一只手持罐，另一只手拿止血钳夹住95%酒精棉球，在罐中煅烧1～2秒(切勿将罐口烧热，以免烫伤皮肤)，迅速退火，立即将罐扣在所选部位，将罐子在皮肤上停留5～10分钟，每日1次。

适应证：皮损以红斑、丘疹为主者。

禁忌证：① 月经期及孕妇的腰腹部；② 心尖搏动处、乳房、大血管处、骨突不平处及毛发较多处。

3. 放血疗法

取皮损常规消毒，用三棱针缓慢刺入已消毒的较细的浅静脉，使少量出血，然后用消毒干棉球按压止血。本疗法可配合拔罐疗法，放出适量血液，每日1次。

适应证：皮损以潮红、丘疹为主，自觉灼热者。

禁忌证：① 妇女月经期和妊娠期；② 有自发性出血倾向者；③ 明显贫血者；④ 患严重系统性疾病或体质虚弱不能耐受者；⑤ 过饥，过饱，有晕血、晕针倾向者；⑥ 施术部位有严重创伤、开放性伤口、溃疡或感染者。

4. 封包疗法

取患处皮损常规消毒，将封包药物均匀涂抹于皮损，厚度约 1 mm，外用保鲜膜包裹 1～3 小时，每日 1 次。

适应证：皮损肥厚者。

禁忌证：皮肤溃疡或感染者。

（四）西药治疗

出现严重水肿、皮损泛发、呈红皮样改变，或瘙痒剧烈经治疗后仍难以缓解者，可参考《湿疹诊疗指南》（中华医学会皮肤性病学分会免疫学组编著，中华皮肤科杂志，2011 年），应用抗炎、抗过敏等治疗。

（五）护理调摄要点

1. 饮食调理

忌食辛辣腥发动风之物，宜清淡饮食。

2. 皮肤护理

忌热水烫洗、外用碱性洗涤用品，保持皮肤湿润，勿过度搔抓。

3. 情志调理

消除患者的急躁、悲观、抑郁和焦虑心理，避免精神紧张，增强治疗的信心。

二、疗效评价

（一）评价标准

中医证候疗效评价标准：参照《中药新药临床研究指导原则》（中国医药科技出版社，2002 年），制订如下标准。

痊愈：皮损完全消退，症状消失，积分值减少≥95％。

显效：皮损大部分消退，症状明显减轻，70％≤积分值减少＜95％。

有效：皮损部分消退，症状有所改善，30％≤积分值减少＜70％。

无效：皮损消退不明显，症状未减轻或反而加重，积分值减少＜30％。

计算公式（尼莫地平法）：［（治疗前积分－治疗后积分）/治疗前积分］×100％。

（二）评价方法

根据 EASI 评分（湿疹面积及严重程度指数评分）和 VAS 评分（瘙痒程度直观模拟尺评分）对患者不同部位皮损症状严重程度、所占面积的大小、瘙痒程度进行综合评分。EASI 评分和 VAS 评分的总和即为患者的综合评分，以此进行疗效评价。

第三节　上海中医药大学附属第七人民医院的湿疹中西医结合诊疗方案

湿疹(湿疮)是由多种原因引起的一种常见皮肤病,其发病率高,易反复发作,严重影响患者的正常工作、生活。目前西医治疗本病多采用抗组胺药和皮质类固醇激素,虽可控制症状,但长期反复应用可引起不良反应,且愈后易于复发。中医学治疗本病历史悠久,方法甚多,经验丰富,疗效肯定,不良反应少,因此采用中西医结合诊疗本病前景广阔。

(一) 湿疹(湿疮)中西医结合临床诊疗流程

证候诊断参照"国家中医药管理局'十一五'重点专科协作组湿疮(湿疹)诊疗方案",分为湿热浸淫证、脾虚湿蕴证、血虚风燥证。湿疹(湿疮)中西医结合临床诊疗流程图见图1。

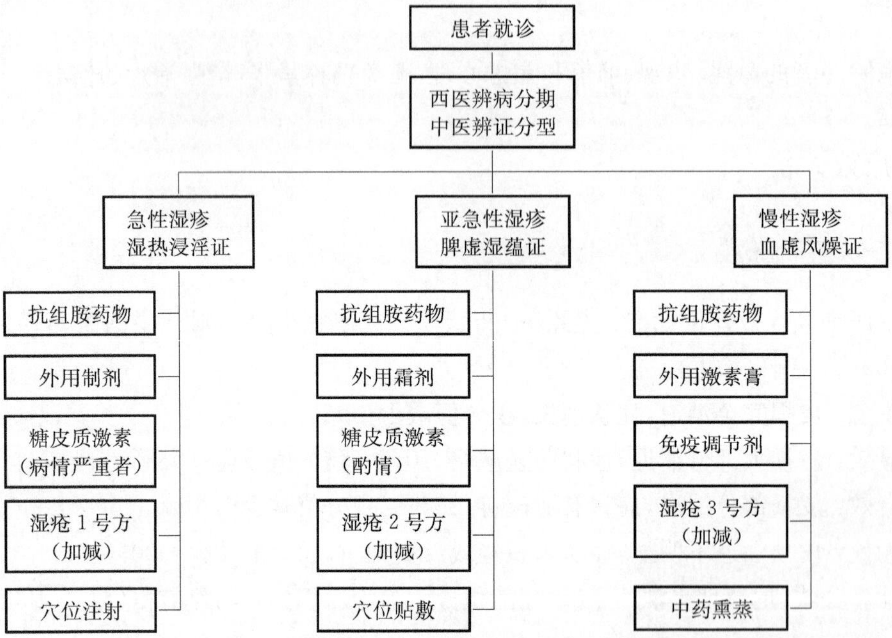

图1　湿疹(湿疮)中西医结合临床诊疗流程图

(二) 治疗方法

1. 西医治疗原则

根据病因、皮损形态、病情分期,选择相应的药物与剂型。

外用药物：炉甘石洗剂、糠酸莫米松乳膏、莫匹罗星软膏。

抗组胺药物：西替利嗪片、氯雷他定片、咪唑斯汀片。

急性者皮损广泛、瘙痒显著，酌情肌内注射或静脉滴注糖皮质激素。

2. 中医辨证论治

(1) 湿热浸淫证　　常见于急性湿疹。

【证候】发病急，皮损潮红灼热，瘙痒无休，渗液流汁。伴身热、心烦口渴，大便干，尿短赤。舌红，苔薄白或黄，脉滑或数。

【治法】清热解毒，利湿止痒。

【主方】湿疮 1 号方。

【方药】龙胆草、连翘、栀子、黄芩、柴胡、生地黄、泽泻、牡丹皮、生甘草

【穴位注射】维生素 B_{12} 0.5 g，双侧曲池穴对称注射，每周 1 次。

(2) 脾虚湿蕴证　　多见于亚急性湿疹。

【证候】发病较缓，皮损潮红，瘙痒，抓后糜烂渗出，可见鳞屑。伴有纳少，神疲，腹胀便溏。舌淡胖，苔白或腻，脉弦缓。

【治法】健脾利湿止痒。

【主方】湿疮 2 号方。

【方药】苍术、陈皮、厚朴、白术、茯苓、薏苡仁、白鲜皮、地肤子、甘草。

【穴位贴敷】适用于亚急性期和慢性期皮损。用中药敷贴于双侧内关穴和神阙穴，每晚 1 次。

(3) 血虚风燥证　　多见于慢性湿疹。

【证候】病久，皮损色暗或色素沉着，剧痒，或皮损粗糙肥厚。伴口干不欲饮，纳差腹胀。舌淡，苔白，脉细弦。

【治法】养血润燥，息风止痒。

【主方】湿疮 3 号方。

【方药】当归、生地黄、荆芥、防风、白芍、刺蒺藜、地龙、瓦楞子、炙甘草。

【中药熏蒸】采用上海市第七人民医院自制的湿疹熏蒸方(地肤子、防风、白鲜皮、金银花、蒲公英、甘草)进行中药熏蒸治疗。

(三) 湿疹(湿疮)的调摄

1) 应使患者对湿疹(湿疮)的发病因素、发展规律和防治方法有一定了解，以便积极配合治疗。调摄应避免各种可疑的致病因素。

2) 发病期间忌辛、辣、酒类食物。对鱼、虾等易诱发本病的食物，应注意食用后及停用后的效果，但无须盲目忌口。

3) 保持皮肤清洁，避免过度洗烫、肥皂及各种有害因子的刺激。

4) 治疗全身性疾病，发现病灶应积极清除。

（四）疗效

2013年1月至2015年12月皮肤科共诊治湿疹（湿疮）患者24 334人，其中19 878例患者接受中药、西药、中医特色非药物治疗等中西医结合治疗。中西医结合治疗率为81.69%。中药应用包括中药饮片辨证施治、中成药辨证施治等；中医特色非药物治疗包括中药熏蒸及穴位注射等。共16 670例患者服用中药汤剂，服用中草药率为68.50%；使用中药熏蒸8 909例，熏蒸率为36.61%；使用穴位注射13 142例，占54.00%。

根据症状积分下降指数（SSRI）确定治愈、显效、有效例数，计算总有效率。结果：显效52.83%，有效38.67%，无效8.63%，治疗总有效率91.50%。

第九章　湿疹的西医治疗

第一节　治 疗 原 则

一、湿疹的治疗目的

湿疹的治疗目的是控制症状、减少复发、提高患者生活质量。内服药的目的在于抗炎、止痒;外用药根据需要及皮疹特点对症选用适当剂型。

二、西医常规用药方案

(一) 一般治疗

1) 寻找和去除一切可疑的致病因素。
2) 避免摄入易致敏和刺激性食物。
3) 避免各种外界刺激,如热水烫洗、剧烈摩擦和搔抓。
4) 避免穿使患者易致敏的皮、毛、化纤衣物等。
5) 对患者进行全身检查,清除病灶,治疗系统性疾病。

(二) 全身治疗

1. 抗组胺药物

湿疹可能有Ⅰ型变态反应参与,因为抗组胺药物可以控制湿疹的瘙痒症状。抗组按药物单纯口服效果一般,多与其他药物联合使用。

2. 钙剂

钙剂可用于急性或急性泛发性湿疹,如10%葡萄糖酸钙、10%硫代硫酸钠、5%溴化钙溶液,静脉滴注。

3. 糖皮质激素

糖皮质激素以小量至中等剂量为宜。全身使用糖皮质激素治疗易复发、不良反应多,老年湿疹患者糖皮质激素过量易发展为继发性红皮病。因此临床上大多外用,一般不通过口服或静脉滴注使用。

4. 免疫抑制剂

免疫抑制剂如环孢素A、硫唑嘌呤、吗替麦考酚酯(mycophenolate mofetil, MMF)、甲氨蝶呤等应当慎用,要严格掌握治疗湿疹的适应范围及禁忌证。

5. 局部免疫调节药物

如0.03%和0.1%他克莫司软膏或1%吡美莫司霜,不仅治疗湿疹有很好的疗效,还可减少因长期应用糖皮质激素而引起的不良反应。

6. 抗生素

急性湿疹合并感染及传染性湿疹样皮炎患者,可以选用广谱抗生素来控制感染,如口服红霉素片、环丙沙星片、肌内注射青霉素等。

(三) 局部治疗

皮肤病的外用药物使用原则是要根据皮肤损害的表现来选择适当的剂型和药物。

1. 根据病情阶段用药

用药宜先选用低浓度制剂,根据病情需要再提高浓度。一般急性皮炎湿疹用药宜温和安抚,顽固性慢性皮炎湿疹可用刺激性较强和浓度较高的药物。皮损面积大,用药浓度应低。

(1) 急性阶段　若仅有红斑、丘疹、水疱而无渗液,可选用糖皮质激素霜剂、氧化锌糊剂交替外用;若有大量渗液或明显红肿,则以溶液湿敷为宜,如3%硼酸溶液、1∶8 000～1∶10 000的高锰酸钾溶液、0.1%依沙吖啶溶液。

(2) 亚急性阶段　渗液与糜烂很少,红肿减轻,有鳞屑和结痂,可选用糖皮质激素霜、免疫抑制剂,或氧化锌糊剂。

(3) 慢性阶段　有浸润肥厚,角化过度时,用糖皮质激素软膏为主,可合用保湿剂及角质松解剂,如20%～40%尿素乳膏、5%～10%水杨酸软膏。

2. 外用激素选择方案

原则上不全身应用糖皮质激素,而以局部应用为主。外用糖皮质激素应根据病情、患者状况、病变部位、面积等合理用药。一般为每日2次。

1) 轻度湿疹皮炎多应用中弱效糖皮质激素,中重度可用中强效糖皮质激素;成年人可用中强效糖皮质激素,小儿和老人多应用中弱效糖皮质激素。

2) 头皮、面部、腋下、外阴、腹股沟处吸收水平高,尽量避免使用激素,尤其面部、阴部皮肤慎用刺激性强的药物。必要时使用弱效糖皮质激素,且避免长期使用。前臂、后背吸收水平次之;掌、跖、踝关节的吸收水平最低,可用强效糖皮质激素。

3) 如慢性期,皮损浸润、增厚、苔藓化明显,可选用强效或超强效激素的霜剂或软膏。慢性肥厚性皮疹还可用封包疗法或用硬膏制剂。慢性湿疹的维持治疗(每周2～3

次）可选用中弱效糖皮质激素并逐渐过渡到非激素药物。

4）反跳现象：在长期使用糖皮质激素时，减量过快或突然停用可使原发病复发或加重，应恢复糖皮质激素治疗并常需加大剂量，稳定后再慢慢减量。

3. 根据人群选择药物

儿童或女性患者不宜用刺激性强、浓度高的药物。婴儿湿疹可以选择抗组胺药、维生素C、钙片、葡萄糖酸钙等口服。有消化不良者，可选用乳酶生等药。

4. 控制感染

由于细菌或真菌可通过产生超抗原的作用，诱发或加重皮炎，有感染时先用抗感染制剂控制感染，如莫匹罗星、夫西地酸乳膏，然后再针对原来的皮损选用药物。

5. 药敏反应

一旦出现过敏现象，应立即停用，并给予及时处理。

三、婴儿湿疹的注意事项

1）婴儿期注意喂养方法，乳母宜限制辛辣刺激性食物。婴儿期皮疹局部外用药时，由于皮肤薄嫩，要注意避免应用刺激性大的药物。

2）儿童期应控制饮食，减少动物蛋白及海产品，严重者应暂时停用，避免营养过度，保持消化正常，发病期间不宜预防接种。使用抗炎性介质多塞平时，儿童及青光眼患者忌用，否则可致危及生命的心律失常及显著的呼吸抑制。

第二节 常用药物

（一）全身药物

1. 抗组胺药

抗组胺药中的H_1受体阻滞药是皮肤科较为常用的药物，又分为第一代抗组胺药和第二代抗组胺药。临床上应根据患者情况选择适当的抗组胺药止痒抗炎。

（1）H_1受体阻滞药的特点　详见表1。

表1　H_1受体阻滞药的特点

类　别	第一代抗组胺药	第二代抗组胺药
常见药物	氯苯那敏、苯海拉明、羟嗪、异丙嗪、赛庚啶和酮替芬等	氯雷他定、咪唑斯汀、依巴斯汀、美喹他嗪、阿司咪唑和特非那定等

续表

类　别	第一代抗组胺药	第二代抗组胺药
功能	控制湿疹的瘙痒	二代药物疗效优于一代药物。瘙痒明显或伴有睡眠障碍、荨麻疹、过敏性鼻炎首选第二代抗组胺药。以奥洛他定、富马酸卢帕他定为代表的新型抗组胺药，无嗜睡和心律失常等不良反应，且作用时间长、服用方便
药理特点	多为亲脂性，易透过血脑屏障，通过与大脑中的 H_1 受体结合，产生中枢抑制，起到镇静作用，称为“镇静性抗组胺药”。半衰期短	不易透过血脑屏障，中枢抑制作用弱，称为“非镇静性或低镇静性抗组胺药”。半衰期长
用量	每日 2～3 次	作用强且持久，每日 1 次即可。加量使用可提高疗效
不良反应	抑制中枢会导致患者出现嗜睡等，甚至会出现认知功能和执行能力的下降（需要保持高度警惕性人慎用）；升高眼压，导致视物模糊（青光眼慎用）；口干、便秘、排便困难、勃起功能障碍；具有乙二胺结构的抗组胺药，如赛庚啶，容易引起接触性过敏	不良反应较少，安全性较好。嗜睡少见，镇静作用西替利嗪较氯雷他定、非索非那定稍高。其中氯雷他定不影响驾驶

(2) 特殊人群用药

1) 妊娠期妇女：首选第二代抗组胺药。根据 FDA 妊娠期孕妇用药的药品安全性分类：A 级，目前无；B 级，在权衡风险后首选氯雷他定、西替利嗪，另外还有左西替利嗪、阿伐斯汀、苯海拉明及氯苯那敏；C 级，不应在孕期使用，包括非索非那定、氮草司汀、奥洛他定和地氯雷他定。

2) 哺乳期妇女：首选第二代抗组胺药。酌情使用氯雷他定、西替利嗪、氯苯那敏。

3) 老年人：首选第二代抗组胺药。需注意第一代抗组胺药的不良反应，包括可能会导致老年人摔倒的中枢抑制作用；加重青光眼、排尿困难、便秘及心律失常的抗胆碱作用；除非严重的肝肾功能受损，一般不必调整剂量。

4) 肝功能受损：阿伐斯汀、西替利嗪、左西替利嗪、非索非那定是肝功能异常患者的首选药，这些药不经肝脏代谢，不必调整剂量。其他通过肝脏代谢的药物应减低剂量。

5) 肾功能受损：所有药物在肾功能不全者应根据肾脏功能适当调整剂量，轻度肾功能异常时非索非那定不必调整剂量。

6) 儿童：详见“小儿湿疹的治疗”部分。

2. 钙剂

葡萄糖酸钙为钙补充剂。钙离子能改善细胞膜的通透性，增加毛细血管的致密性，使渗出减少，起抗过敏作用，用于过敏性疾患。

用量用法：成人，10%葡萄糖酸钙 10 mL＋维生素 C 注射剂 1 g，缓慢静脉注射（>20 分钟），每日 1 次，用 3～5 日。因本品刺激性较大，一般情况下不用于小儿。

不良反应：可有全身发热，静脉注射过快可产生心律失常，甚至心搏停止、呕吐、恶心，可致高钙血症，早期可表现为便秘、倦睡、持续头痛、食欲不振、口中有金属味、异常口干等；晚期征象表现为精神错乱、高血压、眼和皮肤对光敏感、恶心、呕吐、心律失常等。

3. 糖皮质激素

原则上不全身应用糖皮质激素，而以局部应用为主。但可用于病因明确、短期可以祛除病因的患者或为迅速控制症状也可以短期应用，但须慎重，以免发生全身不良反应及病情反跳，具体如下。

1）水、盐、糖、蛋白质及脂肪代谢紊乱：表现为向心性肥胖（库欣综合征）、高血钠和低血钾、高血压、水肿、高血脂、高血糖或使糖尿病加重，肾上腺皮质功能减退，甚至萎缩，闭经，肌肉消瘦、无力，骨质疏松、股骨头坏死和精神症状等。

2）减弱机体抵抗力。

3）阻碍组织修复，延缓组织愈合。

4）抑制儿童生长发育。

4. 免疫抑制剂

免疫抑制剂仅用于病情严重及常规治疗不能控制者。推荐使用环孢素，无效或有禁忌证者可以选用吗替麦考酚酯，或使用甲氨蝶呤、环磷酰胺及硫唑嘌呤；此类药应用中应特别注意骨髓、肝肾不良反应的监测。

（1）环孢素A（cyclosporin A，CyA）　是一种亲脂性含11种氨基酸的环寡肽，对T细胞，尤其是Th细胞有较好的选择性抑制作用，而对其他免疫细胞的抑制作用则相对较弱。

适应证：皮肤科主要用于难治性弥漫性结缔组织病、狼疮肾炎、活动性红斑狼疮、难治性银屑病、Behcet综合征、系统性硬皮病等。本品无骨髓抑制作用，选择性作用于Th细胞，理论上引起感染和恶性肿瘤的危险较小。

不良反应：主要为肾毒性及高血压。据统计。肾损害出现于10%～40%的患者，而33%的患者有血压升高，因此使用该药应监测肾功能及血压情况。

（2）环磷酰胺（cyclophosphamide，CTX）　属于烷化剂，为氮芥与磷酸胺基结合而成的化合物，其经肝脏代谢后能够破坏DNA结构，从而阻断其复制，导致细胞死亡，是目前广泛使用的烷化剂。

适应证：皮肤科主要用于对其他方法抵抗的危及生命的免疫性皮肤病，如重症SLE、系统性坏死性血管炎、Behcet综合征、坏疽性脓皮病及蕈样肉芽肿等。

不良反应：骨髓抑制、恶心、呕吐、肝功能损害、脱发等。当大剂量环磷酰胺静脉滴注时，可导致出血性膀胱炎，表现为膀胱刺激症状、少尿、血尿及蛋白尿。环磷酰胺常规剂量应用时，其不良反应发生率较低。

（3）硫唑嘌呤（azathioprine）　属于抗代谢药，在体内几乎全部转变成6-巯基嘌呤，拮抗嘌呤从而阻止DNA复制。其在体内转化过程较慢，因此发挥作用缓慢，一般数周至几个月才能见效。

适应证：皮肤科主要用于多种自身免疫性皮肤病，如SLE、皮肌炎、多肌炎、系统性血管炎、Behcet综合征、特发性血小板减少性紫癜、天疱疮及类天疱疮、慢性光线性皮肤病等。

不良反应：比环磷酰胺轻，主要是骨髓抑制和肝损害，但偶见患者对本品有过敏反应。应用此药物时应定期检查肝功能。

(4) 甲氨蝶呤(methotrexate，MTX)　属于抗代谢药，为二氢叶酸还原酶抑制剂，通过与二氢叶酸还原酶结合而阻止二氢叶酸转化为四氢叶酸，从而影响胸苷酸及肌苷酸的合成，使DNA、RNA合成障碍，从而发挥抗细胞增生作用。

适应证：皮肤科主要用于银屑病关节炎、多肌炎、皮肌炎及SLE有中枢神经受累等。

不良反应：肝毒性及骨髓抑制，每日给药可导致明显的骨髓抑制和毒性作用，治疗神经精神狼疮鞘内注射时还可能出现视物模糊、眩晕、头痛、意识障碍，甚至嗜睡或抽搐等不适。

(5) 吗替麦考酚酯　是由青霉素属真菌产生的具有抗代谢作用的霉酚酸半合物，在体内脱酯化后形成具有免疫抑制活性的代谢产物麦考酚酸。麦考酚酸通过抑制鸟嘌呤的合成，选择性阻断T淋巴细胞和B淋巴细胞增殖，对移植排异和自身免疫性疾病均有显著疗效。其代表药物为吗替麦考酚酯胶囊。

适应证：在皮肤科主要用于SLE、皮肌炎、银屑病、免疫性疱病、坏疽性脓皮病和血管炎等。吗替麦考酚酯最大的特点是极低的肝毒性、肾毒性和骨髓抑制，也无导致高血压、高血脂、糖尿病、胰腺炎及骨质疏松的作用。

不良反应：消化道症状，如恶心、呕吐、腹胀、腹泻等。另外有免疫抑制合并感染，如肺炎、带状疱疹等。也发现有骨髓抑制等不良反应。

5. 免疫调节剂

免疫调节剂常用于慢性湿疹，与抗组胺药合用，如胸腺肽、转移因子或卡介苗多糖核酸注射液等。

(1) 胸腺肽　具有调节和增强人体细胞免疫功能的作用，能促使T淋巴细胞成熟。用于治疗各种原发性或继发性T细胞缺陷病、某些自身免疫性疾病、各种细胞免疫功能低下的疾病。

用量用法：成人，每次10 mg，肌内注射，隔日1次。

(2) 转移因子　是从健康人白细胞中提取制得的一种多核苷酸和多肽小分子物质，为细胞免疫促进剂，对细胞免疫有增强和抑制的双向调节作用，可纠正机体的免疫功能紊乱。本品可用于湿疹、血小板减少、多次感染综合征、慢性皮肤黏膜真菌病等免疫缺陷疾病。

用量用法：成人，每次1 U，皮下注射，每周2次。

(3) 卡介苗多糖核酸注射液　通过调节机体内的细胞免疫、体液免疫,刺激网状内皮系统,激活单核-巨噬细胞功能,增强自然杀伤细胞功能来增强机体抗病能力。还能通过稳定肥大细胞,封闭 IgE 功能,减少脱颗粒细胞释放活性物质,达到抗过敏的作用。

用量用法:成人,每次 1 mL,肌内注射,隔日 1 次,18 支为 1 个疗程。

6. 其他

半胱氨酰白三烯在皮肤的慢性炎症发生和维持中占有重要作用。半胱氨酸白三烯的受体拮抗剂,如扎鲁司特和孟鲁司特,可竞争性地与半胱氨酸受体结合,从而阻断白三烯的生物学作用,但疗程需要 6～8 周以上。

(二) 局部治疗

局部治疗是湿疹治疗的主要手段,应根据皮损分期选择合适的药物剂型。

1. 外用糖皮质激素

外用制剂依然是治疗湿疹的主要药物,初始治疗应该根据皮损的性质选择合适强度的糖皮质激素;强效糖皮质激素连续应用一般不超过 2 周,以减少急性耐受及不良反应,因而治疗慢性湿疹受到了一定的限制。

(1) 常用外用糖皮质激素类药物　详见表 2。

表 2　常用外用糖皮质激素类药物

作用强度	中文药名	常用浓度(%)
弱效	醋酸氢化可的松	1
	醋酸甲泼尼龙	0.25
	地奈德	0.05
中效	醋酸泼尼松龙	0.5
	醋酸地塞米松	0.05
	丁酸氯倍他松	0.05
	曲安奈德	0.025～1
	丁酸氢化可的松	1
	醋酸氟氢可的松	0.025
强效	氟轻松	0.01
	丙酸倍氯米松	0.025
	糠酸莫米松	0.1
	氟氢松	0.025
	哈西奈德	0.025
	戊酸倍他米松	0.05
超强效	丙酸氯倍他索	0.02～0.05
	哈西奈德	0.1
	丙酸倍他米松	0.1
	卤美他松	0.05
	双醋二氟松	0.05

常见外用糖皮质激素的不良反应：皮肤萎缩、毛细血管扩张、膨胀纹、多毛症、激素性痤疮、细菌感染、紫癜等。长期大面积应用有时也可导致全身不良反应，如医源性肾上腺皮质功能不全、库欣综合征、精神神经症状、青光眼、白内障及月经周期紊乱等。

(2) 常用复方糖皮质激素制剂　适用于湿疹合并继发感染的患者。

1) 复方酮康唑软膏

成分：丙酸氯倍他索0.05%、酮康唑1%。

药理作用：本品所含酮康唑为抗真菌药；丙酸氯倍他索为糖皮质激素，具有较强的抗炎、抗过敏作用。

适应证：用于体癣，手、足癣，股癣。

2) 0.5%新霉素氟轻松乳膏

成分：醋酸氟轻松0.01%、冰片0.5%、新霉素3500 U/g。

药理作用：硫酸新霉素为氨基糖苷类抗生素，对需氧革兰阴性杆菌有强大的抗菌活性；对产碱杆菌属、莫拉菌属、枸橼酸菌属、不动杆菌属、布鲁菌属、嗜血杆菌属及分枝杆菌属等也有一定的抗菌活性。醋酸氟轻松为合成的含氟强效糖皮质激素，外用可使真皮毛细血管收缩，抑制表皮细胞的增殖或再生，抑制结缔组织内纤维细胞的新生，稳定细胞内溶酶体膜，具有较强的抗感染及抗过敏作用。冰片具有止痛、消肿作用。

适应证：用于过敏性皮炎，亚急性、慢性湿疹，阴囊湿疹，皮肤瘙痒症和外阴瘙痒等皮肤病。

3) 复方曲安奈德乳膏

成分：每克含曲安奈德1.0 mg、制霉菌素10万U、硫酸新霉素(按新霉素计)2 500 U、短杆菌肽250 U。

药理作用：硫酸新霉素对葡萄球菌属(甲氧西林敏感株)、棒状杆菌属、大肠杆菌、克雷伯菌属、变形杆菌属等肠杆菌科细菌有良好的抗菌作用。曲安奈德为糖皮质激素，具有抗炎、止痒及抗过敏作用。

适应证：用于过敏性皮炎、湿疹、神经性皮炎、脂溢性皮炎、接触性皮炎、中毒性皮炎、瘀滞性皮炎、钱币形皮炎及异位性皮炎；也可用于念珠菌感染的皮肤病及间擦疹、肛门及外阴瘙痒。

4) 曲安奈德益康唑乳膏

成分：0.1%曲安奈德、1%硝酸益康唑。

药理作用：硝酸益康唑为抗真菌药，对皮肤癣菌、霉菌和酵母菌(如念珠菌)等有抗菌活性，对某些革兰阳性菌也有效。曲安奈德为糖皮质激素，具有抗炎、止痒及抗过敏作用。

适应证：伴有真菌感染或有真菌感染倾向的皮炎、湿疹；由皮肤癣菌、酵母菌和霉菌所致的炎症性皮肤真菌病，如手、足癣，体癣，股癣，花斑癣。

5）复方地塞米松软膏

成分：0.075%醋酸地塞米松、1%樟脑、1%薄荷脑。

药理作用：所含醋酸地塞米松为糖皮质激素，具有抗炎、抗过敏作用；薄荷脑、樟脑具有促进局部循环和轻度的消炎、止痛及止痒作用。

适应证：用于局限性瘙痒症、神经性皮炎、接触性皮炎、脂溢性皮炎及慢性湿疹。

2. 免疫抑制剂

免疫抑制剂用于对糖皮质激素或其他疗法反应不佳或不适宜应用糖皮质激素的2岁以上湿疹患者。

（1）他克莫司乳膏　他克莫司是20世纪80年代由日本藤泽公司研发出的大环内酯类抗生素，免疫抑制作用机制与环孢菌素类似，对T细胞具有选择性抑制作用，其作用的靶细胞是淋巴细胞，此类药物能够对早期淋巴细胞中的相关基因起到抑制作用，可以有效抑制T淋巴细胞中的免疫活性，且无糖皮质激素的不良反应，无全身性的免疫抑制反应，具有较高的安全性。他克莫司的免疫抑制效果是环孢素A的10～100倍，和环孢素A合用有明显的协同作用。尤其适合头面部及摩擦部位湿疹的治疗，适用于长期间歇性外用，可以进一步减少顽固性皮肤病的复发，属于皮肤科领域比较有前景的药物。其不良反应与环孢素A相类似，但程度较轻。

（2）吡美莫司乳膏　吡美莫司是亲脂性抗炎性的子囊霉素巨内酰胺的衍生物，可选择性地抑制前T细胞及巨噬细胞产生和释放前炎症细胞因子及介质。吡美莫司与macrophilin-12有高亲和性，可抑制钙调神经磷酸酶。因此，吡美莫司可抑制T细胞的增殖，阻碍Th1和Th2的转录，从而抑制炎性细胞因子的释放。由异位性皮炎患者皮肤分离出辅助性T细胞的体外试验表明，吡美莫司和他克莫司同样可以有效抑制记忆性抗原反应。吡美莫司也可抑制由IgE激活的肥大细胞释放细胞因子和炎症介质。吡美莫司对角质细胞、成纤维细胞或内皮细胞的生长无影响。与糖皮质激素不同吡美莫司不影响朗格汉斯细胞和人树突状单核细胞的分化、成熟、功能和增殖能力，因而具有细胞选择性作用，适用于无免疫受损的2岁及2岁以上轻度至中度异位性皮炎（湿疹）患者。吡美莫司应短期应用，使用时应长期间歇治疗，以预防病情加重。

第三节　物理治疗

一、激光治疗

激光除具有与一般光相同的性质外，还具有高亮度、单色性、方向性的特点。

利用激光在皮肤组织上产生的特殊生物学效应，可以治疗慢性湿疹。二氧化碳激光治疗湿疹的机制主要是通过红外激光对生物组织烧灼汽化、切割而达到治疗作用。

二、紫外线疗法

紫外线疗法因其疗效好和不良反应小，因此在皮肤科领域里广泛应用，也可用于治疗湿疹。目前治疗湿疹的方法主要有 UVA（340～400 nm）光疗和 UVB（290～320 nm）光疗。治疗机制：当 UVA 和 UVB 照射皮损后，可诱导角质形成细胞产生具有抗炎或免疫抑制作用的介质，这些介质可以发挥免疫调节作用，改变朗格汉斯细胞的抗原提呈功能，抑制 T 细胞亚型的选择性活化，减少前炎症细胞因子产物，减慢表皮细胞更新速率，从而防止细胞过度增生，发生浸润、肥厚及苔藓样变；此外还可抑制表皮细胞分泌细胞间黏附分子-1，阻止炎症细胞浸润，从而减少炎性介质的释放，抑制病情发展，达到治疗作用。同时，紫外线照射可以促进局部炎症吸收和愈合，使皮肤角质层增厚，增强皮肤的防御功能。

三、冷冻治疗

冷冻治疗慢性湿疹的原理是多方面的。利用液氮冷冻的低温作用于病变组织使之发生坏死或诱发生物效应，使局部红肿、水疱、结痂、脱落，使苔藓样变的皮损变薄，再外用药膏，使药膏容易渗透吸收，充分发挥作用达到最佳药效，使皮损恢复正常。同时低温冷冻还可使皮肤的末梢神经处于麻痹状态，又可明显减轻患者的瘙痒症状，防止因患者搔抓而进一步加重原有皮损。

四、生物共振治疗（BICOM）

生物共振技术是建立在现代量子医学基础上的全新医疗技术，其理论基础是法国科学家 DeBroglie 提出的量子物质波理论。该理论认为，所有物质都具有特异性的物质波，波和波之间会产生干扰，人在接触不同物质时所受的干扰程度不同就产生不同的干扰波，当其超出正常阈值后就会引起不同的病理表现，如过敏、湿疹等。过敏是一种生物物理信息现象，变应原与人体的多次接触产生过敏印痕，它储存变应原唯一的生物共振波，当人再次遇到该变应原时，两个相同的波即发生共振，并进而通过生物物理脉冲诱发常见的变态反应性疾病，电脑可以记录该共振波，从而发现变应原，并可通过波的回输减弱过敏印痕，从而治疗过敏性疾病。

第四节　临床报道和研究进展

一、急性、亚急性湿疹

齐潇丽等通过分析10例患者负氧离子水对亚急性湿疹的临床疗效发现，负氧离子水可明显降低亚急性湿疹患者EASI评分，明显改善靶皮损瘙痒、干燥症状，并可抑制新发皮损的产生，可能与增加体内含氧量，从而提高细胞活力，加速机体新陈代谢有关，从而达到提升机体免疫力，使疾病得以修复的效果。

二、慢性湿疹

李仁宏等发现曲安奈德、玻璃酸酶、利多卡因三药联合局部注射治疗慢性湿疹比只用曲安奈德、利多卡因联合局部注射可显著提高痊愈率。

李小燕等对复方丙酸氯倍他索软膏联合脉冲CO_2点阵激光治疗慢性湿疹进行了临床疗效观察，发现复方丙酸氯倍他索乳膏联合超脉冲CO_2点阵激光治疗慢性湿疹比单用药膏疗效好，且操作方便，适用于临床应用推广。

三、特应性皮炎

JTE－052是一种正在临床开发中的，用于局部治疗特应性皮炎（AD）的酪氨酸激酶Jak3抑制剂。在中度-重度日本成年AD患者中，局部使用JTE－052能显著且迅速改善临床症状和体征，且安全性良好。该研究结果表明，局部使用JTE－052是一种很有前途的治疗选择。

另一来自日本的研究发现，被称为人白细胞抗原-G1（HLA－G1）的蛋白质显著改善了AD小鼠的皮肤损伤。此外，HLA－G1还可以减少啮齿动物对尘螨响应的免疫系统活性，这是AD的常见变应原。另外，如果AD患者使用润肤剂，每日2次，持续2～4周，可以明显缓解、改善湿疹症状，从而提高生活质量（QOL）。

北京儿童医院进行了关于CKLF1－C19多肽对小鼠AD样皮损影响的实验研究，发现C19多肽早期干预可缓解小鼠皮肤红斑、鳞屑、水肿及炎细胞浸润，在一定程度上减轻炎症反应。探讨其机制可能与抑制炎症细胞趋化反应有关。

上海新华医院研究发现利多卡因在体内可上调AD患者PBMCS及小鼠模型皮损中Treg细胞的比例和FoxP3mRNA的表达水平，并调节部分细胞因子（IFN－γ/IL－4

和 IL-17a/IL-17e)的表达失衡，在体外可促进 Treg 细胞的分化作用，且该调控作用与 Smad3/TGF-β 信号通路显著相关。这可以作为使用利多卡因静脉滴注治疗 AD 的理论依据。

四、其他

最新研究发现，暴露在阳光下可以释放皮肤中可缓解湿疹症状的一氧化氮。进一步的实验发现，该化学物质激活称为调节性 T 细胞的专门免疫细胞，其可以抑制持续的炎症。研究结果表明一氧化氮具有强大的抗炎特性，可为湿疹患者提供替代药物靶点。

主要活性成分为 0.3%多磺酸基黏多糖类(MPS)的多磺酸黏多糖乳膏(喜辽妥)，实验证明其能促进结缔组织新陈代谢，使细胞间质的黏性、渗透性和保存水分的能力恢复正常，故有极强的保湿作用，可改善皮肤的屏障功能，减少变应原和刺激物进入机体，降低皮肤对各种外界刺激的敏感性，缓解干燥、脱屑及由此引起的瘙痒。

第十章　湿疹的中医治疗

第一节　古代医家论治湿疹

古代医家最早治疗湿疹主要以外治法为主，常用剂型包括膏剂、散剂、洗剂等，到明清时期，医家们逐渐重视内治法的应用，根据湿疹发病的不同阶段，治法上多以祛风、除湿、清热、解毒、滋阴、润燥、止痒为主，辨证施治。对于特殊部位、难治性湿疹，在内治法的同时，结合外用药治疗。

一、外治法

早在明清之前，就有外治湿疹的记载。最早见于东汉张仲景所著的《金匮要略》，记载“浸淫疮，黄连粉主之”，其中的黄连至今仍是治疗湿疹常用中药。《医宗金鉴·外科心法要诀》中也有散剂治疗湿疹的描述，“旋耳疮生于耳后缝间，延及耳折上下如刀裂之状，色红，时津黄水，由胆脾湿热所致，又名月蚀疮，宜穿粉散搽之，即可收功。”古人喜用蛇床子汤外洗治疗“肾囊风”。明代《外科正宗·肾囊风》述肾囊风“宜蛇床子汤烹洗即愈”。清代许克昌的《外科证治全书·前阴证治》认为肾囊风“或以蛇床子同白矾煎汤洗之亦愈”，也有鲍相璈的《验方新编·外科洗涤汇方》用“蛇床子、威灵仙、归尾、大黄、苦参、地肤子、砂仁壳各二钱，葱头七个，煎汤，熏洗二次，日用一剂”以“洗肾囊风麻痒热痛”。清代祁坤的《外科大成·肾囊风》提到用膏剂治疗手足部的湿疹：“生于手足，形如茱萸，相对痒痛，破流黄汁浸淫，时瘥时发，由风湿客于肌肤也，以杀虫为主，用藜芦膏敷。”

二、内治法

明清以后，医家们逐渐认识到外用药治疗湿疹治标不治本，开始重视内治，采用整体观念、辨证治疗、内外兼治的治疗原则。古代医家认为湿疹的致病因素是风邪，明代陈实功的《外科正宗》认为严重的湿疹治疗上应重视疏风止痒，其云：“甚者内服消风散加牛膝、黄柏，外搽解毒雄黄散或如意金黄膏，俱可敷之。”独治“风”往往不足以适应所有证型，风邪"善行而数变"，易兼夹湿、热，因此祛风、清热、祛湿常可并见。清代吴谦的《医宗金鉴》根据病情阶段治以清热或祛风，"初服升麻消毒饮加苍术、川黄连；抓破津血者，宜服消风散"。《外科大成·面部》也用疏风清热治疗本病，"面游风，初发微痒，次如蚁行，面目俱浮，更兼痛楚，由阳明壅热所致。宜凉膈散加升麻、葛根、羌活、防风、白芷、牛蒡子之类，外敷祛风换肌之药。"《外科真诠》中不仅有针对风热的治疗，如"白屑风，由肌热当风，风热之所化也，宜祛风换肌丸"；也可见风湿热三者杂合之病患，如"面游风生于面上，初发面目浮肿，痒若虫一行，肌肤干燥，时起白屑，次后极痒抓破，热湿盛者流黄水，风燥盛者流血，痛楚难堪，由于平素血燥，过食辛辣原味，以致阳明胃经湿热，受风而成。痒甚者，宜服消风散，痛甚者，宜服黄连消毒饮，外抹摩风膏"。根据症状程度分邪之轻重，从而治疗有所侧重。《外科证治全书》以养血、滋阴、润燥为法，"以十二味地黄饮主之，外敷雄黄解毒散，或绣丸亦妙，忌椒、酒、鸡、鹅、动风等物"。《疡科心得集》也认为初起应养血、滋阴，宜服四物汤加防己、草薢、生薏苡仁、黄柏、金银花等。

第二节 常用中药

中医治病遵循辨证论治的原则运用中药和方剂。临床治疗中除却需要准确辨证，还必须掌握药物的特点，包括性味、功能、主治，灵活配伍，则能提高疗效，事半功倍。湿疹常用中药包括清热、祛湿、止痒、祛风等。现分述如下。

一、祛风除湿止痒

1. 荆芥

荆芥，味辛，性温，入肺、肝经。功能祛风解表、理血。荆芥穗效用更强，为血中之风药，可清血中风热，炒黑则可止血。一般用量 3～10 g。

皮肤科取其祛风解表之功，可达止痒之效。配防风能入肌肤，宣散风邪，止痒之效更强。

现代科学研究表明其含挥发油 1.8%，油中主要成分是右旋薄荷酮和消旋薄荷酮，能促进汗腺分泌和皮肤血循环。亦有报道用荆芥穗 30 g 研细装纱布袋内，直接揉搓皮肤瘙痒处，有止痒效果。

2. 防风

防风，味辛、甘，性温，入膀胱、肺、脾经。功能祛风解表、胜湿。防风为风药中之润剂，通治一切风邪，祛风之力强于荆芥，能入骨肉，善搜筋骨之风，故诸风之证皆可配用。一般用量 3～10 g。

皮肤科取其祛风胜湿之功，可达止痒止痛之效。配蝉衣、猪牙皂、天麻，用荆芥酒送下，可治一切风、疥、癣、疮、皮肤瘙痒、荨麻疹等瘙痒性皮肤病；配羌活、白芷，可祛上半身风，用于头面部湿疹、皮炎等病；配独活可祛下半身风，用于下肢湿疹、皮炎。

现代科学研究表明，它含酚类物质、甘露醇、有机酸、多糖类，有解热发汗作用，能促进汗腺分泌和皮肤血循环。

3. 桑叶

桑叶，味苦、甘，性寒，入肺、肝经。功能祛风清热、凉血明目。一般用量 10 g。

皮肤科取其发散风热作用，治疗由风热引起的荨麻疹、湿疹、皮肤瘙痒等疾患。配白茅根、生地黄可清热凉血；配防风、荆芥可疏风，加强止痒之效。

4. 浮萍

浮萍，味辛，性寒，入肺经。功能祛风、发汗、行水，可治斑疹不透、皮肤瘙痒、风热隐疹、水肿等。一般用量 5～10 g，鲜者可用 30 g。

皮肤科临床取其发汗透表之功，可将皮里膜外之风透于肌表，而达止痒之效。常配防风、荆芥治疗荨麻疹；配防己、车前子、茯苓皮可消皮肤水肿，治急性皮炎、湿疹；配黄芩、赤芍、白芍、熟地黄、当归、川芎可治血虚瘙痒；配牛蒡子、薄荷可治风热引起的皮肤瘙痒。

现代科学研究证实，它含醋酸钾、碘、溴及水溶性维生素 B_1、维生素 B_2、维生素 C 等，并发现它对血管有收缩作用。

5. 蝉衣

蝉衣，味甘、咸，性凉，入肝经。功能祛风、宣肺、定痉、止痒。一般用量 3～6 g。

皮肤科临床常用其治风热痘疹的作用，配芍药、木通、紫草、甘草治痘疹不出；配地骨皮、桑白皮可治肺热皮肤发痒；配薄荷可治风邪客于皮肤之瘙痒；皮肤科还取其以皮达皮的作用，配全蝎治疗顽固的皮肤瘙痒，如泛发性神经性皮炎等。

现代科学研究发现它有抗惊厥和镇静作用。

6. 僵蚕

僵蚕，味辛、咸，性平，入肝、肺、胃经。功能祛风解痉、化坚散结，可治瘰疬结核、风疮瘾疹、丹毒、乳痈等。一般用量 5～10 g。

皮肤科取其配桑叶、菊花，可用于风热引起的皮肤瘙痒、湿疹等病。

现代科学研究发现，该药含草酸胺，其醇水浸出液对小白鼠有催眠、抗惊厥作用。

7. 全蝎

全蝎，味辛、咸，性平，入肝经。功能祛风止痒、通络止痛、解毒，并有散结的作用。一般用量 5～10 g。

皮肤科用其治疗风邪入络引起的皮肤瘙痒、拘急痉挛、骨节疼痛、瘰疬疮疡等有效，故可用于慢性湿疹造成的顽固瘙痒。配白附子可治头顶部顽固疮疡瘙痒。

现代科学研究发现，本药有抗惊厥作用和镇静作用。

8. 秦艽

秦艽，味苦、辛，性平，入肝、胃、胆经。功能祛风除湿止痒、养血舒筋止疼、利小便。可治皮肤瘙痒、骨节疼痛。一般用量15～30 g。

皮肤科用其配全蝎、苦参祛顽固风邪以止痒，治疗慢性皮肤瘙痒病，如泛发性神经性皮炎。

现代科学研究表明，本药有抗炎作用。其含秦艽碱甲，与氯喹皮质酮相似，但较水杨酸略强。因秦艽碱甲能兴奋肾上腺皮质，使肾上腺皮质激素分泌增加，故有抗组胺性休克及蛋清性过敏性休克的作用。本品有一定的镇痛作用，并对炭疽杆菌、葡萄球菌等有抑制作用。

二、祛风止痒

1. 苦参

苦参，味苦，性寒，入肝、肾、大肠、小肠经。功能除湿、止痒、清热、杀虫。一般用量5～10 g。因其以清利湿热为专长，又有除湿止痒杀虫的作用，故皮肤科用其配白鲜皮、防风、刺蒺藜治疗各种瘙痒；配黄柏治下焦湿热，外阴湿烂，如白塞综合征、阴囊湿疹等。苦参煎汤外洗或研面外用均有较好的止痒杀虫效果。

现代科学研究发现，它含苦参碱，有利尿作用，高浓度1∶100时对结核杆菌有抑制作用，煎剂8%、水浸剂1∶3时对皮肤表浅真菌有抑制作用，醇浸膏有抗滴虫的作用，其含的氧化苦参碱有抑制变态反应的作用。

2. 白鲜皮

白鲜皮，味苦、咸，性寒，入脾、胃经。功能祛风燥湿、清热解毒。可治风热湿疮、疥癣、皮肤痒疹等。一般用量15～30 g。

皮肤科用其止痒、消肿之功，配防风、人参、知母、沙参各30 g，黄芩1 g，研细为散，取6 g服可治疗肺脏风热毒气攻袭皮肤而致的皮肤瘙痒、胸膈不利。此药为皮肤科治疗瘙痒性皮肤病之常用药。

现代科学研究发现，本药含白鲜碱，可使心血搏出量增强，收缩血管，其1∶4的水浸剂对毛发真菌有抑制作用。

3. 乌梢蛇

乌梢蛇味甘、咸，性平，入肺、脾经。功能祛风湿止痒、通络止痛。可治风湿顽痹、肌肤不仁、风疹癣疥、皮肤生疮等。一般用量5～12 g。

皮肤科临床常用其配苦参用于止痒。

4. 蒺藜

蒺藜，味苦、辛，性温，入肝、脾经。功能散风、行血、柔肝、明目，也有人认为可镇肝风、泻肝火。一般蒺藜不带刺者可凉血养血，带刺者用于疏风止痒。用量常为15～30 g。

本品配苦参、白鲜皮可祛风除湿止痒；配当归、首乌藤可养血润肤止痒。

现代科学研究发现，本药含蒺藜生物碱、刺蒺藜苷，其水溶部分能抑制大鼠小肠活动，与乙酰胆碱表现为拮抗作用。

三、清热泻火

1. 黄芩

黄芩，味苦，性寒，入肺、胆、胃、大肠经。功能清热泻火、燥湿解毒，烧炭可止血，长于清肺热，泻上焦之火。一般用量 10 g。

皮肤科临床取其清肺泻火之功，常用于湿热引起的皮肤病，如湿疹、皮炎、红斑类疾患。配白蔻、滑石、通草可泻火解毒，治皮肤湿烂、瘙痒；配黄连可解热中之湿；配白术可安胎，治疗妊娠引起的皮肤病。黄芩研面外用，可消炎抑制渗出。

现代科学研究发现，本药含黄芩苷，对豚鼠被动性皮肤过敏反应、组胺皮肤反应有抑制作用，主要是伤害了肥大细胞的酶活动系统，抑制过敏介质的释放，并可降低毛细血管的通透性，抑制过敏性浮肿及炎症，并对铜绿假单胞菌、金黄色葡萄球菌、链球菌等有抑制作用。

2. 黄连

黄连，味苦，性寒，入心、肝、胃、大肠经。功能泻火解毒、清热燥湿，长于清胃火，清心经之热，清中焦之热，并可杀虫。一般用量 5～10 g。

皮肤科临床取其配黄芩、栀子，可清三焦之热，治湿热引起的急性湿疹、急性皮炎及颜面红斑类疾病等，并可泻心经实火，治口舌生疮、咽喉肿痛；配阿胶、白芍、首乌藤可清热养血安神，治疗泛发性神经性皮炎、皮肤瘙痒症等；配黄芩、大黄，可清血热；配黄柏可治妇人阴中肿痛、阴痒等。黄连面外用有收敛止痒之效，可治疗多种皮肤病。

现代科学研究发现，本药含小檗碱（黄连素），对金黄色葡萄球菌、溶血性链球菌、痢疾杆菌等有抑制作用，可扩张血管，有抗胆碱酯酶的作用，大剂量时能抑制乙酰胆碱并对抗之，有利胆作用。

3. 黄柏

黄柏，味苦，性寒，入肾、膀胱经。功能清热泻火、燥湿解毒，长于清下焦实火、清肾火。一般用量 10～15 g。

皮肤科临床取其配车前子、苦参、白果可治白带增多、阴痒、阴肿、下肢湿疹、阴茎生疮等；配栀子、黄连、大黄可清血分湿热，治皮肤发黄、瘙痒、湿疹。

现代科学研究发现，本药与黄连有近似的作用。

4. 龙胆

龙胆，味苦，性寒，入肝、胃经。功能泻肝胆经实火、清热燥湿，长于除下焦湿热。一般用量 5～10 g。

皮肤科临床用它配黄芩、苦参、黄柏、栀子治带状疱疹、急性湿疹、阴囊湿疹、女性瘙痒、过敏性皮炎等；配黄连、菊花，治疗头面部风热引起的红肿、疼痛、瘙痒等；配生地黄、牡丹皮用治多形红斑、环状红斑等。龙胆单味水煎可冷敷，治疗急性渗出性皮肤病。

现代科学研究发现，在试管内本药对石膏样毛癣菌、星形奴卡菌等皮肤真菌有抑制作用，并有健胃利胆作用。

四、清热利湿

1. 粉萆薢

粉萆薢，味苦，性平，入肝、胃、膀胱经。功能除湿、祛风。可治风湿痹痛、小便不利、湿热疮疡。一般用量 10～15 g。皮肤科临床用它配茯苓、薏苡仁、扁豆可健脾利湿，治疗亚急性、慢性湿疹，皮炎及水疱类皮肤病；配石菖蒲、黄柏、车前子可清利膀胱湿热、去浊分清，治疗小便浑浊、阴部湿疹、女阴溃疡、尿道炎等。

现代科学研究发现，本品含薯蓣皂苷，有抗须癣毛菌等致病真菌作用，并有扩张末梢血管作用。

2. 地肤子

地肤子，味苦、甘，性寒，入肾、膀胱经。功能利湿清热止痒、去皮肤中积热、除皮肤外湿痒，可治风疹、疮毒、疥癣等病。一般用量 10～15 g。

皮肤科临床用它配猪苓、泽泻、车前子可清利下焦湿热、利湿止痒，治疗湿疹、疱疹样皮炎、荨麻疹等；配白鲜皮、黄柏、苦参可治疗由湿热引起的皮肤瘙痒、亚急性湿疹、急性荨麻疹、神经性皮炎等；配苦参、土槿皮、百部、明矾等煎水外洗，可治疗阴部瘙痒、湿疹、手足癣、皮肤瘙痒症等。

现代科学研究发现，本品含三萜皂苷和生物碱、维生素 A 等，水浸剂 1∶3 在试管内对许兰黄癣菌、奥杜盎小芽孢癣菌、铁锈色小芽孢菌、羊毛状小芽孢菌等有抑制作用。

3. 木通

木通，味苦，性寒，入心、小肠、膀胱经。功能清热利湿、通利血脉，并有清心火作用。一般用量 3～10 g。

皮肤科临床取其配生地黄、竹叶、栀子，可清心火，去湿热，治疗急性热性皮肤病，如急性湿疹、过敏性皮炎、药疹、皮肤瘙痒等，并可治心火上炎引起的口舌生疮；配猪苓、茯苓、防己，可治湿热下注引起的皮肤湿疹、皮炎、臁疮、脚湿气；配红花、赤芍、丹参、牛膝可宣通气血。

现代科学研究发现，本品含木通苷、木通甲素、钾盐、鞣质等，有利尿、抗菌作用，水浸剂或煎剂对多种致病真菌有抑制作用。

第三节　内 治 法

一、治疗原则

1）坚持辨证论治与辨病、对症治疗相结合：辨证论治是中医治疗学的精髓，辨病与对症治疗是针对疾病根本致病因素和患者主要痛苦的治疗方法，三者结合，从多因素、多层次入手，能提高临床疗效。

2）坚持中药内服、外治、针灸综合治疗相结合：四者相得益彰，共达改善患者病情的功效。

3）坚持守方与随证变化相结合：慢性湿疹其病情康复需要较长的时间。因此对于已确立的、符合病情的康复治疗药物与方法，一定要注意坚持，但要在坚持守方中注意根据患者表现随证变化，只有两者结合才能带来康复的希望。

4）注重顾护脾胃：中西药物并用往往影响脾胃，因此处方用药必须时时顾护脾胃。

二、内治法

人体是完整统一的。皮肤病虽发于外但多数与体内多种因素有关，或者也有因为皮肤而产生全身的变化，所以我们在治疗湿疹时，不但要重视局部治疗，更要重视全身治疗，才能取得满意的效果。湿疹的治疗应从内治和外治两方面进行。

湿疹的发病其本在湿，其标在热，急性发作时必夹风邪，慢性缠绵乃顽湿不化；湿热毒邪蕴久可耗血伤阴，化燥生风，临床上又可出现脾虚血燥、阴虚血燥等慢性湿疹证型。简言之，即湿疹“本源于湿，再源于热，湿热互结，化燥伤阴”。

1. 解表法

解表法多用于表证初起，风邪客于肌表，皮肤瘙痒，起红色丘疹或风疹块样损害；用于感受风热或风寒表现出的发热、恶寒、口渴、咽痛、脉浮数或浮缓等症状。

适应证：急性湿疹。

常用药：薄荷、防风、蝉衣、荆芥、麻黄、生姜、牛蒡子、连翘、桑叶、浮萍、白鲜皮、菊花、刺蒺藜、秦艽、苦参等。

2. 养血润燥法

外科病中疮疡的形成多因“营气不从，逆于肉理”而成。表现为皮燥、脱屑、肥厚、角化、裂口、毛发枯槁脱落，甚至有血虚的现象，舌质淡，苔白，脉沉细或沉缓。

适应证：慢性湿疹。

常用药：桃仁、当归、鸡血藤、红藤、红花、熟地黄、天冬、麦冬、生地黄、赤芍、白芍、刺蒺藜、首乌藤等。

3. 清热凉血法

用寒凉的药物，使内蕴之毒得以消解，用于火热之邪引起的皮肤病。表现为皮肤红斑，灼热，出血斑等，甚至有皮肤红肿热痛，伴有口干、唇燥热、烦躁、大便干、小便黄少，舌质红或绛，舌苔黄或黄腻，脉滑数或浮大而数。

适应证：急性湿疹。

常用药：蒲公英、金银花、生石膏、黄芩、黄连、黄柏、蚤休、栀子、龙胆草、生地黄、银柴胡、青蒿、牡丹皮、白茅根、紫草根、赤芍、地骨皮、大青叶、龟板、知母等。

4. 健脾除湿法

健脾除湿法是用燥湿或淡渗利湿的药物祛除湿邪的治法。用于由内湿或外湿引起的皮肤病。湿疹与湿有密切关系，临床表现有皮肤水疱、糜烂、水肿、渗出或皮肤肥厚，缠绵不愈，舌质淡，舌体胖大或有齿痕，脉沉缓或弦滑。

适应证：湿疹。

常用药：苍术、白术、厚朴、陈皮、木香、薏苡仁、萆薢、车前子、泽泻、茯苓、白扁豆、茵陈、防己、滑石、猪苓、萹蓄、瞿麦、木通等。

脾虚湿盛宜健脾燥湿；水湿里盛小便不利者宜利水化湿；偏于湿热而湿重于热者宜利湿清热；由于寒湿引起者宜温化除湿。

三、现代中医论治湿疹的学术观点

现代中医对皮炎湿疹的认识基本一致，治法上多以祛风、除湿、清热、解毒、滋阴、润燥、止痒为主。众医家的理论依据均有自己独到之处，值得借鉴与反思。

（一）许履和的学术思想

临床上湿疹以湿热蕴结肌肤证多见，因此治疗以清热利湿为法，湿热日久热入血分。常用金银花、连翘、地肤子疏风清热；黄连、黄芩、黄柏、山栀子、六一散清热燥湿；赤芍、牡丹皮、地黄清热凉血。若痒甚，可加用苦参、白鲜皮、蝉蜕，以增止痒之功。

（二）马绍尧的学术思想

马绍尧认为湿疹应根据病程分期治疗。急性期以湿热为主，常外感风邪。风为阳邪，故症可见头面、上肢为重，或泛发全身，治疗当重疏风，兼清湿热。亚急性者，风邪已去，湿热未清，治以清热利湿为主；慢性者，久病必虚，湿热蕴积日久蒸灼阴血，阴血亏虚，生风化燥，故见皮肤肥厚、干燥脱屑，此时治以润燥为主。

（三）徐宜厚的学术思想

徐宜厚认为湿疹病位在心、脾、肺。病程短者，以湿热流窜，发于肌肤为主因；病程长者，以湿热日久、化燥伤阴为主因。依据病位与病程，他归纳了治疗湿疹十法：清热利湿法、清脾泻火法、清心导赤法、散风祛湿法、滋阴除湿法、温阳抑湿法、清肝化湿法、散寒燥湿法、化瘀渗湿法、滋肾柔肝法等。

（四）杨杏萱的学术思想

杨杏萱强调运用整体观念，内外兼治、标本并重的原则治疗湿疹。在病程进展中，应重视脾胃运化。湿为阴邪，其性重浊，与热邪相结合后，使热邪更难去，湿不去热不解。因此，杨杏萱认为治疗湿疹的关键在于健脾利湿，唯湿去则热自清。

（五）刘忠恕的学术思想

在治疗上，他将湿疹分为四型：湿热证、血热证、湿阻证、血燥证。其学术思想特点在于将理湿贯穿治疗始终，诸如阴虚血燥之证，也要考虑其湿恋未去，治法上应注意除湿不伤阴。

（六）李月玺的学术思想

他认为疾病前期主因为风、湿、热邪客于肌肤；病情逐渐进展，湿、热之邪蕴结，血热于内熏蒸皮肤；后期主因为风热伤阴，阻于经络，或气血亏虚，皆可致血虚肤燥。李月玺概括治疗十字：清热、凉血、祛风、祛湿、止痒。

（七）卢芳擅治湿热浸淫型湿疹

卢芳认为湿疹根本病因为“内热外虚”。饮食失调所以脾失健运，内生湿热，又兼外受风邪，两邪相搏，最终风湿热邪浸淫肌肤，发为湿疹。内服方以清热凉血、解毒散瘀为总法，方用祛湿止痒汤（土黄芪、生地黄、连翘、虎杖、土大黄、牡丹皮、赤芍、甘草）。外用洗剂以祛风除湿止痒为法，方用麻黄洗剂（麻黄、荆芥、防风、艾叶、川椒、芒硝、冰片）。临床上口服中药配合洗剂治疗湿热浸淫型湿疹疗效甚佳，同时亦可治疗同证的其他皮肤病。

（八）李斌采用六经辨证治疗皮肤病

急性湿疹因风邪犯表、营卫不和，李斌认为应从太阳经辨治，无汗用麻黄汤、有汗用桂枝汤；而与情志不畅相关，易反复发作的慢性湿疹，由少阳经辨治，治以小柴胡汤加减。六经辨证疗效明确。

(九) 王铁柱等提出湿疹"外病内治"的理念

针对湿疹"本虚标实"的病机证候特征,王铁柱等主张强本克标,以肺、脾为核心整体辨证。湿疹急性、亚急性期,标实明显,在健脾益肺基础上配伍清热利湿、凉血解毒透疹、祛风止痒之品,待标实缓本虚显时再加强温阳健脾益肺之剂,以培本治疗湿疹。

(十) 段行武内外合治、标本兼顾治疗湿疹

湿疹急性期,段行武在清热凉血的基础上加用燥湿止痒,慢性期以养血活血、祛风止痒为主,配合经验方桃仁软坚汤外治,疗效确切。

(十一) 赵丽平将湿疹分为4型

1. 心脾积热型

治宜清心脾积热,泻火解毒除湿。基本方:栀子、连翘、莲子心、黄连、茵陈、淡竹叶、白茅根、赤芍、牡丹皮、车前草、泽泻、滑石、生甘草。

2. 肝胆湿热型

治宜清肝利胆,解毒除湿。方用龙胆泻肝汤加减,药用龙胆草、柴胡、黄柏、栀子、苦参、生地黄、泽泻、车前子、白鲜皮、牡丹皮、六一散。

3. 脾虚湿蕴型

治宜健脾除湿止痒。方用健脾除湿汤加减,药用苍术、白术、茯苓皮、生薏苡仁、白扁豆、山药、枳壳、陈皮、黄柏、马齿苋、生甘草。

4. 阴虚夹湿型

治宜滋阴除湿,养血润肤。方用滋阴除湿汤加减,药用生地黄、玄参、当归、鸡血藤、首乌藤、白术、泽泻、白鲜皮、地肤子。

四、中成药

(一) 辨证论治

1. 湿热蕴结证

本证可口服龙胆泻肝丸、防风通圣丸、苦参片、黄柏胶囊、当归苦参丸等。

2. 脾虚湿蕴证

本证可口服二妙丸、湿毒清胶囊等。

3. 血虚风燥证

本证可口服乌蛇止痒丸、参苓白术丸、玉屏风颗粒、肤痒颗粒、祛风止痒口服液或润燥止痒胶囊等。

（二）分期论治

1. 急性期

本期口服龙胆泻肝丸、防风通圣丸。

2. 亚急性期或慢性期

本期口服除湿丸、二妙丸、秦艽丸、润肤丸。参苓白术丸适用于脾虚大便溏泻者。

（三）中成药方

1. 龙胆泻肝丸

【出处】《医方集解》。

【处方组成】 生地黄、龙胆、泽泻、柴胡、栀子、当归、黄芩、木通、车前子、炙甘草。

【功能主治】 清泻肝胆湿热。主治接触性皮炎湿热壅盛证等。

【用法用量】 口服，每次 6 g，每日 2 次。

2. 防风通圣丸

【出处】《中华人民共和国药典》2010 年版。

【处方组成】 防风、荆芥穗、薄荷、麻黄、大黄、芒硝、栀子、滑石、桔梗、石膏、川芎、当归、白芍、黄芩、连翘、甘草、炒白术。包衣辅料为滑石粉。

【功能主治】 解表通里，清热解毒。用于风疹湿疮等。

【用法用量】 口服。每次 1 袋(6 g)，每日 2 次。

3. 除湿丸

【出处】《赵炳南临床经验集》。

【处方组成】 威灵仙、猪苓、栀子仁、黄芩、黄连、连翘、归尾、泽泻、紫草、茜草根、赤苓皮、白鲜皮、粉丹皮、干生地。

【功能主治】 清热凉血，除湿利水，祛风止痒。用于急性湿疹、牛皮癣、婴儿湿疹、单纯糠疹、多形红斑等。

【用法用量】 每次 1～2 钱，每日 2 次，温开水送下。

4. 二妙丸

【出处】《中华人民共和国药典》2010 年版。

【处方组成】 苍术、黄柏。

【功能主治】 清热燥湿。主治接触性皮炎湿热壅盛证等。

【用法用量】 口服，每次 6 g，每日 2 次。

5. 秦艽丸

【出处】《太平圣惠方》。

【处方组成】 秦艽、苦参、大黄、黄芪、防风、漏芦、黄连、乌梢蛇。

【功效主治】 散风止痒，清血解毒。用于慢性湿疹、神经性皮炎、皮肤瘙痒症等。

【用量用法】上为细末，炼蜜为丸，如梧桐子大。每服 30 丸，食后以温浆水送下。

6. 养血润肤饮

【出处】《外科证治全书》。

【处方组成】当归、熟地黄、生地黄、黄芪、天冬、麦冬、升麻、片黄芩、桃仁、红花、天花粉。

【功效主治】养血活血，祛风止痒。多用于慢性瘙痒性、角化性肥厚性皮肤疾患。

【用量用法】口服，每次 6 g，每日 2 次。

7. 当归饮子丸

【出处】《重订严氏济生方》。

【处方组成】当归、熟地黄、白芍、川芎、何首乌、黄芪、荆芥、白蒺藜、甘草、防风。

【功能主治】养血祛风。多用于慢性瘙痒性、角化性肥厚性皮肤疾患。

【用法用量】口服，每次 6 g，每日 2 次。

8. 复方珍珠暗疮片

【出处】《中华人民共和国药典》2010 年版。

【处方组成】山银花 28 g，黄芩 106 g，猪胆粉 0.65 g，玄参 56 g，山羊角 3 g，赤芍 50 g，川木通 112 g，北沙参 50 g，蒲公英 28 g，黄柏 28 g，地黄 84 g，水牛角浓缩粉 10 g，当归尾 28 g，酒大黄 56 g，珍珠层粉 3 g。

【功能主治】清热解毒，凉血消斑。用于血热蕴阻肌肤所致的粉刺、湿疮，症见颜面部红斑、粉刺疙瘩、脓疱，或皮肤红斑丘疹、瘙痒；痤疮、红斑丘疹性湿疹。

【用法用量】口服，每次 4 片，每日 3 次。

五、用药规律

有研究选取秦汉至今共 884 个处方，统计使用频率最高的治法、核心单味药及药对，具体概括如下。

1. 治法

清热燥湿，解毒止痒是使用频率最高的治则，其次是健脾除湿；滋阴养血，除湿止痒。这与急性者以湿热为主；亚急性者多与脾虚湿恋有关；慢性者多耗伤阴血，血虚风燥病机相吻合，故清热及补益药物使用都比较广泛，因为各型湿疹都本于湿，所以利水渗湿药也占有相当比例，充分体现了本于病机，辨证施治的中医基本治则。

2. 核心单味药

使用频率较高的单味药分别归属于清热药、补虚药、解表药、利水渗湿药、化湿药类别。其中使用频率较高的有白鲜皮、苦参、当归、甘草、生地黄。由此可见，湿疹除了常规清热除湿治法以外，补益药物得到大量运用，充分体现了益气养阴、补血活血病机。

3. 药对

两味药对及三味药对中以清热燥湿药为组合药对比例较大，同时选出频率最高者进行分析。白鲜皮、苦参均为清热燥湿之药，白鲜皮味苦，性寒，归脾、胃经，功能清热燥湿、祛风解毒；苦参味苦，性寒，归心、肝、胃、大肠、膀胱经，功能清热燥湿，又能杀虫止痒，两药相须而用，发挥协同作用以加强清热燥湿之效。在三味药对中加入地肤子，后者味苦，性寒，归膀胱经，功能清热燥湿、止痒，三者合用共起清热燥湿、解毒止痒之效。

第四节 外治法

外治法同内治法一样，需要辨证论治，更重要的是需要根据疾病的不同阶段、皮损的部位和性质，选择相应的外用剂型。湿疹的常见外用剂型包括溶液、洗剂、软膏、粉剂、油剂等。如选用剂型恰当，则可提高疗效，改善皮损症状，达到缩短疗程的目的；反之，不仅达不到治疗目的，更有甚者致使病情加重。

一、剂型选择原则

1）凡红斑、丘疹、小水疱而无渗液者用溶液湿敷或粉剂外扑。红、肿、热、痛或渗液过多者宜用湿敷法。渗液多、表皮糜烂或毛发生长部位忌用掺药。

2）亚急性阶段，红、肿、热、痛减轻，渗液及糜烂少，有鳞屑结痂者宜用中药外洗浸泡，油剂外搽。

3）慢性阶段，有角化、浸润、肥厚等情况，宜用软膏、霜剂或糊剂。

4）头面五官疾患采用湿敷、熏洗或熏蒸。行头面部熏蒸，操作完毕需休息 30 分钟方可外出，防外感风寒之邪。

5）肛门及外阴疾患宜选用湿敷、熏洗、坐浴、外搽等方法，涂药要求厚薄均匀，防毛孔堵塞，并发毛囊炎，面部忌用刺激性强的药物，并注意勿误涂入口、眼部。

6）药物浓度选择，因人而异，遵循由低浓度至高浓度的原则。

7）密切观察药物疗效及反应，发现有过敏、慢性蓄积中毒反应，及时报告医生，认真记录。

二、湿疹常用外用药物剂型的性质及作用特点

（一）溶液

溶液是药物溶于水中，或中药水煎去渣所得的药液。它具有清洁、止痒、消肿、收敛、清热解毒的作用，适用于急性皮肤病，渗出较多或脓性分泌物多的皮损，或伴轻度痂

皮性损害。本药可用于浸渍(湿敷)和熏洗。中医常用药物有苦参、黄柏、马齿苋、生地榆、野菊花、蒲公英、甘草等煎出液或10%黄柏溶液;西医常用的如生理盐水和硼酸溶液等。溶液剂用于湿敷是皮肤病常用的方法,适用于急性红肿渗出糜烂的皮损,或浅表溃疡。使用时将5~6层消毒纱布置于药液中浸透,稍挤拧至不滴水为度,敷于患处,一般每5~10分钟换1次即可;如渗液不多,可10~30分钟换1次。天气较冷时注意保暖。大面积皮损处进行湿敷,溶液浓度宜低。

(二) 粉剂(又名散剂)

粉剂是将药物研成极细粉末的制剂,具有保护、吸收、蒸发、干燥、止痒的作用。适用于无渗液性的急性或亚急性皮炎湿疹类皮肤病。常用药物如青黛散、青白散等。用法为每日2~3次,少许扑于患处。西医粉剂以单纯扑粉(含10%硼酸、20%氧化锌和70%滑石粉)或樟脑扑粉(上药时另加5%樟脑)为例,把干粉扑在无渗液皮损处,每日多次,必要时扑后可包扎以免粉末散落。糜烂、渗液皮损及口腔附近和毛发部不宜用。

(三) 洗剂(又名混悬剂、悬垂剂)

洗剂是水和粉剂混合在一起的制剂,久置后一些不溶于水的药粉沉淀于水底,使用时需振荡摇匀。洗剂具有清凉止痒、保护、干燥、消斑解毒之功,适用于无渗液性的急性或亚急性皮炎类皮肤病。常用药物如荆芥、苦参、金银花、地榆、白鲜皮、野菊花、枯矾、地肤子等。常用洗剂如三黄洗剂、炉甘石洗剂等。如止痒可加1%薄荷脑、樟脑、冰片等;凡小儿面部皮损广泛及冬天最好不用薄荷脑、樟脑等。

(四) 油剂

油剂是将药物放在植物油中煎炸的油剂和用植物油或药油与药粉调和成糊状的油调剂。油剂具有润泽保护、解毒收敛、止痒生肌的作用,适用于亚急性皮炎湿疹中有糜烂、渗出、鳞屑、脓疱、溃疡的皮损。常用药物如炉珠油、甘草油等。常用的植物油为麻油、菜籽油、花生油、茶油等,以麻油最佳,有清凉润肤之功。用法为外搽,每日2~3次。

(五) 软膏

软膏是将药物研成细末,用凡士林、羊毛脂、猪脂或蜂蜜、蜂蜡等作为基质调成均匀、细腻半固体状的剂型。软膏具有保护、润滑、杀菌、止痒、去痂的作用,适用于一切慢性皮肤病具有结痂、皲裂、苔藓样变等皮损。中医常用药物如连柏湿疹膏、冰黄肤乐软膏、寒水石软膏、湿疹膏、黑豆油膏等。用法为每日2~3次外搽,或涂于纱布上敷贴于患部再加包扎,去痂时宜涂得厚些。用于皲裂、苔藓样变皮损时,如加用热烘疗法效果更好。凡滋水较多、糜烂较重的皮损,不宜外涂或敷贴软膏。

三、治疗原则

皮肤病的病变部位多在皮肤或黏膜，采用各种外治法可以减轻患者的自觉症状，并使皮损迅速消退，有些皮肤病单用外治即可达到治疗目的。在使用外治法时，同一皮肤病若皮损情况不同，外治方药也不同；不同性质的皮肤病，若皮损表现相同，处理则可以相仿。掌握外治方法的一些基本原则，临床中即可灵活运用。

（一）分期治疗

1. 急性期

（1）急性期　　治宜清热除湿、收敛止痒。皮损表现为红斑、丘疹、斑丘疹，无渗出者，外治宜用安抚之剂，避免刺激，可选用清热止痒的中药苦参、黄柏、地肤子等煎汤外涂或湿敷，常用的有止痒消炎水、复方炉甘石洗剂等。皮损表现为丘疱疹、水疱、糜烂、渗出者，外治宜用清热收敛之剂，以促进表皮恢复，可选用中药黄柏、生地榆、马齿苋、野菊花等煎汤湿敷或冷湿敷，常用中成药有皮肤康洗液、复方黄柏液、甘霖洗剂等。

（2）亚急性期　　治宜除湿收敛、祛风止痒。皮损表现为少量渗出者，以清热收敛止痒的洗剂外搽或湿敷，常用的有舒乐搽剂、儿肤康搽剂。皮损表现为潮红、鳞屑，无渗出者，以清热除湿、祛风止痒的洗剂。软膏外搽，常用的有舒乐搽剂、儿肤康搽剂、肤疾洗剂、青鹏软膏、消炎癣湿药膏、丹皮酚软膏、冰黄肤乐软膏等。

（3）慢性期　　治宜清热，活血化瘀，润肤止痒。外治原则以活血养血、润肤止痒为主，可选用中药大黄、白鲜皮、枯矾、大枫子、苦参等煎汤外洗。皮损表现为皮肤肥厚浸润、苔藓样变者，以清热、活血化瘀止痒的酊剂、软膏外用或封包，常用青鹏软膏、消炎癣湿药膏、冰黄肤乐软膏、蜈黛软膏等；皮损表现为皮肤干燥粗糙、有鳞屑者，以清热、润肤止痒的软膏外涂，常用的有青鹏软膏、冰黄肤乐软膏、黑豆馏油软膏等。

（二）辨证分型

1. 湿热蕴结证

本证外用止痒消炎水、复方黄柏液、甘霖洗剂等。

2. 脾虚湿蕴证

本证外用舒乐搽剂、儿肤康搽剂、肤疾洗剂、青鹏软膏、除湿止痒软膏、消炎癣湿药膏、丹皮酚软膏、蜈黛软膏、冰黄肤乐软膏等。

3. 血虚风燥证

本证外用药物溻渍、熏蒸等。

（三）特殊部位用药

1. 头面部

有渗出者，常以溶液剂或洗剂湿敷或外搽，常用的有皮肤康洗剂、甘霖洗剂等；无渗出者，以丹皮酚软膏、冰黄肤乐软膏等外涂。涂药后，任其暴露，勿包扎；忌用刺激性强的药物，并注意勿误涂入口、眼部。

2. 外阴部

以皮肤康洗液、复方黄柏液、甘霖洗剂等湿敷、坐浴；若皮肤肥厚、瘙痒剧烈者，以羌月乳膏、冰黄肤乐软膏等外涂。忌用刺激性强的药物。有些药物如皮肤康洗液，需稀释后外用，切忌将原液直接涂抹于患处。

3. 肛门部

以百安洗液、甘霖洗剂等坐浴、熏洗，若皮肤干燥、皲裂者，以冰黄肤乐软膏、除湿止痒软膏等外涂。

4. 手足部

急性、亚急性者，常用皮肤康洗液、除湿止痒洗液、复方炉甘石洗剂等湿敷、浸浴、外搽；慢性肥厚性者，以青鹏软膏、丹皮酚软膏、消炎癣湿药膏等外涂。

5. 乳部

糜烂渗出瘙痒者，常用皮肤康洗液、复方黄柏液等湿敷；若肥厚、皲裂者，可以用消炎癣湿药膏、冰黄肤乐软膏、青鹏软膏、除湿止痒软膏等外涂。

四、常用外用中成药

1. 连柏湿疹膏

【出处】《中医皮肤病学简编》。

【处方】 黄连 31 g，黄柏 31 g，白芷 31 g，轻粉 3 g，冰片 3 g。

【制法】 前三味药，共研为细末，再加后两味研匀，最后加蛋黄油调成油膏。

【用法】 外用。

【功能主治】 慢性湿疹。

2. 湿疹霜

【出处】《朱仁康临床经验集》。

【处方】 青黛 60 g，黄柏末 60 g，氧化锌 620 g，煅石膏末 620 g，麻油 620 g，凡士林 930 g。

【制法】 先将青黛入乳钵内研细，加入黄柏末研和，次加氧化锌研和，再加煅石膏研极细和，最后加入凡士林、麻油调和成膏。

【用法】 临用时薄涂皮损之上。

【功能主治】收湿止痒。治婴儿湿疹或亚急性湿疹，渗水不多者。

3. 冰黄肤乐软膏

【出处】市售成药。

【处方】大黄、硫黄、甘草、薄荷脑、姜黄、黄芩、冰片。

【制法】以上七味，取大黄、姜黄、黄芩、甘草粉碎成极细粉；硫黄研成极细粉；冰片、薄荷脑研匀；将上述极细粉及经配研的冰片、薄荷脑加入软膏基质 918.2 g(基质制备，取甘油 80 g、硬脂酸 120 g、三乙醇胺 30 g、液状石蜡 180 g、石蜡 80 g、羟苯乙酯 1.5 g、蒸馏水加至 1 000 g，置于一容器中，加热至 85～90℃，待完全溶化，停止加热，搅拌至冷凝，即得)，搅拌均匀，制成 1 000 g，即得。

【用法】外用，涂搽患处。每日 3 次。

【功能主治】清热燥湿，活血祛风，止痒消炎。用于湿热蕴结或血热风燥引起的皮肤瘙痒；神经性皮炎、湿疹、足癣及银屑病瘙痒性皮肤病。

4. 炉珠油

【出处】辽宁省大连市第一人民医院皮肤科。

【处方】炉甘石粉 90 g，朱砂 30 g，滑石粉 500 g，冰片 30 g，蓖麻油 750 g。

【制法】用油调匀即可。

【用法】外用。

【功能主治】燥湿清热，解毒止痒。用于治疗急性、亚急性湿疹无明显糜烂渗液者。

5. 三黄洗剂

【出处】《外伤科学》。

【处方】大黄、黄柏、黄芩、苦参各等量。

【制法】共研细末。

【用法】用 10～15 g，加入蒸馏水 100 mL，医用石炭酸 1 mL，摇匀，以棉签蘸搽患处，每日多次。

【功能主治】清热止痒，保护收敛。用于治急性湿疹无渗出者。

6. 炉甘石洗剂

【出处】《外伤科学》。

【处方】炉甘石 15 g，氧化锌 5 g，甘油 5 mL。

【制法】冷开水加至 100 mL。充分摇匀后，直接外涂，每日多次。

【用法用量】临用前根据需要可配入 5%硫黄或 1%～2%冰片，或 1%薄荷。

【功能主治】消炎，清凉，止痒。用于治急性湿疹无渗出者。

7. 甘草油

【出处】《赵炳南临床经验集》。

【处方】甘草 30 g，香油 300 g。

【制法】甘草浸入油内一昼夜，文火将药炸至焦黄，去滓备用。

【用法】 涂敷患处。

【功能主治】 解毒，润肤，清洁疮面，或做赋形剂用。用于治火毒疮疖，溃疡不愈。

8. 青白散

【出处】《朱仁康临床经验集》。

【处方】 青黛 30 g，海螵蛸末 90 g，煅石膏末 370 g，冰片 3 g。

【制法】 先将青黛研细，次加海螵蛸末研和，后加煅石膏末研和，最后将冰片入钵内轻轻研细，加上药少许研和，再加全部药末研和。

【用法】 渗水多时，将药末掺患处，干燥者以香油调涂。

【功能主治】 收湿止痒，消炎退肿。用于治须疮、湿疹、过敏性皮炎。

9. 湿疹膏

【出处】《朱仁康临床经验集》。

【处方】 青黛 60 g，黄柏末 60 g，氧化锌 620 g，煅石膏末 620 g，麻油 620 g，凡士林 930 g。

【制法】 先将青黛入乳钵内研细，加入黄柏末研和，次加氧化锌研和，再加煅石膏研极细和，最后加入凡士林、麻油调和成膏。

【用法】 临用时薄涂皮损之上。

【功能主治】 收湿止痒。用于治婴儿湿疹或亚急性湿疹，渗水不多者。

10. 黑豆油膏

【出处】《赵炳南临床经验集》。

【处方】 5%黑豆油，15%氧化锌。

【用法】 直接涂于皮损处。

【功能主治】 止痒，使角质还原。用于治慢性湿疹。

五、中医外治用药规律

娄方璐等对古今湿疹中医外治方进行收集并频度分析，总结其治法和方药特点。研究与整理湿疹中医外治处方合计 838 首。发现中医外治湿疹有如下特点。

1）治法以清热、燥湿、祛风为主。

2）用药以清热药、解毒杀虫药、燥湿止痒药、解表药等为主，其中以苦参、黄柏、白鲜皮、黄连、冰片、枯矾、苍术等为核心药物。

3）药味以苦、辛二味为主，药性以寒性为多。

4）常用药对为苦参、黄柏；常用剂型为溶液；也有使用毒性药物，以古代方剂明显。

第五节　针灸疗法和刺络放血疗法

一、针灸疗法

中医学认为慢性湿疹与风湿热邪侵袭皮肤有关，多由饮食不节、思虑过度等引起，发病机制为"停滞为湿，郁久化热，湿热互搏，蕴于肌肤"，通过针灸治疗可打通体表经络，促使气血正常运行，达到调整脏腑平衡、促使病变皮肤恢复的治疗效果。

（一）针灸的作用

1）针灸能增强体质，提高机体的抗病功能，使机体以最佳的状态积极配合药物清除和消灭机体内的病原物质，达到针药协同增效的治疗目的。

2）针灸能特异性地调整靶器官的功能，增加器官对药物的亲和力，增加药物在机体的靶向效应。

（二）理论依据

有研究表明，针药结合之所以能够增加疗效可能是因为从分子基因水平影响相应受体，使其与药物相适应的受体表达增多，从而增加病变器官细胞与药物之间的亲和力，这一过程很可能是影响针灸与中药协同增效的主要因素。

（三）循经取穴规律

1. 足太阴脾经

针灸取穴以足太阴脾经使用频率最大。"诸湿肿满，皆属于脾"，本病主要从脾论治，脾经的三阴交、阴陵泉为健脾利湿的最佳搭配，配血海以活血化瘀生新。

2. 阳明经

阳明经多气多血，中医学素有"治风先治血，血行风自灭"之说，所以取手阳明大肠经的曲池、合谷等穴以清热凉血、祛风止痒。

3. 足太阳膀胱经

本病病在肌肤腠理，在表，而足太阳膀胱经主一身之表，背俞穴乃脏腑精气输注之所，故取膀胱经上的肺俞、脾俞等穴补养脏腑之气以驱邪外出。足太阳膀胱经与督脉并行，经气相通，背俞穴可同调两经气血，发挥振奋阳气、平衡阴阳的作用。曲池、血海、足三里、三阴交四穴为最，作为主穴配伍使用。

4. 心经、心包经

本病的最主要和突出症状为瘙痒。"诸痛痒疮，皆属于心"，临床上常配伍心经、心包经穴位，如神门、内关等安神止痒。

（四）分期取穴规律

1. 早期

早期以清热利湿、活血化瘀为主，取穴三阴交、阴陵泉、血海、曲池等。

2. 后期

后期以健脾养血、滋阴润燥为主，取穴三阴交、血海、脾俞、膈俞等。

（五）局部取穴规律

1. 上肢者

上肢取合谷、曲池、手三里、外关等。多发于头皮者加百会、风池。

2. 下肢者

下肢取委中、足三里、血海等。

经络系统在人体"内属于腑脏，外络于肢节"，针灸治病即根据经络与脏腑在生理病理上相互作用、相互影响的机制，根据疾病的证候属性，通过经穴配伍及针刺手法以补虚泻实、清热凉血、祛风止痒、疏通经络、调和气血，使机体归于阴平阳秘，增强机体调节能力，恢复其正常的生理功能。同时药物治疗也是以经络为途径，通过经络的传导转输，使药到病所，发挥其治疗作用。综合以上论述，针灸和中药配合治疗湿疹，能优势互补，发挥出比单独使用一种方法更佳的治疗效果。

二、刺络放血疗法

近年来临床采用三棱针、梅花针、火针、自血穴位注射的刺血疗法配合艾灸、拔罐及中药，在治疗湿疹上取得了较好疗效。三棱针疗法是用三棱针刺破血络和腧穴，放出少量血液，或挤出少量液体，或挑断皮下纤维组织，以治疗疾病的方法。可单独穴位刺血，或配合拔罐、灸法、药物治疗。

刺血疗法治疗湿疹疗效确定，具有简、便、廉、验的特点，且安全可靠，值得推广。对它的研究也有待进一步开展。

第六节　其他中医特色疗法

一、熏药法和熏洗法

（一）熏药法

1. 概述

熏药法是我国劳动人民在长期临床实践中，在灸法的基础上发展起来的治疗外科和皮肤科疾病的一种外治法。民间流传有用桑枝、谷糠、草纸等各种中药配方点燃后烟熏治疗疾病的方法，在中医文献中也有类似这方面的记载。

2. 熏药方

癣症熏药方

【出处】《赵炳南临床经验集》。

【处方】 苍术、黄柏、苦参、防风各 10 g，大枫子、白鲜皮各 30 g，松香、鹤虱草各 12 g，五倍子 15 g，共研细末。

【用法】 用较厚草纸卷药末成纸卷，炊烟熏皮损处。每日 1～2 次，每次 15～30 分钟，温度以患者能耐受为宜。

【功用】 除湿祛风，杀虫止痒。

【方解】 方中苍术燥湿；黄柏、苦参、防风清热祛湿毒，消炎止痒；大枫子杀虫、解风毒、止痒而又润肤；鹤虱草杀虫；白鲜皮杀虫、止痒、祛湿；五倍子收涩杀虫；松香收敛止痒。

【适应证】 神经性皮炎（癣症）、慢性湿疹（顽湿疡）、皮肤淀粉样变（松皮癣）、皮肤病痒症（痒疹）。

（二）熏洗法

1. 概述

不同于熏药，熏洗是用药物煎汤趁热在皮肤或患处进行熏蒸、淋洗的治疗方法（一般先用药汤蒸汽熏，待药液变温时再洗）。此疗法是借助药力和热力，通过皮肤、黏膜作用于肌体，促使腠理疏通、脉络调和、气血流畅，从而达到预防和治疗疾病的目的。药浴是针对全身性泛发性皮肤病，可用中药 0.5 kg 加水 5 kg 煮后倾入浴盆内，进行药浴，每日或隔日 1 次，每次以 30 分钟为宜，注意温度不宜过高。

2. 作用

1）促进血液循环，改善体内氧化过程，促进代谢功能。

2）软化上皮，使药物利于透入皮肤。

3）清洁皮肤。因所用药物不同，又分别有消毒、杀菌、杀虫、收敛、止痒、消炎、抗皮脂溢作用。

3. 常用熏洗方

（1）臭梧桐洗剂

【出处】《中医皮肤病学简编》。

【处方】臭梧桐 31 g，野菊花 31 g，地肤子 31 g，明矾 10 g。

【用法】水煎，熏洗。

【适应证】慢性湿疹。

（2）徐长卿洗剂

【出处】《中医皮肤病学简编》。

【处方】徐长卿 31 g。

【制法】上药加水煎煮，去渣。

【用法】外洗患处。

【适应证】用于湿疹、皮肤瘙痒症、鹅掌风、银屑病、荨麻疹、带状疱疹、顽癣等。

（3）千里光洗剂

【出处】《中医皮肤病学简编》。

【处方】千里光 31～93 g。

【制法】上药用纱布捆包，加水 1 000～1 500 mL，煎煮 5～10 分钟，去渣。

【用法】熏洗患部。

【适应证】用于湿疹、皮炎等。

（4）地肤子洗剂

【出处】《中医皮肤病学简编》。

【处方】地肤子 12 g，防风 10 g，独活 10 g，荆芥 10 g，白芷 10 g，赤芍 10 g，川椒 10 g，桑白皮 10 g，苦参 10 g。

【制法】用水 1.5 L 煎沸。

【用法】洗浴。

【适应证】用于皮肤瘙痒症。

（5）蛇床子洗剂

【出处】《中医皮肤病学简编》。

【处方】蛇床子 31 g，苦参 31 g，威灵仙 9 g，苍术 9 g，黄柏 9 g，明矾 9 g。

【制法】水煎。

【用法】熏洗。

【适应证】用于急性湿疹。

（6）椒柏洗剂

【出处】《中医皮肤病学简编》。

【处方】川椒 15 g，黄柏 15 g，蛇床子 15 g，生苍术 12 g，石菖蒲 12 g，荆芥 9 g，金银花 9 g，连翘 9 g，白芷 6 g，明矾 6 g，刺蒺藜 6 g，生甘草 6 g，蝉蜕 9 g。

【用法】水煎，熏洗。慢性者，加大枫子。

【适应证】急性湿疹，初见皮肤潮红赤热，继起粟粒丘疹，易于湿润流水。

（7）芒硝汤

【出处】刘昌仁. 芒硝汤治疗“肾囊风”有效. 新中医，1984(6)：23。

【处方】芒硝（玄明粉亦可）30 g，食盐一撮。

【用法】上药一次倾入盆内，以沸水适量溶化，候温浸洗，每日 3～5 次。

【适应证】阴囊湿疹。

（8）止痒洗剂

【出处】王心祥. “止痒洗剂”治疗皮肤病. 江苏中医药，1988(4)：33。

【处方】荆芥、防风、苦参、蝉蜕、蛇床子、白鲜皮、苍术、金银花、当归、川椒、黄芩、黄芪各 30 g。

【用法】每日 1 剂，水煎外洗 3 次以上，每次 10 分钟。

【适应证】婴儿湿疹、阴囊湿疹、慢性湿疹、脓疱疮等。

【疗效】治疗 161 例，治愈 100 例，好转 57 例，无效 4 例。婴儿湿疹及脓疱疮疗效最佳。

（三）注意事项

1）掌握药液温度防烫伤，熏洗药温一般为 40～50℃。反应迟钝者，老年、儿童患者不超过 50℃。浸渍温度为 35～40℃，温水药浴温度为 36～37℃，热水药浴温度为 38～40℃。

2）根据病证及皮损特点，辨证采用清热解毒、祛风止痒、温经通络、杀虫止痒、养血润肤之中草药。瘙痒性皮肤病，禁用砷、矾、砒、樟脑、酒精刺激性药物。

3）操作过程注意避风保暖，室温保持在 20～22℃。

4）所有用物需清洁消毒，执行一人一具一用一消毒，防交叉感染。

5）有伤口者严格执行无菌技术操作规程，先揭去敷料，熏洗完毕更换无菌敷料重新固定，防脱落。

6）疗程：每次 30 分钟，每日 1 次，7 日为 1 个疗程。

二、中药溻渍

（一）概述

溻渍疗法系以水溶性药液，浸湿敷料，敷于皮损上以达到治疗的目的。常用者为冷溻渍。

方法：以6～8层脱脂纱布浸湿药液（药液不加热，以不滴水为度）贴敷患部，每隔数分钟拿下，重复浸湿药液，继续敷，亦可将药液频频滴于纱布上，务使保持一定湿度。如急性病症已消退，渗液减少，可改为间歇溻渍，即日间应用3～4次，每次1～2小时，夜间停用，涂氧化锌油膏。

适应证：急性湿疹或皮炎潮红、肿胀及有渗液糜烂期。亚急性皮肤炎有血行不良时，不宜用冷敷。

（二）作用

1）溻渍的冷却作用可收缩末梢血管，促使充血减轻、渗出减少；传导及放散局部炎症蓄热，抑制末梢神经病理性冲动，减轻局部不适感，从而发挥其消炎、镇定、止痒和抑制渗出等作用。

2）敷贴的湿布可吸取皮损表面的浆液或脓液，软化并清除皮损表面痂皮或其他附着物。

3）溻渍可使表皮角质层膨胀，有利于药物透入皮肤。

4）溻渍时保护皮损，隔绝刺激，免受外界微生物的影响。

（三）常用药物

溻渍所用药液，一般均为浓度较低的弱酸性收敛性药液。常用2%～3%硼酸水，2%～3%醋酸铅溶液，复方硫酸铜溶液（含硫酸铜0.025%，硫酸锌0.1%），1%～2%复方间苯二酚溶液[含间苯二酚0.25%，硼酸0.75%，鞣酸（单宁酸）溶液2%～3%等]。有继发化脓感染时，可加入0.1%或0.05%依沙吖啶。具有清热、收敛、渗湿作用的中草药有马齿苋、生地榆、黄柏、土大黄（羊蹄跟）、千里光、蛇床子、虎杖、甘草、明矾、棕榈炭、鬼箭羽、野菊花、徐长卿、桑叶、石榴皮及茶叶等，水煎为2%～5%溶液，或用其水浸液，有抗菌、收敛、止痒、消炎等作用，用于治疗溻渍疗效均好。米记水（淘米水，除去尘土）煮沸后做溻渍法，对急性过敏性皮炎有较好疗效。

（四）注意事项

使用溻渍法，必须选择适当的方法，否则不仅疗效减低，甚至可引起相反效果。通常在使用此种方法时，应注意以下几个方面。

1）敷料更换时间：敷料必须定时更换，借以保持敷料的适当温度和湿度。一般冷溻渍每隔2～3分钟取下重复浸湿，继续使用，或以药液频频滴于纱布上。为了不因交换敷料而影响患者休息，可日间湿敷，夜晚停止，改用氧化锌油膏，或中药甘草油调敷祛湿散。

2）应用的部位和面积：应用溻渍法必须使敷料密切贴敷于皮损面，方能取得较好的疗效。对于耳后、颜面、肛周、外阴指趾间等部位，应特别注意应用溻渍时面积勿过大，一般不应超过全身面积的 1/3，特别对于老人或幼儿，以及用于颈胸等部位时，应予注意。冬季最好勿在颈、胸等部位应用冷溻渍。

三、葛布药油袋疗法

（一）概述

葛布药油袋疗法是中医的一种传统治疗剂型。应用简便清洁，疗效确实。本疗法方剂甚多，兹介绍我们所用者如下。

（二）药方

【处方】 花椒 15 g，轻粉 9 g，樟脑 9 g，雄黄 15 g，枯矾 15 g，蛇床子 15 g，水银 15 g，杏仁 30 g，大枫子 30 g，木鳖子 30 g，核桃仁 90 g。

【配法】 将杏仁、大枫子、木鳖子、核桃仁共捣烂，加入水银，搅拌均匀，再研前六味药共制为粉末（花椒要先去目，稍焙干），加入调匀，可适量加入植物油或动物油，装入葛布袋内，扎口后放入小铁筒内，盖上筒盖。

【用法及注意事项】 用时打开盖子，取出葛布袋，用手轻轻挤压袋子，使袋面有少量药油渗出，然后直接涂搽患处。用后仍收入筒内，盖好筒盖，用肥皂将手洗净。

【适应证】 神经性皮炎、慢性湿疹、银屑病等慢性瘙痒性皮肤病。

【禁忌证】 对汞过敏者禁用；急性皮炎时慎用，搽后若引起皮炎时停用。

四、蒸发罨(Yan)包

1. 概述

本法属于封闭式冷热交换湿敷范畴，但其功用法则与湿敷有所不同，也不同于外科的热敷法。实践证明，如适应证选择适宜，用本法合适，疗效甚好。

2. 方法

1）将预制的脱脂棉垫，放入药液，加热煮沸，然后取出，略加绞拧，趁热敷于患处，注意绞拧勿过干，需保持特定湿度，以包后药液不溢流为度。同时，也不宜过热，可以用手试之，以皮肤能耐受为度。

2）棉花上可盖以有针刺小孔的塑料薄膜或油纸（可用缝衣针刺为若干小孔）外加绷带，每 2～3 小时交换 1 次。绷带包扎勿过紧，以免妨碍局部血行。

3. 作用

1）由于热的蒸发和棉花纤维的引流作用，可吸附皮损渗液及分泌物。

2）罨包初敷时，由于热的作用，可抑制皮肤末梢神经的病理性冲动，故止痒效果甚好，热又能使部分血管扩张，促进血行，使炎性浸润消散，增加局部白细胞吞噬作用，增加机体抗菌能力。

3）罨包敷用一定时间后，逐渐由热变冷，由于热冷交替作用，可改善末梢血管舒缩功能，有助于炎症的减轻和消散。

4）由于罨包绷带的加压作用，可促使药物易于透入皮肤。

5）保护皮面，隔绝外界刺激，防止继发感染。

4. 适应证

1）急性湿疹或其他急性炎症性皮肤病，渗出明显、瘙痒剧烈时，运用效果最好。根据我们多年来的临床实践经验，在急性湿疹渗出特别明显时，运用蒸发罨包常较冷敷的效果为好。此外，在应用冷湿敷不便时，如婴儿颜面部急性湿疹渗出较多时，可选用蒸发罨包，常有较好的效果。

2）亚急性皮肤炎症局部血行不畅，且有瘀血状况时，运用本法优于冷敷。

3）慢性溃疡（如小腿静脉曲张性溃疡等），如有脓性分泌物，肉芽不新鲜者，应用本法可加速溃疡面清洁，有助于愈合。

4）静脉注射药液属于皮下或其他皮下刺激性炎症浸润硬结时，运用蒸发罨包，常可使炎性浸润吸收消散。

5. 常用药物

药物与中药溻渍同。

6. 注意事项

应用本法注意事项基本与中药溻渍同。此外还需注意以下各项。

1）交换时间：必须定时交换，视局部炎症轻重程度，一般每隔 2～3 小时交换 1 次。若炎性渗出明显时，敷料交换时间可缩短为 1～2 小时，否则，不仅效果减低，且可使敷料粘于糜烂的皮损面，增加对糜烂面的刺激。

2）对于耳后、颜面、肛周外阴、指（趾）间等部位，罨包时应以棉花浸湿药液垫于凹陷部，使敷料密着于皮损面。对颈胸等部位应用时，缠包绷带的松紧度应适宜，以患者感到舒适为度。

3）关于罨包所用棉花的厚度及敷料交换的问题：蒸发罨包所用棉花的厚度应适宜，过薄药液易于蒸发，湿度也不易保持，所用棉花以厚 3～4 cm 为宜（挤拧后约 2 cm 厚）。如皮损有糜烂时，在交换敷料时徐徐取下，如发现有粘着皮面时，可于敷料上滴注药液，使其浸透，然后轻轻取下，切勿强行剥取，以免损伤皮损表面。如皮损炎症明显渗液过多时，亦可于糜烂面上先涂 0.05％硝酸银溶液，然后再用蒸发罨包。

4）如脱脂棉不易备办时，也可用清洁柔软毛巾折叠为 4～6 层以代替脱脂棉（如有新毛巾更好，因其吸水力较强）。但其效果稍逊于脱脂棉。

第七节　临床报道及研究进展

一、临床报道

（一）内治法

1. 龙胆泻肝汤

龙胆泻肝汤（出自《医方集解》）由龙胆草、黄芩、栀子、泽泻、木通、车前子、当归、生地黄、柴胡、甘草十味药物组成，是清肝泻火、清利湿热的常用方剂。罗继红等观察发现本方能有效改善慢性湿疹的临床症状和体征。

结果：86 例中痊愈 55 例，好转 28 例。

2. 湿疹发病原因

袁嘉陵认为机体内"湿"和"热"是湿疹的发病原因，也是很多过敏性疾病的主要发病原因，他将湿疹分为 2 型。

1）热重于湿型，治以清热利湿、凉血，药用龙胆草、白茅根、生地黄、生石膏、车前草、黄柏。

结果：252 例中痊愈 183 例，有效 42 例，无效 27 例。

2）湿重于热型，治以健脾利湿、清热，药用茯苓、白术、栀子、泽泻、枳壳、茵陈、生地黄、竹叶、灯心草、生甘草。

结果：98 例中痊愈 45 例，有效 39 例，无效 14 例。

3. 湿疹分型各家学说

（1）郭建英等根据病因将湿疹分为 5 型

1）外感风邪型：治以辛凉散风，方选消风散加减（僵蚕、地龙、蝉蜕、牛蒡子、菊花、薄荷、苍耳子、荆芥、防风、蛇床子、五味子、绿豆衣、甘草）。

2）湿邪偏盛型：治以芳香化湿，药用藿香、佩兰、青蒿、滑石、羌活、苦参、地肤子、龙胆草、黄柏、甘草。

3）热邪偏盛型：治以清热解毒，方选犀角地黄汤加减（水牛角、生地黄、牡丹皮、绿豆衣、生石膏、野菊花、蝉蜕、甘草等）。

4）脾湿蕴蒸型：治以通腑清肺、健脾利湿，方选凉膈散加减（连翘、栀子、黄芩、薄荷、大黄、芒硝、甘草、淡竹叶），随证加减地龙、土鳖虫、乌梢蛇、黄芩等。

5）血燥生风型：治以养血祛风，方用养血定风汤（生地黄、当归、赤芍、川芎、天冬、麦冬、僵蚕、鲜首乌、牡丹皮），随证加减乌梢蛇、水蛭、僵蚕、地龙、玄参、甘草等。

结果：治疗 1 个疗程皮肤损害完全消失，无其他不适。随访未复发者 33 例连续用 2 个疗程以上效果不明显者仅 1 例。

(2) 吴胜利等总结马绍尧的辨证经验将湿疹分为 3 型

1) 湿热型：治以凉血清热利湿，药用生地黄、赤芍、牡丹皮、白鲜皮、地肤子、苦参、茵陈、蒲公英、金银花、生甘草。

2) 湿阻型：治以清热利湿，药用茵陈、蒲公英、苍术、黄柏、土茯苓、车前草、泽泻、白花蛇舌草、生薏苡仁、滑石、生甘草。

3) 血燥型：治以养血祛风、清热化湿，药用生地黄、当归、白芍、小胡麻、白鲜皮、地肤子、蛇床子、地龙、金银花、紫草、制大黄、生甘草。

结果：治疗 300 例，总痊愈率为 45.67%，总有效率为 94.0%。

(3) 张月桂将湿疹分为 3 型

1) 湿热浸淫型：治以清热利湿、凉血。内服方选清热除湿汤加减(龙胆草、黄芩、白茅根、车前草、生石膏、六一散、生地黄、大青叶、白鲜皮、马齿苋)。外用配合中药湿敷，每日 2 次，配合祛湿散，以达除湿止痒之疗效。

2) 脾虚湿蕴型：治以健脾利湿、清热燥湿。内服方选除湿止痒汤加减(赤苓皮、生白术、黄芩、栀子、生甘草、泽泻、茵陈、枳壳、竹叶、生地黄、灯心草、苦参)。外用马齿苋、黄柏等煎剂湿敷，敷毕外用祛湿散，有感染者外用消炎散，以达祛湿解毒止痒之效力。

3) 血虚风燥型：治以养血润肤、祛风止痒、健脾利湿。内服方选健脾润肤汤或当归饮子加减(党参、云苓、苍术、白术、猪苓、当归、丹参、鸡血藤、赤芍、白芍、何首乌、陈皮)。外用养血润肤、活血祛风止痒之中药药浴，配合外搽普连膏、氧化锌软膏，以达到润肤止痒之目的。

结果：总计 105 例，治愈 54 例，好转 22 例。

(4) 胡克敏等将湿疹分为 2 型

1) 湿热型：治以清热利湿汤，药用龙胆草、苦参、山栀子、柴胡、白鲜皮、虎杖、地肤子、土茯苓、生地黄。外用药：自制青珍散加麻油外涂或用散剂扑于皮损。

2) 血虚风燥型：治以清燥润肤汤，药用生地黄、赤芍、玄参、僵蚕、胡麻仁、徐长卿、地骨皮、桑白皮、苦参、白鲜皮、地肤子。外用药：自制润肤膏。

4. 中药治疗湿疹的疗效及安全性

王禹毅观察中药治疗阴虚湿滞型湿疹的疗效及安全性。将中医综合治疗组予以中药口服配合肤光洗剂外用。西医治疗组予盐酸左西替利嗪口服和复方氟米松外用。

结果：20 日后，2 组治疗前后 EASI 评分、瘙痒程度评分的降低程度相当，且无严重的不良反应。

(二) 外治法

1) 王敏用除湿止痒汤治疗女性阴部湿疹。中药治疗组予除湿止痒汤熏蒸联合外洗治疗(蛇床子、黄连、黄柏、白鲜皮、地肤子、苦参、虎杖、紫花地丁、茵陈、萹蓄、冰片、花椒、甘草等)，每日 1 剂，分为 2 份，每日早、晚 2 次对患处进行熏蒸和外洗。西药对照组予吡美莫司乳骨外涂治疗。结果发现，治疗组的皮损指标和阴道分泌物明显好于治疗前，痊愈及总有效率均明显高于对照组。

2）冯常青用溻渍法治疗慢性湿疹。中药溻渍组选用溻渍方(蛇床子 30 g，苦参 30 g，黄连 25 g，白鲜皮 25 g，地肤子 25 g，防风 20 g，荆芥 10 g，花椒 5 g，甘草 10 g，紫花地丁 15 g，地榆 10 g 等)，每日 2 次溻渍。西药对照组选用卤米松乳膏，每日 2 次外涂。治疗后两组血清 IL－2、IL－4、IL－10、IgE、白细胞三烯 B4(LTB4)、白细胞三烯 C4(LTC4)均下降，IFN－r 升高，其中，中药溻渍组下降及升高幅度皆大于西药对照组，说明中药溻渍治疗效果更为乐观。

（三）针灸和刺络放血疗法

1）王书良等应用三棱针点刺配合拔罐治疗下肢湿疹并对其进行疗效观察。治疗组取阿是穴(湿疹部位)、大椎、肺俞、膈俞、脾俞，以三棱针点刺肌肉丰厚处后迅速拔以火罐；对照组口服西替利嗪并外用丁酸氢化可的松软膏外涂。

结果：治疗组 53 例有效，对照组 42 例有效。

2）贺林等对 20 例湿疹患者施以刺络拔罐配合耳尖放血治疗，治疗 2～3 个疗程后，有效 20 例，总有效率为 100%。

3）马新等通过对 10 例湿热蕴肤型急性湿疹患者针刺配合点刺放血治疗。施以针刺血海、三阴交、曲池、合谷，耳尖点刺放血取脾俞、膈俞、委中、大椎穴及皮损局部刺络拔罐，观察针刺及刺络放血拔罐治疗湿热蕴肤型急性湿疹的疗效。结果 10 例患者均有效。

4）邓肖英用三棱针、梅花针治疗急性湿疹患者。将 90 例急性湿疹患者随机分为 2 组，治疗组 46 例采用三棱针点刺病变部位与梅花针刺络拔罐结合艾灸治疗，对照组 44 例采用口氯苯那敏、糖钙片及外用曲咪新乳膏治疗。治疗组总有效率为 100.0%，痊愈率为 58.7%。对照组总有效率为 84.1%，痊愈率为 18.2%。两组痊愈率比较差异有高度统计学意义($P<0.01$)。

5）徐维等治疗下肢顽固性湿疹患者。将 48 例患者随机分为治疗组和对照组，治疗组在阿是穴和背俞穴放血的基础上结合神阙穴温灸，对照组给予盐酸西替利嗪片联合曲安奈德益康唑乳膏治疗，治疗后治疗组疗效优于对照组。

6）杨会生等对针灸治疗慢性湿疹进行临床综合疗效的系统评价。纳入 15 篇文献，共计 1171 例慢性湿疹患者。Meta 分析结果显示，在临床综合疗效方面实验组和对照组比较，RR＝1.21，95%CI(1.11，1.24)，$P< 0.0001$。结果表明针灸治疗慢性湿疹的临床综合疗效高于对照组。

7）蓝海冰等观察贺氏针灸三通法治疗慢性湿疹的临床疗效。发现三通法治疗组在改善慢性湿疹的表皮剥蚀、苔藓样变及缓解瘙痒方面优于对照组外用糠酸莫米松软膏组，且复发率低。

二、研究进展

(一) 中药内治

1. 急性、亚急性湿疹

李忻红等研究湿疹1号对脾虚型豚鼠急性湿疹模型K17、LTB4和LTC4的影响及其机制。内服湿疹1号(苦参10 g,地黄15 g,苍术15 g,赤芍20 g,甘草10 g,泽泻20 g,防风20 g,知母15 g,车前子15 g,荆芥15 g,白花蛇舌草20 g,牡丹皮15 g,白鲜皮20 g,茯苓20 g,蝉蜕15 g,当归20 g,石膏25 g,陈皮20 g)。通过饮食不节和疲劳过度方式建立豚鼠脾虚证模型,采用Doyora法建立豚鼠急性湿疹模型。结果发现,脾虚型豚鼠急性湿疹K17、LTB4和LTC4水平降低,提示湿疹1号具有减轻变应性炎症的作用。进一步实验发现,湿疹1号能有效抑制皮损中嗜酸粒细胞阳离子蛋白(ECP)水平的表达,并调节$CD4^+$ T淋巴细胞和$CD8^+$ T淋巴细胞之间的平衡,进而调节人体免疫功能。

2. 慢性湿疹

1) 王妍清发现润肤止痒汤改善慢性湿疹局部皮损可能与降低凋亡通路中促凋亡蛋白表达,调节局部皮损免疫平衡有关。实验发现,Bcl-2及Bax蛋白空白对照组表达最明显,中药组与西药组表达低于空白对照组,正常对照组表达最低。考虑其机制是因为慢性湿疹模型部位促凋亡蛋白大量表达,经中药灌胃治疗后,可降低凋亡通路中促凋亡蛋白表达,调节局部皮损免疫平衡,使局部皮损改善。

2) 邬成霖等通过实验研究中药复方除湿汤对豚鼠慢性湿疹动物模型的影响及其机制。中药组用除湿汤(由萆薢、车前子、连翘、首乌、炙黄芪、当归、生地黄、茯苓、荆芥、防风、乌梢蛇、柴胡、赤芍、牡丹皮等组成)。予豚鼠连续15天灌胃。发现除湿汤能明显升高CD4、IL-2水平,降低IL-4水平,且皮肤病理改变与生理盐水组比有明显变化。探讨除湿汤对豚鼠慢性湿疹的疗效机制可能与其调节细胞免疫功能的作用有关。

3) 任建香通过实验观察凉血祛湿汤(生地黄20 g,牡丹皮10 g,龙胆草10 g,赤芍10 g,苦参10 g,滑石10 g,白鲜皮10 g,地肤子10 g,车前子10 g,甘草6 g)治疗血热型湿疹的疗效,发现其机制可能与调节Th细胞亚群的失衡有关。对照组予以盐酸西替利嗪片和丁酸氯化可的松乳膏外用。观察组予以凉血祛湿汤。研究发现,治疗后观察组与对照组相比IL-4及IL-10降低程度更明显,IL-2及IFN-γ水平升高程度更显著;治疗后两组EASI积分均较治疗前显著降低,且观察组较对照组降低程度更为明显。

4) 王中元通过实验观察健脾除湿方(人参12 g,茯苓10 g,白术9 g,莲子肉20 g,砂仁12 g,薏苡仁12 g,苦参9 g,白鲜皮9 g,白扁豆10 g,山药10 g,滑石9 g,泽泻10 g,萆薢12 g,甘草9 g)治疗慢性湿疹脾虚湿蕴证的疗效,分析其机制可能与降低血清中 TNF-α、IL-1 和 IL-18 水平相关。发现予盐酸西替利嗪片和健脾祛湿方的治疗组皮疹形态、皮疹面积评分及 EASI 评分明显低于予盐酸西替利嗪片的对照组；治疗组有效率明显高于对照组且治疗后血清中 TNF-α、IL-1 和 IL-18 显著低于对照组。

（二）中药外治

1. 急性、亚急性湿疹

1）沈冯君等通过实验研究外用复方黄苦膏剂（黄连、蛇床子、马齿苋、苦参、黄芩）对迟发性变态反应湿疹模型动物的治疗作用。结果发现复方黄苦膏剂可明显抑制小鼠耳肿胀，并对组胺所致豚鼠皮肤瘙痒有极显著的止痒作用。实验证明复方黄苦膏剂对湿疹模型动物具有明显的抑制肿胀，减轻表皮增厚、表皮溃疡及真皮炎细胞浸润作用；有极显著的止痒作用，且量效关系成正比。

2）金磊等通过实验研究不同剂量冰片对中药乳膏体外透皮吸收的影响，发现与空白对照组比较，含质量浓度 1%、3%冰片的湿疹乳膏对二甲苯致小鼠耳廓肿胀急性炎症及 2,4-二硝基氯苯诱发的小鼠过敏性接触性皮炎有明显抑制作用；与曲咪新乳膏比较，质量浓度 1%、3%冰片的湿疹乳膏均能降低血清 IL-4 水平。结果发现，含质量浓度 1%合成冰片的复方中药湿疹乳膏体外透皮吸收效果良好，可有效抗炎及抑制迟发型变态反应，提示合成冰片是改良中药乳膏组分的理想药物。

3）肖桂林运用姜黄消痤搽剂（姜黄、重楼、杠板归、一枝黄花、土荆芥、绞股蓝、珊瑚姜等）治疗亚急性湿疹，与派瑞松乳膏的临床疗效进行对比，疗程 2 周。结果：治疗组有效率为 82.5%，对照组有效率为 86.1%，提示姜黄消痤搽剂与派瑞松乳膏治疗亚急性湿疹 2 周的有效率接近。

2. 慢性湿疹

1）周光等观察外用华佗麻药加减方（麻黄、当归、黄柏、马齿苋、川乌头、草乌头）对豚鼠局限性湿疹样模型的疗效，评价其对皮损及组织形态学的作用。用二硝基氯苯（DNCB）建立慢性湿疹模型。阳性对照为丁酸氢化可的松，阴性对照为乳膏基质。经治疗 2 周后，华佗麻药加减方组症状评分明显降低，与基质组比较差异有显著性意义（$P<0.05$），氢化可的松组与华佗麻药加减方组比较无显著性差异（$P>0.05$），两组的疗效指数均大于 50%。实验证明华佗麻药加减方与氢化可的松疗效相当，对豚鼠慢性湿疹具有较好的治疗作用。

2）沈冯君等研究外用复方黄苦膏剂（黄连、蛇床子、马齿苋、苦参、黄芩）对湿疹模型动物的治疗作用。结果发现复方黄苦膏剂可明显抑制小鼠耳肿胀，并对组胺所致豚鼠皮肤瘙痒有极显著的止痒作用。实验证明复方黄苦膏剂对湿疹模型动物具有明显的抑制肿胀，减轻表皮增厚、表皮溃疡及真皮炎细胞浸润作用；有极显著的止痒作用，且量效关系成正比。

第八节 湿疹医案

一、朱仁康医案

朱仁康治疗湿疹医案中泛发性湿疹及脂溢性湿疹占了颇多篇幅，故本书选取部分医案进行详述。

朱老将湿疹分为4型：① 脾湿证，多见于亚急性湿疹或泛发性湿疹。其主症为皮损暗淡不红，多见隐在皮肤内的水疱，搔抓后见渗出，后期皮肤干燥脱屑。可有面色无华，纳差，大便溏薄或腹胀等脾虚证候，舌质淡，苔薄白或薄腻，脉缓滑。治以温阳健脾，芳香化湿之剂，拟健脾除湿汤，由除湿胃苓汤加减而成，药用炒白术、苍术、陈皮健脾燥湿；猪苓、茯苓、泽泻、六一散淡渗利湿；尤其加入桂枝通阳化气。② 血热证，相当于丘疹性湿疹。其主症为皮损以红斑丘疹为主，渗液不多，剧烈瘙痒可见抓破出血，以夜间为甚。舌质红，苔薄白或薄黄，脉弦数。治以凉血清热，消风止痒之剂，拟凉血除湿汤，药用生地黄、牡丹皮、赤芍凉血清热；苦参、地肤子、白鲜皮、海桐皮、豨莶草、二妙丸、六一散清热利湿；忍冬藤清热解毒。外用药可选用三石水或九华粉洗剂。③ 湿热型，多见于急性湿疹、脂溢性湿疹、慢性湿疹急性发作期。其主症为发病迅速，皮肤灼热红肿，或见大片红斑、丘疹、丘疱疹、渗液多，至黄水淋漓，结痂后如松脂。大便偏干，小便黄赤，舌质红，苔黄或黄腻，脉滑数。治以利湿清热为主，拟清热利湿方，由龙胆泻肝汤去龙胆草、栀子而成，药用黄芩燥湿清热；赤芍、泽泻、六一散淡渗利湿；车前子、木通清泄湿热；生地黄凉血清热。④ 阴伤型，多见于亚急性、泛发性湿疹。其主症为病程长，皮损浸润肥厚，干燥脱屑，瘙痒剧烈，有舌质红，苔花剥或舌淡苔光。治以滋阴除湿为主。治拟滋阴除湿汤，药用生地黄、玄参滋阴清热；当归、丹参养血和营；茯苓、泽泻淡渗利湿；白鲜皮、蛇床子除湿止痒。

（一）泛发性湿疹

案1. 田某，男，24岁，1967年3月13日初诊。

【主诉】全身出现红色小疙瘩，伴瘙痒1个月。

【现病史】1个月前四肢、躯干出现红色丘疱疹，搔抓出水、瘙痒，后全身泛发，尤以上臂和两大腿部为重，曾服汤药和注射硫代硫酸钠等未见改善。

检查：全身可见散在粟粒样红色丘疱疹，稍有渗水，以四肢为明显，呈对称性和弥漫性损害。舌体正常，苔净，脉缓。

【诊断】

中医诊断：粟疮(湿热证)。

西医诊断：泛发性湿疹。

【治则】利湿清热。

【方药】龙胆泻肝汤加减，4剂。

[二诊] 3月17日，症情同前，未见改善，瘙痒仍甚，影响睡眠。舌红，苔薄白，脉弦细。药用生地黄30 g，丹参9 g，赤芍9 g，荆芥9 g，忍冬藤12 g，苦参9 g，地肤子9 g，白鲜皮9 g，二妙丸9 g(包)，六一散9 g(包)，4剂。

[三诊] 3月21日，药后痒已减轻，皮损渐平。上方加茜草9 g，蝉衣6 g，苍耳子9 g，5剂。

[四诊] 3月26日，药后皮损大部分平复，未见新起，晚上尚有瘙痒。前方中加赤苓9克，5剂后治愈。

【按语】本例湿疹，初诊时丘疱疹色红，搔后出水，考虑脾湿蕴久化热，又受外风，继而发病。故初诊时投以龙胆泻肝汤加减，着重利湿，症情未见改善。二诊时患者瘙痒严重，夜间更盛，脉弦细，舌质红，苔薄白，考虑湿不重，以血热风重为主，故改以凉血清热、消风止痒之剂，病情得以控制。

案2. 柴某，男，38岁，1970年9月2日初诊。

【主诉】全身反复泛发皮疹3年。

【现病史】3年前冬季，患者双侧小腿出现小片集簇状丘疱疹，瘙痒，抓破渗水，久治不愈，皮损范围变大，每逢入冬加重。1969年冬季范围扩大至两前臂，今年交秋皮损已渐播散至胸、腹、背部。患者平时胃脘部疼痛，纳食不思，食后腹胀，大便日2～3次，完谷不化，便溏，不敢食生冷水果。

检查：胸、腹及后背、四肢可见成片红斑、丘疹及集簇之丘疱疹，渗水糜烂，搔痕结痂，部分呈暗褐色，瘙痒无度。舌质淡，苔薄白腻，脉缓滑。

【诊断】

中医诊断：浸淫疮(脾阳不振)。

西医诊断：泛发性湿疹。

【治则】温阳健脾，芳香化湿。

【方药】

内服方：苍术9 g，陈皮9 g，藿香9 g，淫羊藿9 g，猪苓9 g，桂枝9 g，茯苓9 g，泽泻9 g，六一散9 g(包)，蛇床子9 g，水煎服，10剂。

外用药：① 生地榆30 g水煎后湿敷渗水处。② 皮湿一膏。

[二诊] 9月15日，药后皮损减轻，渗水减少，瘙痒不甚，便溏，胃纳仍差，脉苔同前。宗前法，方用苍术9 g，炒白术9 g，藿香9 g，陈皮9 g，猪苓9 g，茯苓9 g，炒薏苡仁12 g，山药9 g，淫羊藿9 g，蛇床子9 g，肉桂1.5 g(研末冲服)，水煎服。

[三诊] 9月26日，服前方10剂后，躯干皮损显见减轻，四肢皮损亦趋好转，大便成形，胃纳见馨，舌苔白腻渐化。继从前法，上方去肉桂加泽泻9 g，水煎服10剂。外用皮湿二膏。

[四诊] 10月3日，躯干、四肢皮损均已消退，原发小腿皮损尚未痊愈，仍宗健脾理湿，以期巩固。药用苍术9 g，炒白术9 g，陈皮9 g，藿香9 g，茯苓9 g，泽泻9 g，车前子9 g(包)，扁豆衣9 g，炒薏苡仁9 g。嘱服10剂后，皮疹消退而愈。1975年初随访，称几年来未复发。

【按语】本例泛发性湿疹久治不愈达3年，久病必虚。本例是典型的脾阳不振。脾阳虚衰，无力运化水谷精微，则症见平素纳食不思，完谷不化，便溏。水湿不化，泛溢皮肤，症见皮肤集簇之丘疱疹，色不红，渗水糜烂。温煦失司，症见不喜进食生冷水果，每逢冬季加重。朱老方选健脾除湿汤加用补肾壮阳之药，以温阳健脾，芳香化湿。二诊皮损渗水减少，去泽泻、六一散淡渗利湿之剂，加山药、薏苡仁补脾止泻，症情已趋于稳定，后方以健脾理湿，以期巩固为主。

（二）脂溢性湿疹

案3. 朱某，女，32岁，1967年1月3日初诊。

【主诉】面部、手背瘙痒、脱屑1个月。

【现病史】1个月脸颊出现皮肤潮红、脱屑、瘙痒，范围逐渐扩大，并延及颈部，手背。

检查：脸面、颈部、双手背可见大片潮红、浸润并见细薄鳞屑。舌淡，苔薄白，脉弦细。

【诊断】

中医诊断：面游风(血虚风燥证)。

西医诊断：脂溢性湿疹。

【治则】养血祛风。

【方药】

内服方：生、熟地黄各9 g，丹参9 g，荆芥9 g，苦参9 g，白鲜皮9 g，枇杷叶9 g，桑白皮9 g，忍冬藤9 g，生甘草6 g，5剂。

外用药：外用青白散香油调搽。

[二诊] 1月9日，药后，脸面脱屑减少，瘙痒也见明显减轻，但双前臂又见新起斑丘疹，近日来腰痛转侧不利。仍宗前方去忍冬藤，加川续断9 g，狗脊9 g，再服5剂，基本治愈。

【按语】本例为阴伤所致的血虚风燥之证。症见皮肤浸润并见细薄鳞屑。舌淡，苔薄白，脉弦细。方选滋阴除湿汤加青白散外用，有收湿止痒、消炎退肿之效，除主治湿疹外，亦可用于过敏性皮炎。

案 4. 毕某，女，45 岁，1975 年 7 月 8 日初诊。

【主诉】头皮出现丘疱疹，伴瘙痒、流水 4 年。

【现病史】4 年来头皮反复出现丘疱疹，伴瘙痒，抓破流黏水、结黄痂，时轻时重，反复发作，久治不愈。

检查：头皮部大片皮损上覆脂溢性鳞屑，抓破处可见溢水、糜烂和血痂、黄痂，沿前额可见境界清晰、略有浸润、潮红、溢水之皮损。舌苔薄黄腻，脉弦滑。

【诊断】

中医诊断：面游风(脾胃湿热证)。

西医诊断：脂溢性湿疹。

【治则】利湿清热。

【方药】

内服方：生地黄 30 g，蒲公英 9 g，黄芩 9 g，茯苓 9 g，泽泻 9 g，木通 6 g，车前子 9 g(包)，六一散 9 g(包)，牡丹皮 9 g，赤芍 9 g，水煎服，6 剂。

外用药：生地榆 90 g，分 5 日水煎凉湿敷，每日敷 4 次，每次敷半小时。

[二诊] 7 月 14 日，药后溢水已少，痒感减轻，舌质红，苔黄腻。上方加大青叶 9 g，服 6 剂。外用药同前。

[三诊] 7 月 21 日，经治疗后见效，但头部两侧皮损仍红，觉痒，大便干燥，舌苔薄黄而腻。上方去牡丹皮、赤芍、大青叶，加生大黄 3 g(后下)。

[四诊] 7 月 26 日，头额部皮损已明显减轻，稍见鳞屑，微痒。舌质淡，苔薄黄腻，脉细滑。上方去生大黄，加当归 9 g，赤芍 9 g。外用祛湿膏。

[五诊] 8 月 2 日，皮损逐渐趋轻，已不溢水，尚觉轻度瘙痒。舌苔脉象同前。继服上方 6 剂。

[六诊] 8 月 9 日，皮损基本治愈，偶痒。继服上方加苍耳子 9 g，5 剂，以资巩固疗效。

【按语】本例为脾胃湿热证，故见头皮部大片皮损上覆脂溢性鳞屑，破流黏水，舌苔薄黄腻，脉弦滑，投之以利湿清热方加减，并外用生地榆湿敷。

案 5. 周某，女，43 岁，1963 年 2 月 28 日初诊。

【主诉】两耳后瘙痒脱屑 1 年，加重 3 周。

【现病史】1 年前二耳后出现脱屑瘙痒，3 周前皮损逐渐扩展至耳廓、颈项侧面，皮肤浸润，潮红脱屑，部分渗水，瘙痒剧烈。下颌亦有小片流水皮损。

检查：两耳后及耳廓部皮肤浸润，稍见鳞屑部分流水、糜烂、结痂，下颌部可见小片红斑及丘疱疹。两颊及鼻部毛孔扩大，皮脂溢出，并见毛细血管扩张。脉滑，舌质红，苔薄白。

【诊断】

中医诊断：面游风(血热证)。

西医诊断：脂溢性湿疹。

【治则】凉血清热，除湿止痒。

【方药】生地黄 15 g，牡丹皮 9 g，赤芍 9 g，生薏苡仁 9 g，二妙丸 9 g(包)，黄芩 9 g，白鲜皮 9 g，地肤子 9 g，苦参 9 g，忍冬藤 9 g，六一散 9 g(包)，3 剂，水煎服。

[二诊] 3 月 4 日，湿热仍有蔓延之势，向下延及颈项，皮肤焮红流水，刺痒难忍，小便赤，苔根薄腻。治拟导湿下行。方用龙胆泻肝汤加减。药用生地黄 30 g，牡丹皮 9 g，赤芍 9 g，龙胆草 9 g，黑山栀 9 g，赤苓 9 g，泽泻 9 g，木通 4.5 g，黄芩 6 g，知母 9 g，忍冬藤12 g，生甘草 4.5 g，4 剂，水煎服。外用青白散香油调搽。

[三诊] 3 月 8 日，焮红湿痒均见减轻，苔腻稍化，仍宗前方去知母、甘草，加车前子 9 g(包)，六一散 9 g(包)。服 3 剂后，基本治愈即停药。

[四诊] 4 月 1 日，称 4 日前颈后骤然皮疹发作，焮红浸淫成片，瘙痒无度。自用谷糠油后转轻，现见皮肤粗糙脱屑，灼热发痒，脸面亦微红脱屑，舌尖红，苔净，脉滑。治拟利湿清热，祛风止痒。药用龙胆草 9 g，黑山栀 9 g，海桐皮 9 g，二妙丸 9 g，赤苓 9 g，泽泻 9 g，豨莶草 9 g，苦参 9 g，地肤子 9 g，忍冬藤 9 g，六一散 9 g(包)，先后服 10 剂而愈。

【按语】本例症情反复，初诊时耳郭、颈侧皮肤浸润，潮红并见红斑、毛细血管扩张，舌质红，苔薄白，脉滑。乃是血热之证，方选凉血清热汤加减。1 个月后再发，又见皮肤灼热发痒，仍考虑血热，在凉血清热汤的基础上加用龙胆草、山栀子重清血热。

二、赵炳南医案

湿疹根据病程可分为急性湿疹、亚急性湿疹、慢性湿疹。其中慢性湿疹还包括慢性湿疹急性发作这一特殊类型。赵老认为湿疹虽病程不同，但其本质具有同性，重点在于湿热，区别在于湿盛与热盛。

1. 热盛型

即湿热之中以热为主的证型。见于急性湿疹、亚急性湿疹、慢性湿疹急性发作。症见发病急，病程短。局部皮损初起时全身可见实热证，皮肤可见潮红、焮热，继而丘疱疹成片或糜烂渗出，瘙痒无度，抓后有痛感。舌红，苔黄腻，脉弦数洪大。在治疗上应遵循“急则治其标，缓则治其本”原则。自拟清热利湿凉血之方。用大量清热凉血药：龙胆草、黄芩、黄连、栀子、连翘、生地黄、槐花急治其标；同时又以泽泻、车前子、木通清热利湿；加以甘草调和诸药。

2. 湿盛型

即湿热之中以湿为主的证型。见于慢性湿疹，包括慢性湿疹急性发作。症见病程时间长，迁延不愈，反复发作。全身症状不明显。局部皮损粗糙增厚，颜色暗红，无或少渗液，皮损处可见有抓痕、皮屑，抓后无痛感。舌质淡，边有齿痕，苔白腻，脉沉缓。自拟健脾利湿清热之剂。药用厚朴、泽泻、茯苓、猪苓淡渗利湿，炒枳壳、陈皮、炒薏苡仁、炒白术健脾化湿;炒黄柏、车前子清热利湿。

若湿热郁久,赵老会选用经验方全虫方加减。药用全蝎、猪牙皂角、皂刺、黄柏、枳壳、白鲜皮、威灵仙、生槐花,治疗顽疾。

(一) 急性湿疹

案 1. 徐某,男,30 岁,1971 年 4 月 12 日初诊。

【主诉】腹部出现红丘疹,瘙痒、流水半月余。

【现病史】半个月前腹部出现红色丘疹,瘙痒,晚间尤甚,搔后皮疹增大,流黄水,局部皮肤大片发红,逐渐延及腰部、躯干等处,诊断为急性湿疹。曾服苯海拉明、静脉注射溴化钙,用醋洗,均未见效。大便干,小便黄,口渴思饮。

检查:胸、背部皮肤轻度潮红,有散在红色小丘疹,自米粒大至高粱米粒大,下腹部及腰部呈大片集簇性排列,并掺杂有小水疱,部分丘疹顶部抓破,有少量渗出液及结痂,臀部也有类似皮疹。舌苔薄白,舌质正常,脉沉细稍数。

【诊断】

中医诊断:湿热(热重于湿)。

西医诊断:急性湿疹。

【治则】清热凉血利湿。

【方药】胆草 9 g,黄芩 9 g,栀子 9 g,生地黄 30 g,赤芍 15 g,茵陈 15 g,紫草根 12 g,地肤子 15 g,茅根 15 g,生甘草 6 g。

[二诊] 上方服 21 剂后,皮疹逐渐消退,疹色变淡,腹部、股内侧偶尔出现红色小丘疹,兼见有风团样损害。按前法给予养血凉肝之剂:龙胆草 9 g,黄芩 9 g,生地黄 30 g,赤芍 15 g,当归 12 g,茵陈 15 g,女贞子 30 g,旱莲草 12 g,刺蒺藜 15 g,生甘草 6 g。上方继服 15 剂,皮损消失,临床治愈。

【按语】本例病程半月,症见红色丘疹,瘙痒,搔后皮疹增大,流黄水,局部皮肤大片发红,脉稍数。仍是热盛之证。故宗湿疹的治疗原则,治以清热利湿凉血之方。

(二) 亚急性湿疹

案 2. 张某,男,46 岁,1971 年 4 月 7 日初诊。

【主诉】腿部瘙痒、糜烂流水已 2 周。

【现病史】2 周来小腿湿疹又发作,日渐加剧,痒甚,搔破流水。近日来皮损泛发全身,纳食不香,喜冷饮,烦躁,大便干,小便黄,因痒甚夜间不能入睡。

检查:胸背及四肢皮肤潮红,在潮红的基底面上有集簇或散发粟米大之红色丘疹,间有水疱,部分皮损呈现糜烂,渗出液较多,双下肢部分糜烂面有脓性分泌物。右小腿外侧皮肤呈暗紫红色,肿胀,表面有轻度白色鳞屑。部分区域有搔痕皲裂。舌苔薄白中黄,舌质淡,舌尖红,脉弦数。

【诊断】

中医诊断：湿热兼感毒邪(热重于湿)。

西医诊断：亚急性湿疹。

【治则】 清热解毒，利湿止痒。

【方药】

内服方：龙胆草 15 g，黄芩 15 g，大青叶 15 g，干生地 15 g，苦参 15 g，防己 9 g，车前草 30 g。

外用药：① 马齿苋 150 g，黄柏 100 g，龙胆草 30 g，煎水湿敷，每日 4 次，每次半小时。② 祛湿药油。

[二诊] 4 月 10 日，服前方 3 剂后，痒感已缓解，大部皮损渗出已停止，糜烂平复，红斑及丘疹色转淡，未见新生之皮疹。纳食已增，大便已通畅，小便正常。再以前方去龙胆草加茵陈 30 g，泽泻 15 g。局部湿敷后，外敷普连膏。

[三诊] 4 月 13 日，服前方 3 剂后，痒感已止，右下肢小腿外侧之皮损稍痒，仍有少许渗出液及结痂，红斑及皮疹大部已退。投以除湿丸、连翘收毒丸内服。外用 2.5%～5%黑豆油软膏。

[四诊] 4 月 20 日，复查时，除右下肢小腿之原发皮损稍痒外，其他各部之皮损已恢复正常，临床基本治愈。

【按语】 本例患者与前一例病机相似，因其病程为 2 周，且为复发，故诊断为亚急性湿疹。症状上渗出液更多，因此内外同治。赵老对于皮损渗出糜烂者，多用马齿苋、黄柏、龙胆草等药煎水冷湿敷收敛止痒，敷后再以甘草油调药粉外敷促进上皮新生。

（三）慢性湿疹急性发作

案 3. 郭某，女，48 岁，1972 年 1 月 18 日初诊。

【主诉】 皮肤出现丘疹伴瘙痒 2 年余，加重 2 月。

【现病史】 自幼皮肤易起红丘疹，瘙痒，搔抓后流水，每于冬季加重，近 2 个月来加重。

【检查】 颜面前额、鼻尖、鼻翼两侧皮肤潮红，表面粗糙落屑，有抓痕、血痂，颊部皮肤有脓疱样损害，躯干、四肢均有散发红斑，鳞屑样损害。双腘窝有局限性皮肤肥厚。舌苔白腻，脉弦滑数。

【诊断】

中医诊断：湿热兼感外邪(热重于湿)。

西医诊断：慢性湿疹急性发作。

【治则】 清热除湿，解毒止痒。

【方药】

内服方：龙胆草 6 g，栀仁 4.5 g，黄芩 9 g，金银花 9 g，川黄连 4.5 g，鲜茅根 15 g，生地黄 15 g，泽泻 6 g，车前草 9 g，白鲜皮 12 g，羚羊粉 0.6 g，分 4 次冲服。

外用药：龙胆草擦剂。

［二诊］1月24日，前药连用5剂以后，皮损色红渐退，脓疱变干，糜烂面平复，痒轻。苔薄白，脉弦滑。按前方加减：龙胆草6 g，栀仁4.5 g，黄芩6 g，竹叶6 g，焦麦芽9 g，生地黄15 g，泽泻6 g，车前子9 g，白鲜皮12 g，苦参4.5 g，羚羊粉0.6 g，分6次冲服。

［三诊］1月27日，服前方3剂后，大部分皮损潮红消退，渗出止，糜烂面已平复，痒减轻，已能安静睡眠。前方去羚羊粉继服，外用普连软膏，外扑珍珠散、龟板散。

［四诊］2月4日，药后皮损大部分光滑，痒已不明显，内服除湿丸，每次3 g，每日1次；八珍丸每次半丸至一丸，每日1次。

［五诊］2月12日，皮损已光滑不痒，临床治愈。

【按语】本例为慢性湿疹急性发作。症见皮肤潮红，舌苔白腻，脉弦滑数。证属湿热，体内蕴湿为本，郁而化热，乃是热盛之证。继续宗前一例治法。因患者皮肤出现红斑，是热入血分的表现，故赵老将凉血之要药——羚羊粉贯穿病程始终。

案4. 侯某，女，21岁，1968年9月18日初诊。

【主诉】四肢皮肤出现红丘疹，瘙痒流水3年。

【现病史】3年前四肢皮肤起红色皮疹，瘙痒，搔抓后流水结痂，后逐渐加重，经多次治疗未愈。近日来皮疹急性发作融合成片，糜烂渗水，瘙痒不已。大便不干，小便清长。

检查：四肢伸侧散发指甲盖至硬币大小的斑块状浸润性皮肤损害，境界清楚，表面轻度糜烂，微量渗出液，部分皮损可见薄层灰白色鳞屑。舌质淡，苔白，脉沉缓。

【诊断】

中医诊断：湿热复感风邪(湿重于热)。

西医诊断：慢性湿疹急性发作。

【治则】利湿散风，清热止痒。

【方药】

内服方：茯苓15 g，猪苓15 g，泽泻15 g，陈皮6 g，生薏苡仁30 g，生黄柏6 g，生枳壳6 g，全蝎9 g，滑石块30 g，车前草30 g。

外用药：5%～10%黑豆油软膏。

［二诊］上方连服六剂，糜烂面平复，渗出止，痒轻，残留肥厚皮损，又连续服21剂，基本治愈。

【按语】本例同为慢性湿疹急性发作。症见皮损色不红，表面轻度糜烂，微量渗出液，部分皮损可见薄层灰白色鳞屑。舌质淡，苔白，脉沉缓。考虑为湿重于热，外感风邪急性发作。治选健脾利湿清热之剂，加用全蝎增益搜风祛湿之功。

（四）慢性湿疹

案5. 张某，男，47岁，1971年3月23日初诊。

【主诉】全身泛发暗红色丘疹，剧痒，反复发作6年。

【现病史】 6 年前开始全身泛发暗红色丘疹，瘙痒明显，伴渗出，症情反复，缠绵不愈。1969 年底至 1970 年初发作较为严重，曾在某医院住院治疗，使用激素类药物 40 多日，仍未能控制。出院后，皮疹仍未消退，采用多种疗法不效，瘙痒严重，昼夜不能安静，全身疼痛乏力，纳食不香。

检查：全身泛发暗红色丘疹，除面部外，全身皮肤粗糙，角化皮纹理增粗、肥厚，有色素沉着，呈深褐色，散在明显的抓痕、血痂。舌质红，苔白腻，脉弦滑。

【诊断】

中医辨证：湿疮（湿毒证）。

西医诊断：慢性泛发性湿疹。

【治则】 除湿润肤，解毒止痒。

【方药】

内服方：全蝎 9 g，白鲜皮 45 g，地肤子 30 g，川槿皮 9 g，干生地 30 g，威灵仙 15 g，槐花 30 g，苍耳子 9 g，苦参 15 g，陈皮 6 g。

外用药：龙胆草 150 g，豨莶草 30 g，川椒 9 g，水煎外洗。

［二诊］ 4 月 3 日，用药 3 剂后痒稍有缓解，其余未见好转，改用清热除湿法，方用龙胆泻肝汤加减：龙胆草 15 g，川大黄 12 g，黄柏 12 g，黄芩 12 g，川槿皮 30 g，生白术 15 g，赤苓皮 15 g，白鲜皮 100 g，干生地 30 g，生槐花 30 g，苍耳子 9 g。外用大枫子油 2 瓶，如意金黄散 4 袋，外扑。

［三诊］ 5 月 5 日，药前服 10 余剂，变化不大，改用秦艽丸方加减：乌梢蛇 9 g，秦艽 15 g，防风 9 g，黄芪 15 g，苦参 15 g，漏芦 9 g，黄连 6 g，白鲜皮 30 g，威灵仙 30 g。

［四诊］ 连续服用 20 余剂，明显好转，皮损面变薄软化，瘙痒基本消失。以后改用秦艽丸服半月余。

［五诊］ 6 月中旬复诊时，全身皮肤已恢复正常，痒止，近期临床治愈。

【按语】 本例是顽固的慢性泛发性湿疹。初诊时考虑患者湿毒内蕴，发于肌肤，故采用全虫治疗顽疾、龙胆泻肝汤清热利湿，疗效不佳。因症见全身暗红色丘疹，皮肤粗糙肥厚，纹理增粗，明显的抓痕、血痂，故赵老考虑本病是湿热毒邪蕴结日久，直入血分，最后选用秦艽丸方加减除湿润肤、解毒止痒，症情得以控制。

三、禤国维医案

禤国维认为治疗慢性湿疹，重在解毒，解除外犯之毒和内蕴之毒。自拟皮肤解毒汤，方由乌梅 15 g，莪术 10 g，土茯苓 20 g，紫草 15 g，紫苏叶 15 g，防风 15 g，徐长卿 15 g，甘草 10 g 组成。其中紫苏叶解鱼虾毒、防风祛风解毒、甘草善解药毒，三者合用共奏解外犯之功。选用徐长卿通络解毒、乌梅滋阴解毒、莪术祛瘀解毒、土茯苓利湿解毒、紫草凉血透疹解毒，发挥解除内蕴之毒的作用。

案. 洪某,男,57 岁,2007 年 9 月 6 日初诊。

【主诉】 躯干、四肢出现丘疹伴瘙痒 10 年余。

【现病史】 患者 10 余年前无明显诱因于四肢出现红斑、丘疹伴瘙痒,在多家医院诊断为湿疹,经抗过敏、外用激素类软膏及清热利湿中药(具体不详)治疗后效果欠佳,病情反复发作,皮损范围扩大至躯干部,并出现继发性皮肤肥厚粗糙。现症见躯干、四肢红斑、丘疹,瘙痒剧烈,夜晚尤甚,睡眠不安,口干口苦,纳可,大便干结,三日一行,小便调。

检查:躯干、四肢散在片状红斑、丘疹,瘙痒剧烈,可见抓痕及血痂,部分皮损肥厚粗糙呈苔藓样变,未见明显渗出。舌质红,苔微黄腻,脉弦细。

【诊断】

中医诊断:湿疮(湿热蕴毒证)。

西医诊断:慢性湿疹。

【治则】 清热解毒,祛风利湿。

【方药】

内服方:自拟皮肤解毒汤加减。乌梅 15 g,莪术 10 g,紫草 15 g,防风 15 g,土茯苓 20 g,牡丹皮 15 g,徐长卿 15 g,紫苏叶 15 g,柴胡 15 g,生地黄 15 g,白鲜皮 15 g,珍珠母 30 g(先煎),苦参 10 g,地肤子 5 g,甘草 10 g,5 剂,水煎内服,每日 1 剂。

外用药:给予辅量抗组胺药、外用皮质激素软膏,以及广东省中医院自制中成药消炎止痒霜、消炎止痒洗剂外用以清热消炎,祛风止痒。

[二诊] 经治疗后,皮疹瘙痒已经有所减轻,大便仍干,余无其他不适,舌脉同前。予上方加重生地黄至 30 g,因家住外地复诊不便,续服 1 个月。

[三诊] 2007 年 12 月 10 日,在当地按照原方抓药又服用 2 个月,病情已经明显好转,红斑、丘疹消退,部分皮损仍见苔藓样变,偶有瘙痒,纳眠可,二便调,舌淡红,苔薄黄,脉弦。效不更方,原方续服 1 个月,以资巩固。

[四诊] 2009 年 2 月 2 日,2008 年 1 年间皮肤已经完全康复,遂放松警惕,过年期间过食肥甘厚味,导致病情反复。观其脉证与皮肤解毒汤之方义仍符合,遂仍以此方加减调治而愈。

【按语】 本例患者湿疹多年,经多方治疗未效,病情极为顽固,病机关键在于湿热毒邪胶结,因此方选皮肤解毒汤,重在解毒,毒化则湿热除。适当配合外用药物治疗,使多年顽疾得以治愈。

四、张子琳医案

张子琳认为诸如湿疹类以湿热为患的皮肤瘙痒性疾病,皆可运用四物清疹汤治疗。四物清疹汤出自《医宗金鉴·外科心法要诀》,以当归饮子合验方清疹止痒方化裁,以

“治风先治血，血行风自灭”为纲要。方药以四物汤为底，养血和血，行血灭风。易赤芍为白芍，易生地黄为熟地黄，增强滋阴润燥之效，加苦参、白鲜皮、地肤子三味止痒效药。还加入蛇床子散寒祛风，燥湿杀虫止痒，又可制止痒剂之苦寒。诸药合同，以达养血润燥、清热燥湿、杀虫止痒之功。

案．赵某，男，31岁，1973年4月13日初诊。

【主诉】全身性湿疹瘙痒已4年。

【现病史】初于两下肢出现癣疮，瘙痒，抓破后流水，经中、西医多方治疗，往往是初有小效，继则无效，再则痒疹蔓延发展，4年来逐渐延及全身，瘙痒无度，影响睡眠，食欲二便尚可，脉沉。

【诊断】

中医诊断：湿疮(湿瘀交阻、血虚风燥证)。

西医诊断：亚急性湿疹。

【治法】养血活血，利湿祛风。

【方药】清疹止痒汤加味。当归尾10 g，川芎6 g，赤芍10 g，生地黄12 g，苦参10 g，蒺藜12 g，白鲜皮12 g，蛇床子12 g，地肤子12 g，荆芥10 g，防风10 g，薏苡仁15 g，苍耳子10 g，蝉蜕6 g，甘草6 g，水煎服。

［二诊］4月23日，上方服6剂后，湿疹显著减轻。已无滋水，瘙痒轻微，患者情绪饱满，如释重负，脉稍弦。上方地肤子、蛇床子均改为15 g，继服。

［三诊］6月4日，上方服10余剂，全身癣疮已完全消退，瘙痒停止。4年宿疾完全治愈。继以原方调整剂量，2剂水煎服以善其后。

【按语】本例湿疹初起于两下肢，伴皮疹渗水，后蔓延全身，瘙痒无度。究其病机为湿邪下受，后久病入血，进而血燥生风，阴血亏虚，肌肤失养。患者虽病史达4年，且皮疹仍渗出，瘙痒无度，考虑诊为亚急性湿疹。方选湿疹经验方清疹止痒汤，养血润燥、清热止痒。因患者瘙痒难忍，则加苍耳子、苍术、荆芥、防风、蒺藜、蝉蜕等疏风止痒之品，以加强药效。

五、郭仲柯医案

郭仲柯认为慢性湿疹多因素体湿热偏盛，湿热熏蒸致使病程缠绵。夏秋季容易发病亦为同理，夏秋季湿热滞留，外邪与病体“同气相求”致邪甚病重。

案．李某，男，24，1983年5月7日初诊。

【主诉】泛发性湿疹3年余。

【现病史】患泛发性湿疹已3年余，时轻时重，反复发作，每在夏秋季较重，自觉瘙痒难忍，抓之则糜，汁水淋漓，甚起红色小丘疹，部分皮损呈糜烂、渗液、结痂状，对称分布，舌质红，苔黄腻而少津，脉弦数有力。

【诊断】

中医诊断：湿疮(血热炽盛、湿热蕴结证)。

西医诊断：慢性湿疹。

【治则】清热利湿。

【方药】

内服方：凉血萆薢渗湿汤加野菊花 30 g。水煎服，6 剂。

外用药：生地榆、马齿苋。水煎湿敷，6 剂。

［二诊］用药后，渗液减少，皮疹基本消退，部分皮损已燥、结痂。继用原方 6 剂，共治疗 24 日，皮肤疾患乃愈。

【按语】本例皮损自觉瘙痒难忍，抓之糜烂、渗液，丘疹色红，尤以夏秋季加重为特点，舌红苔黄腻，脉弦数有力。考虑病因乃是素体血热，复感湿热毒邪，湿热交阻于肌肤，不利于发越而致。方选凉血萆薢渗湿汤去泽泻，加生地黄、赤芍、紫草、白茅根共同作用，起到清热凉血解毒、利湿止痒之功。

六、上海中医药大学附属第七人民医院医案

案 1. 郭某，女，32 岁，2015 年 7 月 13 日初诊。

【主诉】四肢皮疹伴瘙痒 2 周。

【现病史】2 周来无明显诱因四肢出现皮疹伴瘙痒，日渐加剧，皮疹增多，瘙痒加重。饮食不佳，疲乏，遂来我院专病门诊。检查发现四肢皮肤潮红，散布粟粒大小红色丘疹，间有水疱、糜烂、渗出、抓痕、鳞屑。舌质淡胖，苔白腻，脉弦缓。

【诊断】

中医诊断：湿疮(脾虚湿蕴证)。

西医诊断：亚急性湿疹。

【治则】健脾利湿止痒。

【方药】

内服方：湿疮 2 号加减。苍术 10 g，厚朴 10 g，白术 10 g，白芍 10 g，茯苓 12 g，泽泻 10 g，薏苡仁 30 g，栀子 10 g，丹参 10 g，苦参 10 g，炙甘草 5 g。

外用药：马齿苋 60 克，黄柏 30 克，苦参 15 克，煎水湿敷，每日 2 次，每次 20 分钟。

［二诊］治疗 5 日后大部分皮疹控制，渗出停止，无新发皮疹，痒感缓解，纳食增加，停止中药湿敷；去除丹参，继续服用中药 10 日皮疹消退，除手部稍痒外，余均正常，临床基本痊愈。

【按语】本例证属脾虚湿蕴，治以苍术、白术健脾利湿为主；协同厚朴、茯苓、泽泻、薏苡仁、栀子化湿利水；佐丹参、苦参活血祛湿，消炎止痒，标本兼治，疗效显著。外用药方面，对于湿热，皮损有渗出，用此方煎水冷湿敷，起到收敛止痒，促进上皮新生的效果。

案 2. 李某，男，51 岁，2015 年 3 月 27 日初诊。

【主诉】 全身泛发暗红色丘疹伴瘙痒 3 年。

【现病史】 3 年前无明显诱因开始全身泛发暗红色丘疹，瘙痒明显，时有抓破渗出，反复发作，缠绵不愈。近 1 年发作较为频繁严重，曾在多家医院门诊及住院治疗，使用抗组胺药物口服，皮质类固醇药物外用、口服，普鲁卡因静脉滴注等治疗 30 多日，症状减轻后出院。近期皮疹、瘙痒又加重，影响睡眠，烦躁乏力，口干不欲饮，饮食不佳，遂来我院专病门诊治疗。

检查：全身泛发暗红色丘疹，皮肤干燥、粗糙肥厚，散在明显抓痕、血痂及色素沉着。舌淡，苔白，脉细弦。

【诊断】

中医诊断：湿疮(血虚风燥证)。

西医诊断：慢性泛发性湿疹。

【治则】 养血润燥，息风止痒。

【方药】

内服方：湿疮 3 号加减。当归 10 g，生地黄 30 g，荆芥 10 g，防风 10 g，白芍 10 g，川芎 10 g，刺蒺藜 15 g，地龙 10 g，瓦楞子 10 g，炒酸枣仁 30 g，炙甘草 10 g。

外用药：采用我院自制的湿疹方进行中药熏蒸治疗，自拟中药熏蒸方(当归 20 g，鸡血藤 15 g，防风 12 g，地肤子 10 g，白鲜皮 10 g，金银花 15 g，蒲公英 15 g，薄荷 6 g，生甘草 6 g)等，隔日 1 次，连续治疗 30 日。

调摄：发病期间忌辛、辣、酒类食物。保持皮肤清洁，避免过度洗烫、肥皂及各种有害因子的刺激。

[二诊] 10 日后，瘙痒、影响睡眠、烦躁减轻，去除炒酸枣仁 30 g，加玄参 10 g，继续治疗。

[三诊] 连续治疗 30 日，症状明显好转，丘疹消退，皮肤变薄软化，瘙痒基本消失。去除川芎、地龙、瓦楞子。停止中药熏蒸。

[四诊] 继续服用 20 余剂后复诊时，全身皮肤恢复正常，痒止，临床痊愈。

【按语】 慢性湿疹(湿疮)病因复杂，瘙痒显著，单纯使用西医抗组胺药物，对症治疗易慢性化；中医中药内服、外用协同疗效较好，发挥标本兼治的优势。本例为顽固的慢性泛发性湿疹，病因为湿热毒日久，正气不畅，致血虚风燥；故治以养血润燥，息风止痒，予以自拟湿疮 3 号随症加减及协同中药熏蒸治疗，收到较好效果。湿疮 3 号以当归、白芍、川芎养血活血为主；生地黄清热生津；荆芥、防风、刺蒺藜行血祛风；生甘草补脾益气，调和诸药为使。中药熏蒸方以养血润肤止痒为主，配以清热利湿解毒的功效，方中当归、鸡血藤补血活血、滋阴润燥，提高机体免疫功能共为君；防风、白鲜皮、地肤子祛风燥湿、清热解毒止痒，能促进汗腺分泌、皮肤血循环、抑菌，三味药共用为臣；金银花、蒲公英、薄荷清热解毒、利湿散结止痒，有抗感染、调节免疫作用，共为佐。

第十一章　小儿湿疹的治疗

第一节　西 医 治 疗

一、一般治疗

湿疹的原因是皮肤屏障功能障碍导致皮肤水分丢失，外用润肤剂一定要足量，以油膏效果最好，每日 6～8 次或者更多，24 小时保持皮肤湿润。

二、内治法

1. 抗组胺类药物

首选第二代抗组胺药，并选择适合剂型如口服液、滴剂、干混悬剂。＞6 个幼儿使用西替利嗪及氯雷他定；1～2 岁患儿宜选用氯雷他定糖浆、西替利嗪滴剂、地氯雷他定干混悬剂；2 岁以上儿童选用无明显镇静作用的第二代抗组胺药。新生儿、早产儿，以及＜6 个月婴儿用药缺乏循证医学证据。其他年龄段儿童充分评估风险后，可选用氯苯那敏 0.35 mg/(kg・d)，分 3～4 次；或苯海拉明 2～4 mg/(kg・d)，分 3～4 次。

2. 糖皮质激素

对于泛发急性湿疹上述治疗效果不佳者可短期服用泼尼松，症状控制后酌情减量。

3. 抗生素

对继发局部或淋巴结等感染、白细胞增高和体温升高的患儿，可采用青霉素肌内注射或红霉素、复方磺胺甲噁唑片等口服。

三、局部治疗

(一) 糖皮质激素类

儿童长期应用糖皮质激素更应严格掌握适应证和妥当选用治疗方法，应根据年龄、体重(体表面积更佳)、疾病严重程度和患儿对治疗的反应确定糖皮质激素治疗方案。

更应注意密切观察不良反应，以避免或降低糖皮质激素对患儿生长和发育的影响，多应用中弱效糖皮质激素。具体选择原则如下。

1. 脸部、颈部湿疹（尽量用弱效激素）

以0.5%氢化可的松霜剂或油膏开始，油膏更好；至1%～2.5%氢化可的松油膏。

2. 身体其他部位湿疹（可用弱或中效激素）

以1%氢化可的松油膏开始，至2.5%氢化可的松油膏，0.025%氟新诺龙油膏，或0.1%氟羟泼尼松龙油膏。

（二）分期治疗

1. 急性期

急性期采用1%～3%硼酸溶液，或0.1%呋喃西林溶液，或生理盐水等做开放式冷敷，每次15～20分钟，每日2～3次，湿敷面积不超过体表面积的1/3，湿敷后外用40%氧化锌油，有感染时外用1%氯霉素氧化锌油。

2. 亚急性期

亚急性期用1%～3%硼酸溶液或生理盐水外洗，无渗出时外用维生素B_6软膏、氧化锌糊剂，配合少量短期外用皮质类固醇霜剂，如0.5%～1%氢化可的松霜、0.1%糠酸莫米松等。

3. 慢性期

慢性期多以外用非激素软膏及外用激素软膏配合交替使用。可用中强效局部外用激素，但不宜封包，以防激素产生不良反应及皮肤萎缩。

4. 如诊断不明，治疗无效，年幼重型

脸部、颈部湿疹需要用中效激素，身体其他部位湿疹需要用高效外用激素如0.1%氟新诺龙油膏或曲安奈德或0.5%氟羟泼尼松龙油膏等。

四、用药禁忌

1. 第一代抗组胺药

苯海拉明，婴儿与儿童用此药中毒可出现过度激动、幻觉、抽搐，甚至死亡。新生儿及早产儿忌用。

2. 第二代抗组胺

西替利嗪，在美国6个月以下婴儿禁用；氯雷他定，在美国6个月以下婴儿禁用，2岁以下儿童不推荐使用。

五、临床报道

林立等使用益生菌治疗婴儿湿疹41例，给予丁酸氢化可的松乳膏外涂，口服盐酸西替利嗪滴剂，每次2滴，每日2次，疗程14日。疗程结束后观察效果，痊愈25例，显效8例，有效5例，总有效率为92.68%。3个月后复发率为31.70%。

王静使用卤米松乳膏治疗婴儿湿疹23例，结果10日后观察疗程，痊愈18例，显效3例，好转2例，总有效率为100%。

六、研究进展

研究表明，如果母亲在怀孕期间有较高的维生素B_3衍生物水平，则婴儿在12个月时患湿疹的风险较低。研究人员表示，烟酰胺可以改善皮肤的整体结构、水分和弹性，因此有可能改变与湿疹有关的疾病过程。该研究显示出较高的母体烟酰胺和邻氨基苯甲酸水平，以及较低的与特应性湿疹风险之间的一种渐进的关联性，表明湿疹的发展不能通过这些营养物的存在而简单地预防。

宾博平等曾做过婴儿湿疹病因调查研究，结果显示一级亲属及二级亲属过敏史、过早添加辅食为婴儿湿疹发病的主要危险因素，其中过早添加辅食对婴儿湿疹发生影响最大。

第二节　中医治疗

婴儿湿疹是发生在1～2岁以下婴幼儿的湿疹，一般认为多因过度营养、消化不良、对食物过敏或某些外界刺激因子所致，与遗传也有一定关系，中医学称之为“奶癖”。

（一）内服治疗

1. 热盛型。

【主症】 发病急，瘙痒烦闹，大便干或见奶瓣，皮损。

【辨证】 湿热内蕴，热盛于湿。

【治法】 清热解毒，佐以利湿。

【方药】 金银花、生槐花、黄芩、竹叶、灯心草、生地黄、白鲜皮、车前草、六一散。

【按语】 金银花、槐花、黄芩清热凉血解毒燥湿；生地黄凉血清热；白鲜皮、车前草清热散风止痒。

2. 湿盛型

【主症】 多见于营养不良婴儿。纳食不香，大便溏泻，为淡红或暗红色斑片，有渗液及污秽厚痂皮。

【辨证】 湿热内蕴，湿重于热。

【治法】健脾利湿，佐以清热。

【方药】白术、茯苓、薏苡仁、焦三仙、厚朴、陈皮、枳壳、车前子、白鲜皮、槐花、炙甘草。

【按语】白术、茯苓、炙甘草健脾燥湿；厚朴、枳壳、陈皮、焦三仙理气和中导滞；车前子、白鲜皮清热利湿；槐花清热凉血解毒。内服方药中苦寒之味不宜多，应以甘寒清热药物为主，婴儿湿疹多与消化不良有关，故常佐以健脾消导之品。

（二）单方成药

本病单方成药选小儿香橘丹及犀角化毒丸。

（三）外治法

由于部分小儿服用中药不配合，尤其是婴幼儿，配合度更低，临床上使用外用药物涂擦敷抹不失为一个简单可行的办法。与一般湿疹治疗原则相同，对糜烂渗出严重者可用湿敷，然后用植物油调祛湿散或新三妙散外涂；渗出糜烂较轻者可选用婴儿湿疹油膏等。

第三节 临床报道

对于小儿湿疹的中医治法，目前多数医家强调辨证论治，主要将本病分为湿热蕴肤证、脾虚湿蕴证、血虚风燥证。

1. 郭新会等使用自拟土茯苓汤治疗慢性湿疹40例

【处方】土茯苓30 g，薏苡仁20 g，红花10 g，当归15 g，栀子10 g，黄芩10 g，黄柏10 g，苦参5 g，白鲜皮10 g，金银花15 g，甘草5 g，茵陈20 g。

【用法】水煎服，每日1剂，每日2次。1周为1个疗程。

【疗效】治愈18例，显效12例，有效6例，无效4例，总有效率为90%。

2. 尹洪真使用中药外敷治疗婴幼儿湿疹90例

【处方】土茯苓30 g，白鲜皮10 g，苦参30 g，金银花20 g，黄柏20 g，甘草10 g，秦艽10 g，蛇床子10 g，荆芥10 g。

【用法】将上述诸药加水2 000 mL，煮沸15分钟，冷却后过滤备用。用时将无菌纱布用药液浸透，敷于患处，每次30分钟，每日2次。7日为1个疗程，治疗3个疗程判定疗效。

【疗效】痊愈68例，显效8例，有效7例，无效7例，有效率为92.22%。

3. 李君君等以四黄软膏治疗婴幼儿湿疹60例

【处方】黄柏150 g,地榆150 g,苦参75 g,虎杖75 g,土茯苓75 g,茶油1 500 g,凡士林300 g,蜂蜡210 g。

【用法】上五药浸茶油1周,加热至沸腾,待药质稍觉干硬,捞去药渣,出茶油,后加凡士林、蜂蜡融化、冷却。使用时先清洁皮肤,后外涂薄层于患处,每日2次,7日为1个疗程。

【疗效】2个疗程后治愈43例,好转13例,总有效率为93.33%。

4. 陈慧使用自制黄连青黛膏治疗小儿湿疹50例

【处方】生黄连粉0.6 g,青黛0.2 g,黄柏粉0.3 g,枯矾0.3 g,脲霜40 g,冰片少许混匀。

【用法】均匀外涂患处,每日2～3次,2周为1个疗程,治疗50例,2周后观察疗效。

【疗效】结果痊愈30例,显效9例,有效7例,无效4例,有效率为92%。

5. 张宝兰运用小儿推拿疗法治疗小儿湿疹300例

【操作】医者以手为主,对患儿手掌、手背及上肢易暴露部位之特定穴进行各种不同手法的操作。常用方法:分阴阳,揉乙窝穴、外劳宫,揉掐小天心,运内八卦,清补脾经,推掐四横纹,补肾水,揉宗筋,清天水河,退六腑,揉曲池、风市,掐太冲,捏脊。临床中根据患儿的不同兼证灵活配穴运用或以常用穴加长推拿时间,一般全程需20～30分钟;一般采用泻法,手法宜重,但对久病体虚患儿可采用平补平泻法;操作时需配用适当的介质(润滑剂),一般选用液状石蜡或滑石粉,以防止皮肤破损。10日为1个疗程,根据患儿病情轻重灵活确定病程。

【疗效】经上述施治,每日1次,轻症患儿可在7～8日内减退至痊愈,重症患儿甚至糜烂、流水、结黄痂,需要4～5个疗程。

6. 王春芳使用针刺治疗小儿慢性湿疹30例

【操作】王春芳常用针刺疗法:皮肤针疗法和水针疗法。皮肤针疗法具体操作:先用酒精棉球消毒局部,然后用消毒干净的梅花针在皮损区由外缘向中心快速散刺,使之微微见出血,然后用透明玻璃管吸拔在散刺部位3～5分钟,取下火罐,用干棉球擦净患部血迹,然后在散刺部位涂以醋霜,以防感染。7日为1个疗程。拔罐时以每罐出血量5mL为准,出血量过少可延长拔罐时间,出血量过多以干棉球压迫止血。水针疗法具体操作:用醋酸泼尼松龙注射液12.5 mg,维丁胶性钙注射液1 mL,维生素B_{12}注射液0.25 mg,取同侧足三里、三阴交凉血,每日1次,两侧穴位轮流使用,7次为1个疗程。

【疗效】30例中,痊愈15例,显效8例,好转5例,无效2例,总有效率为93%。

7. 殷明应用耳背及四缝穴针刺放血治疗小儿顽固性湿疹

殷明认为经外奇穴耳背穴有清热排毒、活血消肿、祛风止痒的功效;四缝穴既能健脾和胃,又可清脏腑郁热,对其针刺放血,可起到施治其外而作用于内的效果。

8. 张丽用湿疹方治疗湿热浸淫型小儿湿疹

外用湿疹方药物组成：白鲜皮 20 g，地肤子 20 g，生地榆 50 g，苦参 30 g，土茯苓 50 g 等。治疗分治疗组和对照组。治疗组在基础治疗（皮肤、饮食、环境预防）基础上加外用湿疹方，对照组在基础治疗基础上加外用冰黄肤乐软膏，并对患儿治疗后 1、3、7 日的疗效予以评价。结果治疗组总有效率明显高于对照组。

第四节 小儿湿疹医案

一、朱仁康治婴儿湿疹

案. 郭某，男，1 岁半，1972 年 5 月 11 日初诊。

【主诉】（其父代诉）患儿湿疹已 1 年多。

【现病史】患儿出生后 2 个月面部即起红斑、丘疹，经常消化不良，喂奶期间大便溏泄，长大后食量大，但食后不久即便出，完谷不化，常哭闹不安。

检查：身体消瘦，面色白，头皮、面部可见成片丘疱疹，正常皮色，不红，腹部及两腿也起同样的皮疹，呈淡褐色，渗出不多。舌苔薄白。

【诊断】

中医诊断：胎癒疮（胃强脾弱、水湿内生证）。

西医诊断：婴儿湿疹。

【治则】健脾理湿。

【方药】

内服方：苍术 4.5 g，陈皮 4.5 g，炒麦芽 9 g，茯苓 4.5 g，泽泻 4.5 g，六一散 6 g（包），5 剂。水煎服，每次煎 100 mL，2～3 次分服。

外用药：收湿粉香油调敷。

［二诊］ 5 月 16 日，药后大便稍稀，皮疹渐消，痒轻，晚睡渐安，继服前方 5 剂。

［三诊］ 5 月 23 日，1 周后复诊，皮疹基本消退，未见新起之损害，大便成形。嘱服“健脾片”以资巩固。

二、赵炳南治婴儿湿疹

案. 刘某，男，6 个月，3 月 17 日初诊。

【主诉】（家长代诉）患儿面、颈、前胸部起红疹，流水，瘙痒，近半年。

【现病史】出生后数日，头顶即生颗粒作痒，日渐扩展。半个月前用温水洗脸，症状反而加重，逐渐发展到面部、颈部及前胸部，糜烂流水，遇热痒甚，烦躁不安。母乳加牛奶喂养，胃纳佳，便中带奶瓣，小便短赤。曾在某医院治疗，内服药片（药名不详），外搽白色药膏，效果不明显。

检查：营养中等，面色红润，指纹紫，颜面、头顶及颈下胸前皮肤多数粟疹，水疱密集成片，皮色潮红，部分皮损显露出鲜红色的糜烂面，湿润，渗出液较多，有较多的痂皮。

【诊断】

中医辨证：胎癣（湿热内蕴兼有食滞）。

西医诊断：婴儿湿疹。

【治则】 清热利湿，佐以消导。

【方药】

内服方：金银花 4.5 g，连翘 3 g，黄芩 1.5 g，菊花 1.5 g，赤芍 3 g，竹叶 1.5 g，焦麦芽 6 g，茯苓皮 3 g。

外用药：① 马齿苋、黄柏各等份，煎水湿敷；② 甘草油、新三妙散调为糊状外搽。

［二诊］ 服药 3 剂后，颜面、头顶皮损渗液停止，皮肤趋于干燥，红晕消退，但仍有新生皮疹出现。再服前方 3 剂和外用药后，皮损大部消退，痒感减轻，大便有时量多带少许奶瓣，前方去茯苓皮、菊花加焦神曲 5 g，再服 2 剂痊愈。

三、禤国维治婴儿湿疹

案. 彭某，男，5 岁，2008 年 10 月 22 日初诊。

【主诉】 四肢红斑、丘疹、水疱伴瘙痒 1 月余。

【现病史】 患者 1 个月前四肢出现红斑、丘疹伴瘙痒，搔抓后出现水疱，皮损处糜烂有渗液。曾在外院诊治，诊断为“湿疹”，给予苯海拉明、维丁胶性钙肌内注射，口服抗过敏药物，外搽药膏具体不详，效果欠佳，皮疹无明显消退，瘙痒剧烈。刻下：神清，精神可，纳可，大便偏烂，小便调，夜寐欠佳。

检查：四肢散在红斑、丘疹、水疱，有抓痕、脱屑，皮损处可见黄色渗液，部分结痂，舌淡，苔微黄腻，脉弱。

【诊断】

中医诊断：湿疮（脾虚湿热证）。

西医诊断：湿疹。

【治则】 健脾利湿，清热祛风止痒。

【方药】 自拟小儿湿疹方加味。太子参 10 g，茯苓 10 g，山药 10 g，薏苡仁 10 g，防风 10 g，布渣叶 10 g，灯心花 3 扎，甘草 5 g，生地黄 10 g，徐长卿 5 g，紫苏叶 5 g，蝉蜕 5 g，水煎服，每日 1 剂，7 剂。

［二诊］ 10 月 29 日，服药后皮损减少，渗液减轻，少许新发皮疹，仍瘙痒，纳可，眠

欠佳,大便成形,小便调,舌淡,苔微黄腻,脉弱。风、湿、热渐有去路,在上方基础上,加白鲜皮 15 g,以清热燥湿,解毒止痒,继 20 剂。

[三诊] 11 月 19 日,服药后总体好转,皮疹、抓痕、脱屑减少,渗液减轻,间有反复,少许新发皮疹,以下肢为主,瘙痒,纳可,眠一般,二便可,舌淡,苔白微腻,脉弱。病情有反复,新发皮疹以下肢为主,为湿邪困阻,致邪去不畅。改茯苓为土茯苓 15 g,加川萆薢 15 g,以加强除湿解毒之力;同时改生地黄为 15 g,以凉血清热,并防利湿药太过伤阴。继服 30 剂。

[四诊] 12 月 20 日,药后病情好转,皮疹大部分消退,瘙痒明显减轻,纳眠可,二便调,舌淡,苔薄白,脉弱。病至后期,外邪渐清,本虚为主要矛盾,改土茯苓为茯苓,加鸡内金 7 g,以消食导滞,健运脾土,以治其本。继服 14 剂。

[五诊] 1 月 4 日,四肢皮疹基本消退,未见新发皮疹,偶有微痒不甚,纳眠可,二便调,舌淡,苔薄白,脉缓。郁结之风、湿热邪得以分消,正气得以恢复,病情向愈。继服 14 剂,巩固疗效。随访 1 个月未见复发。

第五节 用药规律

有研究检索了近 10 年中药治疗小儿湿疹的有效文献 127 篇,对单药频次、药对、多味药 3 个层面及组方规律进行分析。结果发现,单味药频次前 10 位的依次为茯苓、白鲜皮、甘草、地肤子、蝉蜕、生地黄、防风、金银花、当归、苦参;核心药物组合为当归-白芍-青皮、当归-防风-槟榔、六神曲-麦芽-山楂、六神曲-板蓝根-枳壳、六神曲-枳壳-半枝莲、薏苡仁-陈皮-厚朴、连翘-赤豆-麻黄、全蝎-白花蛇舌草-麻黄等;发现新方 4 首,分别为麻黄-蒲公英-紫花地丁-大青叶、赤小豆-连翘-麻黄-大青叶、地肤子-赤芍-蝉蜕-半枝莲、地肤子-赤芍-蝉蜕-白鲜皮。结论：通过数据挖掘,找出治小儿湿疹常用的药、方,为中医学者临床诊治提供了新的思路。

第十二章　少数民族疗法

第一节　蒙　　医

蒙医称本病为“奴衣腾-古布毒如”“那木苏”病，多采用内服与外浴相结合的疗法。

刘萨仁治疗小儿湿疹采用的总原则为燥黄水（希拉乌苏）、清热、祛湿，将湿疹分为寒性、热性湿疹。其中寒性湿疹（巴达干，希拉乌苏偏盛型）治疗以燥湿、杀黏虫为重。具体用药：通拉嘎-5 15粒，森登-4汤5 g，开水冲服，予哺乳期母亲口服。而热性湿疹（血，希拉偏盛型）以清热解毒、燥湿、杀黏虫兼顾治疗，给予嘎日迪-15 7粒，土茯苓-7汤5 g，开水冲服。还有合并黏热型的患儿，给予七雄丸15粒，沙日汤5 g，开水冲服。婴儿起湿疹部位，外涂香油、凡士林油起到收敛止痒润肤的作用。患儿母亲忌食辛辣食物及海鲜等。经治疗，痊愈33例，皮疹及瘙痒等临床症状完全消退；好转10例，黄痂、丘疹等皮疹消退，瘙痒减轻，红斑明显好转；未愈2例，红斑、丘疹及瘙痒等临床症状未见改善。

本拜采用内服方结合外浴的治疗手段。内服方：以通古勒格-5味散3 g，琪孙黑木热-8味散，基登格-7味丸，孟根乌苏-18味丸为基础方。外浴：以麻黄、杜鹃、水柏枝、侧柏叶、小白蒿为基本方。结果痊愈25例，占50%，显效22例，占44%，无效3例，占6%，总有效率为94%。

第二节　维　　医

维医将湿疹患者分型，采用相应的异常体液成熟剂、清除剂，内外治疗相结合消除病因。

一、异常血液质型湿疹

异常血液质型湿疹发病急，皮损发展快。以水疱、瘙痒、渗出、糜烂为主，易感染治疗时以调理异常血液质、抗吾伏奈提(相当于抗炎)、排毒为主。

抗吾伏奈提药：吾西拨糖浆、卡森露、夏塔热露、埃提里菲力夏塔热等。连续服用7日。清除剂：买提布赫夏塔热、黑亚尔仙拜尔蜜膏等。连续服用3日。专用药物：复方夏塔热片、曲皮亲露、吾西菝蜜膏等口服；由黄连药汤、地锦草、紫草、石榴皮、罂粟壳、土茯苓等草药组成的药汤和孜玛特药外用。

二、异常胆液质型湿疹

异常胆液质型湿疹发展快。剧烈瘙痒、搔抓破坏皮损，很快扩散周围，渗出及结痂呈黄色，治疗时以成熟剂和清剂为主。

成熟剂：胆液质成熟剂，卡森露，埃提里菲力沙那蜜膏。连续服用7日。清除剂：买提布赫夏塔热、买提布赫艾利拉等。连续服用3日。专用药物：复方夏塔热片、卡森露、埃提里菲力驱皮亲蜜膏、清热卡森颗粒等口服；由石榴花、石榴皮、马齿苋、地锦草、紫草、罂粟壳、土茯苓、车前子等草药组成的药汤和孜玛特药外用。

三、异常咸味黏液质型湿疹

异常咸味黏液质型湿疹发病缓慢，多见于亚急性湿疹，有红斑、丘疹、结痂、鳞屑、丘疹性水疱、少量渗出，瘙痒较剧烈，皮损处可有结痂，治疗时以成熟剂和清除剂为主。

成熟剂：黏液质成熟剂2份，胆液质成熟剂1份，埃提里菲力驱皮亲蜜膏。连续服用9～15日。清除剂：买提布赫艾利拉或买提布赫夏塔热等。连续服用3日。专用药物：复方夏塔热片、埃提里菲力驱皮亲蜜膏、夏塔热露、斯坎吉伟力布祖热等口服；由马齿苋、地锦草、石榴皮、罂粟壳、土茯苓、没食子、紫草等草药组成的药汤和软膏外用。

四、异常黑胆液质型湿疹

异常黑胆液质湿疹发病慢，苔藓样变明显，治疗时以成熟剂和清除剂为主。

成熟剂：胆液质成熟剂2份，黑胆质成熟剂1份，埃提里菲力夏塔热蜜膏，埃提里菲力驱皮亲蜜膏。连续服用15日。清除剂：艾提伏尼合剂或买提布赫马吾力加比力等。连续服用5日。专用药物：复方夏塔热片、埃提里菲力驱皮亲蜜膏、吾西拨糖浆、复方夏塔热露等口服。由鸡油膏、夏塔热软膏及地锦草、罂粟子、硫黄、土茯苓、马齿苋等草药组成的孜玛特外涂于患处。

另外维医外治还包括涂油、光疗、搽洗和药浴、脱敏、血罐、雾化、药蒸、泡脚、湿敷、药熏和贴药疗法。其中涂油、光疗、搽洗和药浴疗法常用。所涉及的油剂、搽剂、洗剂有15种，以玫瑰花油和巴旦仁油比较常见。

第十三章　湿疹的饮食治疗

第一节　小儿饮食管理

一、管理原则

1）避免过量进食影响患儿消化功能。

2）避免接触变应原，母乳喂养的妈妈和加辅食的孩子应该轮流停食易过敏食物。

二、喂养方法

母乳喂养应在6个月时添加辅食，1～2岁时添加不易过敏食物，配方奶粉喂养可考虑低敏配方奶粉，辅食添加应遵循从少量开始，逐一添加，每5日添加1种，缓慢递增。患有湿疹的患儿不宜过饱饮食及进食不宜消化的食物，如坚果类。

第二节　成人饮食管理

一、饮食推荐

湿疹患者宜清淡饮食，注意食物中各种营养的搭配，以避免维生素和各种微量元素的缺乏。多食富含维生素C的食物，如西瓜、冬瓜皮、绿豆、赤豆、玉米须、葫芦等。应多食凉性的瓜果蔬菜，如丝瓜、胡萝卜、芹菜、梨、荸荠、甘蔗等。饮食以适量为宜，食用粗纤维有利于保持大便通畅，排出毒素。

二、饮食禁忌

应避免服用过于刺激性的食物，如酒类、咖啡、浓茶、辛辣酸等对皮肤有刺激性的食品。忌食牛肉、羊肉、狗肉、海鲜、烟酒辛辣发物。对于动物异体蛋白食物如鸡、鸭等，患者根据自身体质慎食。慎食富含组胺释放剂的水果蔬菜，如香蕉、桂圆、荔枝、菠萝、红枣、苹果、梨、桃子、芒果等水果，韭菜、菠菜、笋子、芋头等蔬菜。

第三节　湿疹的常用食疗方

食物疗法(即用食物或在食物中加上药物)来调整机体的防病能力，常常能起到单纯使用药物所不能起到的作用，有时比单纯使用药物的效果更为显著。正所谓“药食同源”“亦药亦食”，自古我国就有食物防治疾病的历史，中医学对某些皮肤病的病因与饮食的关系也有较多的论述。如《素问・五藏生成》曰：“多食咸，则脉凝而变色；多食苦，则皮槁而毛拔；多食辛，则筋急而爪枯”，明确指出饮食与皮肤疾患的关系。我国劳动人民在长期的实践中积累了极为丰富的食疗方法，并为后世完善、充实。食物疗法包括粥、饮、膏等。常用的食物包括蔬菜类、粮食类、瓜果类等。现将湿疹常用的食疗方介绍如下。

1. 土豆粥

【组成】土豆、大米、桂花、白糖各 100 g。

【制作】将土豆去皮洗净，切成小块待用。洗净大米，放入锅内加水适量，烧沸后加土豆熬煮，米快熟时，再调入桂花，稍煮。即可食用。

【用法】早晚餐温热服食。5～7 日为 1 个疗程。

【功用】调中和胃，健脾益气。

【应用】适用于湿疹。

2. 红豆薏米粥

【组成】红豆、玉米须(布包)各 15 g，薏苡仁 30 g。

【制作】将红豆、薏苡仁、玉米须洗净，同煮成粥食用。

【用法】每日服食 1 次，7 日为 1 个疗程。

【功用】清热利湿。

【应用】适用于耳周、阴囊、肘窝等部位的湿疹。

3. 山鹰麦芽饮

【组成】白术 5 kg，蜂蜜 1.5 kg。

【制作】取净水 50 kg 煮白术 6～7 小时，经过滤后再煎煮浓缩成膏 15 kg，加蜂蜜 1.5 kg 搅匀，存储在消毒容器内备用。

【用法】每次 6～9 g，每日 2 次，用开水冲服。7～10 日为 1 个疗程。

【功效】健脾祛湿。

【应用】适用于慢性湿疹、下肢慢性湿疹、下肢慢性溃疡、手足汗疱疹等症。

【注意】忌寒凉饮食。

4. 苍术膏

【组成】苍术 5 kg，蜂蜜 1.5 kg。

【制作】取净水 50 kg，煮苍术 6～7 小时，弃渣取汁，经过滤后再煎煮浓缩成膏 1.5 kg，加蜂蜜 1.5 kg 搅匀，存储在消毒容器内备用。

【用法】每次 6～9 g，每日 2 次，7～10 日为 1 个疗程。

【功效】健脾燥湿。

【应用】适用于慢性湿疹、下肢慢性溃疡、手足汗疱疹等症。

【注意】忌寒凉饮食。

第十四章 湿疹的防治

1. 切勿过度洗浴

要控制洗澡的次数，但过度清洗或长时间不洗澡都是不正确的。湿疹患者平时不宜过频洗澡，最好每周洗1次。要注意的是，虽然烫水清洗患处，瘙痒会得到暂时缓解，但之后会因为不良刺激造成皮肤屏障破坏，而使皮损加重，越来越痒。洗澡时应以洗淋浴为佳，不要用热水烫洗或过度清洗皮损处，以免加重病情。洗澡时应使用中性的浴液或肥皂，洗完后要及时将身体擦干，并要在患处涂抹外用药物。

2. 注意保湿

湿疹需要保湿，保湿对皮肤屏障的恢复是很关键的。患者应规律地多次使用保湿剂。另外要注意控制室内的温度及湿度。过于闷热或过于干燥的环境都可导致湿疹病情的反复，如在干燥的冬季可考虑在室内加用保湿剂。

3. 规范应用激素

外用糖皮质激素是湿疹首选药物，糖皮质激素软膏可引起皮肤萎缩、毛细血管扩张、色素减退或沉着，还可诱发痤疮、毛囊炎、真菌感染、激素依赖性皮炎等，但大多数不良反应都是长期大剂量不合理使用造成的。只要针对病情、皮损部位、不同年龄选择不同强度的激素软膏可发挥激素强大的抗炎、抗过敏作用，同时又能避免其不良反应。

4. 养成健康的饮食习惯

应以清淡、易消化、低盐少油的食物为主，避免偏食。避免食用如牛奶、鱼类、鸡蛋、花生、豆类等易过敏的食物，也不要食用辛辣的食物。患有湿疹的婴幼儿，应尽量对其进行母乳喂养。

5. 保持大便通畅

建立良好的排便习惯，使病灶产生的毒素能及时排出体外。亦可做腹部运动，自我按摩腹部可增加肠胃蠕动，按摩方向自右下腹→右上腹→左上腹→左下腹，沿结肠走向进行。

6. 避免变应原

避免接触尘螨、动物毛、潮湿真菌、化学物品接触物。家居凉爽通风、干燥清洁。要尽量穿柔软、宽松的棉质或其他天然纤维制成的衣服，少穿会引起过敏的人造纤维及毛料等制成的衣服，以免加重过敏的症状。

7. 保持心情舒畅

湿疹患者应避免紧张、抑郁、焦虑、暴躁、愤怒等负面情绪的出现，这样也有利于病情的康复。尽量保持稳定的情绪，并注意劳逸结合，防止过度疲劳。

8. 要积极地治疗其他慢性感染病灶

要积极地治疗其他慢性感染病灶如慢性鼻炎、慢性咽炎、扁桃体炎、气管炎、结肠炎、念珠菌性阴道炎等。对易感冒、抵抗力低下者，除了要加强体育锻炼外，还可使用免疫增强药，以增强抵抗力。

9. 及时就医

在湿疹的急性发作期，应尽快就医，遵循医嘱进行治疗。

参考文献

[1] 中华医学会皮肤性病学分会免疫学组. 湿疹诊疗指南(2011年). 中华皮肤科杂志，2011，44(1)：5,6.

[2] 杨志波. 湿疹的中医诊疗方案. 中华中医药学会皮肤科分会第五次学术年会，全国中医、中西医结合皮肤病诊疗新进展高级研修班论文集. 2008.

[3] 刘红霞. 皮炎湿疹中西医特色治疗. 北京：人民军医出版社，2011.

[4] 何清湖，周慎，杨志波，等. 中西医临床用药手册：皮肤病性病科分册. 长沙：湖南科技出版社，2010.

[5] 全小荣，郭奕妤. 湿疹治疗的研究进展. 华夏医学，2016，29(3)：175-180.

[6] 黎昌强，陈德宇. 湿疹的物理治疗进展. 泸州医学院学报，2008，31(1)：108-110.

[7] 中国中西医结合学会皮肤性病专业委员会环境与职业性皮肤病学组. 抗组胺药在皮肤科应用专家共识. 中华皮肤科杂志，2017，50(6)：393-396.

[8] 汪丽俐，朱晓波. 常用免疫抑制剂在皮肤科中的应用. 中国医药，2010，5(5)：487-488.

[9] 卫生部. 糖皮质激素类药物临床应用指导原则. 中华内分泌代谢杂志，2012，28(2)：171-202.

[10] 黎昌强，陈德宇. 湿疹的物理治疗进展. 泸州医学院学报，2008，31(1)：108-110.

[11] Catherine Mack，Correa M，Nebus J. Man-agement of patients with atopic dermatitis：the role of emollient therapy. Dermatol Res Pract，2012，2012：836931.

[12] Maeda N，Yamada C，Takahashi A，et al. Therapeutic application of human leukocyte antigen-G1 improves atopic dermatitis-like skin lesions in mice. Int Immunopharmacol，2017，50：202-207.

[13] Yu C，Fitzpatrick A，Cong D，et al. Nitric oxide induces human $CLA^+CD25^+Foxp3^+$ regulatory T cells with skin homing potential. Journal of Allergy & Clinical Immunology，2017，2017：8493545.

[14] 郑磊，李云玲，宋莉莉，等. 多磺酸粘多糖乳膏治疗婴儿湿疹临床疗效观察. 临床皮肤科杂志，2014，43(1)：51,52.

[15] Nakagawa H，Nemoto O，Igarashi A，et al. Efficacy and safety of topical JTE-052，a Janus kinase inhibitor，in Japanese adult patients with moderate-to-severe atopic dermatitis：A phase 2，multi-centre，randomised，vehicle-controlled clinical study. British Journal of Dermatology，2018，178(2)：424-432.

[16] 焦磊，李云珠，申春平，等. CKLF1-C19多肽对小鼠特应性皮炎样皮损的影响. 中国皮肤性病学杂志，2016，(7)：670-673.

[17] 李化国. 利多卡因促进特应性皮炎 Treg 分化的作用及机制. 上海：上海交通大学，2014.

[18] 李仁宏，刘伟. 复方曲安奈德局部注射治疗慢性湿疹临床疗效观察. 皮肤病与性病，2000，22(4)：9,10.

[19] 李小燕，聂磊，刘科峰. 复方丙酸氯倍他索软膏联合超脉冲 CO_2 点阵激光治疗慢性湿疹的临床研究. 实用药物与临床，2018：187-189.

[20] 齐潇丽，王菲菲，王磊，等. 负氧离子水对亚急性湿疹的临床疗效观察. 中日友好医院学报，2016，30(6)：358-360.

[21] 程远乾. 中医皮肤病学简编. 西安：陕西人民出版社，1979.

[22] 安家丰，张志礼. 张志礼皮肤病医案选萃. 北京：人民卫生出版社，1994.

[23] 李倜，赵金坤，李姣. 国医大师卢芳治疗湿热浸淫型湿疹的经验. 中国卫生标准管理，2017，8(26)：118-120.
[24] 蒯仂，许逊哲，连侃，等. 李斌运用六经辨证治疗皮肤病思想探微. 中华中医药杂志，2017，(12)：5383-5386.
[25] 王铁柱，史琦，阎玥，等. 从肺脾论治湿疹. 世界中医药，2017，12(2)：369-372.
[26] 马卉，李建红，黄敏，等. 段行武教授治疗湿疹经验. 中国中西医结合皮肤性病学杂志，2017(5)：461-463.
[27] 赵丽平. 中医辨证论治湿疹86例. 中国中医药信息杂志，2000，7(7)：66,67.
[28] 袁嘉陵. 350例湿疹治疗体会. 中华中医药学会皮肤科分会第六次学术年会、赵炳南学术思想研讨会、全国皮肤科中医外治高级研修班论文集. 2009：27,28.
[29] 胡克敏，周复章. 中医辨证治疗湿疹166例疗效观察. 安徽医学，1995，(5)：61,62.
[30] 郭建英，韩猛祥. 辨证重用虫类药治疗湿疹42例. 实用中医内科杂志，2002，(2)：89,90.
[31] 吴胜利，马绍尧. 300例湿疹的辨证施治. 江苏中医药，2000，(7)：17,18.
[32] 张月桂. 辨证治疗湿疹105例疗效总结. 新疆中医药，2001，(S1)：30,31.
[33] 王禹毅，刘毅，卢芳，等. 中医辨证治疗阴虚湿滞型湿疹的随机对照试验. 中国中西医结合皮肤性病学杂志，2017，16(1)：45-47.
[34] 罗继红，覃倩倩. 龙胆泻肝汤治疗湿热型慢性湿疹40例临床观察. 长春中医药大学学报，2013，29(2)：304,305.
[35] 王敏. 除湿止痒汤治疗女性阴部湿疹临床疗效观察. 辽宁中医药大学学报，2017，(11)：189-191.
[36] 冯常青. 中医溻渍法治疗对慢性湿疹患者免疫因子水平的影响. 中国地方病防治杂志，2017(5)：565,566.
[37] 王书良，徐霞. 三棱针点刺拔罐治疗下肢湿疹疗效观察. 实用中医药杂志，2008，24(10)：658,659.
[38] 贺林，李晓苗. 刺络拔罐耳尖放血治疗湿疹20例. 中国民间疗法，2011，19(10)：23.
[39] 马新，周鸿飞. 针刺及刺络放血拔罐治疗湿热蕴肤型急性湿疹10例. 实用中医内科杂志，2012(16)：76,77.
[40] 邓肖英. 刺血拔罐结合艾灸治疗急性湿疹46例疗效观察. 甘肃中医学院学报，2011，28(5)：53,54.
[41] 徐维，陈麟，张冬梅，等. 放血疗法联合神阙温灸治疗下肢顽固性湿疹的临床疗效观察. 针灸临床杂志，2014(7)：17-19.
[42] 杨会生，贺森清，郑启艳，等. 针灸治疗慢性湿疹的Meta分析. 湖南中医杂志，2015，31(4)：152-154.
[43] 蓝海冰，徐萍萍，孙晨，等. 运用贺氏针灸三通法对慢性湿疹皮损EASI评分及瘙痒症状影响的临床疗效评估. 中国中西医结合皮肤性病学杂志，2017，16(1)：52-54.
[44] 王奂云，李忻红，田静，等. 湿疹1号对脾虚型豚鼠急性湿疹模型免疫功能的影响. 中国中西医结合皮肤性病学杂志，2017，16(3)：224-226.
[45] 高爽，李忻红，马贤德，等. 湿疹1号对脾虚型豚鼠急性湿疹模型K17、LTB4和LTC4影响的实验研究. 中医药导报，2017，(23)：44-46.
[46] 王妍清，刘桂卿. 润肤止痒汤对小鼠慢性湿疹角质形成细胞凋亡及组织病理的影响. 河南中医，2015，35(1)：50-52.
[47] 邬成霖，罗维丹，寇霄，等. 中药复方除湿汤治疗慢性湿疹的实验研究. 中国中西医结合皮肤性病学杂志，2004，3(4)：220-222.
[48] 肖桂林. 姜黄消痤擦剂治疗亚急性湿疹的临床疗效. 中国中西医结合皮肤性病学杂志，2013，12(5)：312,313.
[49] 周光，尹斌. 华佗麻药加减方对豚鼠局限性湿疹样模型皮损及组织形态学的影响. 中药新药与临床药理，2011，22(3)：292-295.
[50] 沈冯君，林响，张艳波，等. 复方黄苦膏剂对湿疹模型动物消炎止痒作用的实验研究. 江苏中医药，2011，43(1)：84-86.
[51] 任建香. 凉血祛湿汤治疗血热型湿疹的临床疗效及作用机制研究. 四川中医，2017(2)：117-120.
[52] 王中元，王赛. 健脾除湿方治疗慢性湿疹临床研究. 中医学报，2017，32(7)：1319-1321.
[53] 张春萍，张议文. 针灸治疗湿疹取穴规律的文献研究. 针灸临床杂志，2016，32(7)：78-80.
[54] 金磊，王振宜，刘华，等. 不同剂量合成冰片对复方中药湿疹乳膏体外透皮吸收影响及药效学研究. 广州中医药大学学报，2017，34(5)：719-724.
[55] 娄方璐，刁庆春，刘毅，等. 湿疹中医外治处方用药规律分析. 陕西中医，2012，33(1)：97-100.
[56] 中国中西医结合学会皮肤性病专业委员会. 环境与职业性皮肤病. 外用中成药治疗湿疹皮炎的专家共识(2012). 中华皮肤科杂志，2012，45(12)：440,441.

[57] 中医研究院广安门医院. 朱仁康临床经验集. 北京：人民卫生出版社，1979.
[58] 北京中医医院. 赵炳南临床经验集. 北京：人民卫生出版社，1975.
[59] 马拴全，赵孝平，高新彦. 古今名医外科医案赏析. 北京：人民军医出版社，2008.
[60] 赵尚华，张俊卿. 张子琳医疗经验选辑. 太原：山西人民出版社，1978.
[61] 单书健，陈子华. 古今名医临证金鉴：外科卷. 北京：中国中医药出版社，1999.
[62] 冯晓鹏，周西，何大雪，等. 小儿湿疹的中西医治疗. 河南中医，2014，34(1)：104-106.
[63] S El-Heis，S R Crozier，S M Robinson，et al. Higher maternal serum concentrations of nicotinamide and related metabolites in late pregnancy are associated with a lower risk of offspring atopic eczema at age 12 months. Clinical & Experimental Allergy，2016，46(10)：1337-1343.
[64] 蔺湘宁，王凤仪，王移飞. 基于文献的小儿湿疹用药规律的数据挖掘研究. 中医儿科杂志，2017(1)：32-36.
[65] 陈秀珍，殷明. 殷明治疗小儿顽固性湿疹经验. 山东中医杂志，2013(5)：357.
[66] 张丽，肖和印，陈艳霞，等. 湿疹方治疗小儿湿热浸淫型湿疹 33 例. 环球中医药，2017，10(7)：776-778.
[67] 刘萨仁，乌力吉巴特尔，乌云塔娜. 蒙医辨证施治婴儿湿疹 45 例临床体会. 亚太传统医药，2015，11(10)：26,27.
[68] 本拜. 蒙医药治疗湿疹. 中国民族医药杂志，2011，17(9)：35.
[69] 阿丽米热古力・斯坎旦，努尔买买提・艾买提. 结合维医理论论述湿疹病机及外治概况. 医药卫生：文摘版，2016，(4)：235,236.
[70] 布麦丽艳，艾买江. 湿疹的维吾尔医辨证治疗. 中国民族医药杂志，2014，20(8)：28-30.
[71] 冯晓鹏，周西，何大雪，等. 小儿湿疹的中西医治疗. 河南中医，2014，34(1)：104-106.
[72] 李斌. 湿疹防治. 北京：人民军医出版社，2011.
[73] 杨希川. 湿疹常见误区. 健康向导，2016，22(3)：44,45.

预防与护理篇

湿疹是由多种内、外因素引起的浅层真皮及表皮炎症，是皮肤科的常见病。本病具有皮疹对称分布、多形损害、渗出倾向、剧烈瘙痒、反复发作和易成慢性等特点。湿疹病情反复发作，病程长短不一，通常从数月至数年不等。临床常见皮损有丘疹、丘疱疹、糜烂、渗出、结痂、鳞屑、浸润肥厚和苔藓样变等。随着人们生活节奏的加快，工作、心情、家庭等各方面带来的压力增加，导致湿疹的患病率逐渐增高。

西医根据皮疹和病程，将湿疹分为急性、亚急性和慢性三期。急性期有渗出倾向，常见有红斑、丘疹、水疱、糜烂、渗液等，多对称分布；亚急性期以结痂及鳞屑为主，伴少量渗液；慢性期则为皮肤粗糙增厚，按之较硬，呈暗红或紫色，皮损表面覆有鳞屑，以苔藓样变为主，病情易反复发作，病因尚不清楚，可能与内外因素有关。内部因素主要有慢性感染病灶、内分泌及代谢改变、血液循环障碍、神经精神因素、遗传因素等，其中遗传因素与个体易感性及耐受性有关。外部因素主要有食物、吸入物、生活环境、动物皮毛、各种化学物质等。本病的发生机制与各种内因、外因相互作用有关，某些患者可能由迟发型超敏反应介导。中医学认为湿疹急性发作者多以风、湿、热为主因，病期迁延，湿热留恋，湿阻成瘀，血热搏结成瘀，致风、湿、热、瘀并重之势；亚急性者则以脾虚湿滞为主；慢性者则多伤阴化燥，瘀阻经络，血不营肤或气阴两虚或血虚风燥。

第十五章　中西医"治未病"与中医整体预防理论

中医理论始祖《黄帝内经》最早提出了"治未病"的医学思想，其精髓是防重于治，倡导养生保健，珍惜生命，防患于未然。治未病，就是采取各种各样的措施预防疾病的发生、发展和传变。古人"治未病"的思想内涵有广义和狭义之分。广义的概念包括治其未生、治其未成、治其未发、治其未传、瘥后防复五个方面。"未生"相当于健康未病态，指机体尚未产生病理信息的健康状态；"未成"包括潜病未病态和前病未病态。潜病未病态指机体已有潜在病理信息，但还没有临床表现；前病未病态指机体中病理信息已有所表露，出现了先兆症状和特征，但还未具备确诊疾病的条件；"未发"是指发作性疾病和一些慢性疾病的缓解期，以及疾病的潜伏期；"未传"指传变未病态；"瘥后防复"指疾病新愈，容易复发或产生后遗症的虚弱阶段。狭义的概念则专门是指潜病未病态和前病未病态。经典的中医治未病体系由三个层次或三种境界组成，即"未病先防、既病防变、瘥后防复"。其中未病先防是着力于未雨绸缪，保身防病，不病是治未病的首要和中心任务；既病防变则是料在机先，阻截已病后的变化，以防疾病进一步发展；而瘥后防复则着眼于病后扶助人体正气、强身健体，防止疾病复发。

西医分级预防疾病理论的传统观点是传染病的三级预防和非传染病的三级预防观念。传染病的三级预防是控制传染源、切断传播途径、处置易感人群。而慢性非传染性疾病的经典三级预防为一级预防，控制某病可控性危险因素以防范或减少该病患病概率，即重点为预防原发疾病的发生，即治原发病未病；二级预防，已患某病后，积极治疗该病和相关疾病以防止病情复发、事件或相应并发症发生，实质就是治并发症未病或同时治伴发病未病；三级预防，原发疾病、并发症、伴发疾病均已发生，治疗的主要目的是提高生活质量等。

中医整体预防是指以天人合一、形神一体的中医整体观念为指导，以人为中心，从人外在的天地人和内在的精气神整体出发，从人的饮食、运动、情志、起居等个体因素，以及生理、心理、社会、环境及自然等综合因素多层面、多环节找到疾病相对初始的全面的病因，进行综合的、系统的、持续的有效干预，提升人的整体功能状态，以期整体预防常见多发疾病的发生发展，从而达到使人心身健康、延年益寿的整体预防目标。中医整体预防是针对未病人群全生命周期，采取自主干预、医助干预及社会干预相结合的综合预防措施，以防止疾病发生发展，做到整体预防疾病。重视中医整体预防，与目前多分科、多病种、只重视单病种预防相比较，是一种理念创新，对疾病整体预防有巨大的指导作用。中医整体预防的理论依据来源于中医整体观念。中医整体观念是治未病理论的基础和指导思想。整体观念重视人与外界环境的整体性，强调生命过程随时受到社会和自然的影响，人体从形体结构到功能活动都必须适应自然环境和社会环境的变化，即符合“天人相应”的规律。

第十六章　急性、亚急性、慢性湿疹的预防与护理

急性湿疹，起病急、发病快，皮疹易蔓延而呈泛发性、复发率高，以皮疹潮红、有渗出倾向、瘙痒剧烈为特征。表现为原发性和多形性皮疹，起初在红斑基础上产生粟粒大小的丘疹、丘疱疹或水疱，可为鲜红、暗红、淡红或近皮色。疱破后出现点状糜烂、渗出，皮损常融合成片，且向周围蔓延，分为急性非渗液阶段和急性渗液糜烂阶段。如继发感染，则形成脓疱、脓液和脓痂，淋巴结肿大。感染严重时还伴有发热等全身症状。急性湿疹可发生于任何年龄及身体任何部位，以手、足、小腿、肘窝、肛周、阴囊等处多见，且多对称分布，一般无明显全身症状。皮疹泛发而严重者可伴有全身不适、低热和烦躁不安。急性湿疹是诸多内外因素共同作用所引起，其内因主要为患者自身的遗传、体质、神经等，当患者出现失眠、情绪激动、忧虑等情况时，则会使其病情加重；外因为湿、热、风等，尤其是在湿热环境下，患者更容易出现湿疹。病程长短不一。一般于数周后逐渐减轻而趋于消退。若治疗不当或不及时，宜反复发作，可转为慢性，对患者正常的生活及心理健康都造成了一定的影响。

亚急性湿疹，红肿、渗出等急性炎症减轻，皮损呈暗红色，水疱和糜烂逐渐愈合，渗出减少，可有丘疹、少量丘疱疹及鳞屑，皮损呈轻度浸润，特征性表现为点状糜烂。瘙痒及病情逐渐好转。遇诱因可再次呈急性发作。时轻时重，经久不愈还可发展为慢性湿疹。亚急性湿疹作为湿疹的一种，是连接急性和慢性湿疹的重要环节，是急性期的缓解过程，严重者导致向慢性期转化。

慢性湿疹，常由急性及亚急性湿疹迁延不愈而成。或起病缓慢，开始时皮损炎症轻，散在红斑、丘疹、抓痕及鳞屑。皮损好发于面部、耳后、肘、腘窝、小腿、外阴、肛门等部位，以四肢多见，常对称分布，瘙痒程度轻重不一。慢性湿疹皮损较局限，肥厚浸润显著，境界清楚，多有色素沉着。病程呈慢性，因受某些内外因素的刺激可急性发作。

以上急性、亚急性及慢性为湿疹发展的三个时期。可能病因具体包括外在的如食物、药物、接触物、光线等，自身因素如内分泌性疾病、营养素缺乏、精神心理因素、皮肤创伤、感染、遗传等多种因素。湿疹病因复杂，且每位患者的病因各有不同。湿疹病因难找、治疗困难、易反复，且患者身心痛苦，因此在日常工作和生活中预防湿疹，以及患病后科学护理，是减轻患者痛苦，也是湿疹研究中较为重要的一部分。

第一节　环境因素的控制及预防

环境因素是每一位湿疹患者不可避免的因素，其与湿疹尤其是慢性湿疹的关系是皮肤病医生和患者共同关心的问题。湿疹患者环境因素的控制及预防主要包括以下环节。

物理因素：过冷、过热、过干、过湿、摩擦、日光等均可引起或加重湿疹。如冬季寒冷、干燥的气候，常常加重特应性皮炎；冬季干燥常引发冬季瘙痒症，重者可发生湿疹化，称为乏脂性湿疹；潮湿的气候常常加重湿疹；羊毛衣物的摩擦刺激等也常加重湿疹。因此，预防湿疹应避免过冷、过热、过干、过湿、摩擦、日光等。一般居室温度为20～25℃，湿度为45%～50%比较适宜。

化学因素：食物、药物、接触物、吸入物等均可引起或加重湿疹，这些因素可通过变态反应或者非变态反应机制起作用。因此，尽量避免敏感的食物、药物、接触物、吸入物等可起到预防作用，查找变应原可通过变态反应检测试验查找。一般辛辣食物均应避免。

生物、微生物因素：细菌、真菌、病毒、寄生虫等均可引起或加重湿疹。发病机制可能是变态反应，也可能是非变态反应，如局部侵袭或超抗原反应引起。清除体内尤其是皮肤上的细菌、真菌、病毒等可起到预防湿疹的作用。

避免搔抓：瘙痒是湿疹患者最显著的症状，搔抓会损伤表皮，进一步破坏皮肤的功能，继发细菌或真菌感染，因而造成湿疹加重，甚至泛发。因此要主动控制不搔抓皮肤。瘙痒时可轻拍皮肤或使用止痒剂；或冷敷止痒，尽量避免搔抓。

创造舒适的生存环境：环境中的尘土、尘螨、花粉、宠物毛、皮屑是常见的变应原。敏感者应减少或避免接触这些物质。用薄塑料或多用几层罩包枕头、被褥或床垫可明显减少室内尘土的浓度；勤换洗、晾晒被褥可以明显减少尘螨的浓度；不养花及宠物可明显减少花粉及宠物毛、皮屑、唾液及分泌物的浓度；室内空气干燥会导致皮肤失水、干燥，加重瘙痒。因此在冬季室内用暖气的情况下，应适当使用加湿器湿化空气。环境过热及出汗是瘙痒的常见原因，湿疹患者也应避免环境过热及出汗。

正确洗浴：正确的洗浴可以去除污物，清除体表的细菌及痂，还可以使身心放松，对湿疹等皮肤病治疗有好处。但如洗浴不当，如洗浴过勤，水温过高或使用碱性太强的浴液均会造成皮肤脂膜破坏，增加皮肤水分丧失，加重病情。正确洗浴包括以下几点：① 使用温水洗澡，勿用过热水；② 洗澡时间不宜过长，最多20～30分钟；③ 最好不使用肥皂等碱性太强的洗浴用品；④ 动作应轻揉，勿搔抓、摩擦皮肤，切勿用力搓洗；⑤ 洗完后用毛巾轻轻拭干皮肤，勿用力搓擦；⑥ 用毛巾拭干皮肤后宜涂抹润肤油护肤；⑦ 润肤品最好不含有香精、防腐剂等刺激成分。

使用护肤品：在外出之前，于面部、手部及其他外露部位使用保湿化妆品；在日晒部位使用防晒剂，尤其要注意选择有 UVA 防护功能的防晒剂可预防湿疹。

第二节　内在因素的控制及预防

食物、药物、工作和生活环境等外在因素是引起湿疹发生的重要因素，但有些患者检测多种变应原均显示阴性。那么不过敏的患者病因又是什么呢？湿疹的发生常常是内因与外因共同作用的结果，其内在因素也是导致湿疹的主要病因。与湿疹有关的内在因素主要有遗传、内脏疾病（如代谢和内分泌紊乱）、感染性病灶、血液循环障碍、精神神经因素等。湿疹患者内在因素的控制及预防主要包括以下几方面。

遗传：是决定一个人是否是过敏体质的最重要因素，不少湿疹患者都有不同程度的遗传因素。研究发现双亲有特应性体质者，所生子女中 70％将会患特应性湿疹，如果一方为特应性体质者，则 50％的子女将会患病。这些患者往往有血中嗜酸粒细胞增加、血清中 IgE 水平增高的现象，进行变应原检测时往往对多种变应原过敏。对遗传因素引起疾病的预防主要为避免近亲结婚。

内分泌变化或内脏疾病：部分妊娠期妇女可发生湿疹样皮疹，瘙痒剧烈，可能是对孕激素敏感所致，一般产后很快消失。内脏疾病特别是内分泌和代谢紊乱常常与湿疹有关。糖尿病、甲状腺疾病容易导致皮肤瘙痒和湿疹，有时常为疾病的首发症状，这类患者往往先有皮肤瘙痒，久之皮肤出现丘疹、斑片和肥厚斑块等亚急性和慢性湿疹的表现，一般抗过敏治疗效果差。除了皮肤瘙痒和湿疹外，还可有皮肤黏液性水肿（甲亢）、血管病变和真菌感染（糖尿病）等其他皮肤表现。尿毒症患者由于体内许多代谢物不能排出体外，导致有害物质血浓度升高，如尿素、胺等，这些物质常可刺激皮肤发生瘙痒，再加上患者搔抓，久之导致湿疹化，表现为皮肤干燥、肥厚、苔藓化。嗜酸粒细胞增多的患者皮肤也可出现湿疹样改变，发生丘疹、红斑、苔藓化，有剧烈瘙痒，称为嗜酸粒细胞增多性皮炎。以上继发于内脏疾病的湿疹的预防措施主要为早期治疗原发病。

慢性感染性病灶：一些慢性湿疹患者往往存在慢性感染性病灶，如慢性胃炎、慢性胆囊炎、慢性阑尾炎、慢性泌尿生殖系统感染、咽喉部或鼻旁窦的感染灶等。这些患者的湿疹表现往往时好时坏，一旦这些感染灶被清除，湿疹往往随之而愈。对这类患者，预防措施主要为积极预防和治疗慢性感染性疾病，继而预防由其导致的湿疹。

血液和淋巴循环障碍：也可导致湿疹的发生，最典型的例子为淤积性湿疹（淤积性皮炎），患者往往有下肢静脉曲张或有过静脉炎，使得下肢远端发生循环障碍，导致局部发生皮炎，表现为小腿下 1/3 及足部色素沉着、密集小丘疹、糜烂渗出、明显瘙痒，抓破后不易愈合，对一般抗过敏治疗反应差，而一旦将原发血管疾病治愈，则小腿湿疹也随之而愈，因此预防措施主要为治疗原发病。

不良生活习惯：许多患者发生湿疹与不良生活习惯有关，有的患者对乙醇过敏但不能改变陋习；有的患者长期酗酒导致胃肠道和肝脏疾病，继发湿疹；有的患者长期生活不规律，使机体正常的生物节律被打乱，导致湿疹和其他疾病；有的患者偏食辛辣，导致湿疹或使湿疹加重。这些由不良生活习惯引起的湿疹，可通过逐渐改正不良生活习惯得到预防。

局部因素：创伤和皮肤感染部位可发生湿疹样病变，可能与局部微生物、坏死组织或药物等共同作用有关，表现为伤口或感染灶周围皮肤发红，有密集小丘疹，明显瘙痒。这些患者容易发生自敏性皮炎，即在远处也可发生湿疹样皮疹，特别是手、足的丘疹和小水疱。此外，女阴湿疹往往由于月经和白带刺激而迁延不愈，一些皱褶部位的湿疹往往与汗液分泌过多、不易蒸发有关。手、足出汗不良常常导致汗疱疹的发生。预防主要为治疗原发病和改善局部条件，如清创、抗感染和保持局部干燥、清洁等。

精神神经因素：不少慢性湿疹患者有长期失眠、焦虑、多梦、多汗等自主神经紊乱表现，有的患者是在精神受到巨大创伤后发生湿疹。有些患者有皮肤行为症，反复用各种香皂、浴液，甚至刺激性更强的洗涤剂清洗身体，久之导致湿疹。这些患者的精神神经创伤与湿疹往往形成恶性循环，严重影响患者的心身健康。在精神神经因素得到有效治疗后，湿疹可逐渐好转和痊愈。

社会心理因素：工作、生活的压力容易导致人内分泌紊乱、精神状态欠佳，这些也可能导致湿疹的发生。预防该类湿疹应保持良好心理状态、乐观向上。

第三节　临床路径在湿疹预防和护理中的应用

临床路径(clinical pathway，CP)是指针对某一疾病建立一套标准化治疗模式与治疗程序，是一个有关临床治疗的综合模式，以循证医学证据和指南为指导来促进治疗组织和疾病管理的方法，最终起到规范医疗行为、减少变异、降低成本、提高质量的作用。临床路径对服务对象的健康负责的所有人员，包括临床医学、护理、药学、检验人员及行政管理人员等，联合为某一特定的诊断、处置(治疗)而制订一套最佳的、标准的服务与管理模式。临床路径的运用可发挥医疗、护理的优势互补，增强多专业的合作意识，以标准化的医疗文书及信息管理提高医疗质量，为广大患者服务。同时引导患者参与整个医疗过程、加强医患沟通、减少医疗纠纷。

临床路径是相对于传统路径而实施的，传统路径即每位医师的个人路径，不同地区、不同医院、不同治疗组或者不同医师个人针对某一疾病可能采用的不同治疗方案。采用临床路径后，可以避免传统路径使同一疾病在不同地区、不同医院、不同的治疗组或者不同医师个人间出现不同的治疗方案，避免其随意性，提高其准确性、预后等的可评估性。

有研究者通过制订中医临床路径，治疗及管理急性湿疹取得了一定成效。其应用中医临床路径管理急性湿疹患者，在保证疗效的同时，能有效降低住院费用，缩短住院时间，提高患者健康知识掌握度及患者满意度。临床路径的应用，可规范诊疗、护理手段，提高医疗质量，降低医疗费用，促进医患双方的交流，建立和谐的医患关系，减少医疗纠纷。湿疹的临床路径的应用能明显提高患者对疾病健康知识的掌握，减少其复发性，避免盲目求医、滥用药物导致的不良后果，是提高湿疹预防、治疗及护理水平的有效方法。

第十七章 常见湿疹的预防与护理

由于发病部位、发病年龄及其他发病特征的不同，临床上湿疹又分很多类，最常见的有婴儿湿疹、老年湿疹、肛周湿疹、外阴湿疹、手部湿疹、乳房湿疹等。

第一节 婴儿湿疹

婴幼儿患湿疹后，奇痒难耐，常会用手搔抓皮疹部位，造成皮肤破溃，甚至继发感染，发热，局部淋巴结肿大；又因奇痒导致患儿烦躁不安，哭闹不宁，夜不能寐，病程反复迁延，严重影响婴幼儿的身体健康和正常发育。因此，及时对新生儿湿疹情况进行了解，针对其特点实施预防及护理措施，对预防婴儿湿疹及改善患儿预后具有重要价值。

1. 婴儿湿疹的预防

(1) 婴儿湿疹的饮食调理　用食物排除法寻找、确定过敏的食物，如牛奶过敏的婴儿应改母乳、羊奶或代奶粉喂养或将牛奶多煮一会儿，少加糖或牛奶，加 1/3 或 1/2 的米汤，以后根据婴儿消化吸收情况逐渐由稀到浓增加奶量。母乳喂养的婴儿要缩短喂奶时间，2 次母乳之间可喂淡菜汁或淡果汁。哺乳的母亲饮食也要清淡一些，因为有些饮食中过敏物质可通过乳汁进入婴儿体内，故应少食蛋奶制品及辛辣、海味、腥味食品如葱、蒜、辣椒、韭菜、鱼虾等。要注意保持婴儿大便通畅。便秘者常服蜂蜜水或调换饮食，大便次数多者用神曲或谷麦芽适量煎水服，以助消化。如有消化不良，应及时治疗。患儿应注意饮食，定时定量，最好吃母乳，母乳喂养可以防止由牛奶喂养而引起异性蛋白过敏所致的湿疹。发病期间不要给患儿吃鱼泥、虾泥、鸡蛋、牛奶、牛肉泥等。尽量避免进食牛奶、鸡蛋等蛋白食物，稍大的孩子忌食荤腥发物，如蛋、奶、海味食品等。随着年龄的增长可给予多种维生素食物，不可吃得过饱。还应注意饮食的性质、调配和喂哺间隔时间。

(2) 避免接触可疑的变应原　对某些水果变应者，尽量不要吃；对尘螨过敏者，避免使用地毯；对动物羽毛、皮毛过敏者，家里尽量不要养宠物等。虽然孩子对某些食物过敏，但饮食不宜控制太严，以免影响其营养及生长发育。对某种不明确的变应原因，可通过查血逐一排查变应原，如果明确对某一种食物变应，最好忌口。而人工喂养的孩子所接触到的变应原更多，如果对牛奶过敏，则应用母乳喂养。

（3）益生菌预防湿疹国外部分研究表明，湿疹等过敏性疾病与婴儿肠道菌群失调密切相关，婴儿是湿疹的高发期，可能与婴儿肠道菌群建立迟缓或者肠道菌群被抗菌药物破坏所引发的免疫力下降和肠道屏障功能发育不完善有关，尤其当Th1/Th2平衡失调时，易引发变态反应性疾病。益生菌因能恢复肠道菌群平衡或帮助建立肠道菌群平衡，因而有预防湿疹的作用。益生菌通过刺激分泌IL－10转化生长因子抑制Th2诱导的过敏反应，并诱导产生口服免疫耐受，促进IgA分泌，增强黏膜防御机制，起到抗过敏作用。双歧杆菌四联活菌片（思连康）为口服双歧杆菌、嗜酸乳杆菌、粪肠球菌和蜡样芽孢杆菌四联活菌片，口服思连康后活菌扩散定植于肠黏膜表面，形成一层有保护作用的生物学屏障，阻止病原菌及条件致病菌的定植与入侵。双歧杆菌的代谢产生大量的乳酸和乙酸能抑制病原菌的生长和繁殖，改善运动功能，降低肠道内pH和氧化还原电位，利于肠道内厌氧菌生长，促进失调菌群的恢复。综上所述，在预防婴儿湿疹方面，早期给予益生菌干预，对于提高免疫力，健全肠道功能，减少过敏性疾病发生率有一定的意义。

（4）针灸预防湿疹　　湿疹是一种比较难完全治愈的皮肤病，在临床上通常较易复发。中医学认为本病由于风湿邪热所致，造成肌肤经络发生阻滞，而若久阻不通则会入于疾病的亚急期，引发反复性发作，愈合困难。若患者久患本病则易血虚，最终在表面皮肤因为缺乏相应滋养而转化为慢性湿疹，因此临床治法一般以清泄湿热为主，若发展为慢性湿疹，则应以养血润燥为主。在用针灸进行治疗或者预防之时，取曲池穴和合谷穴可以清泄湿热，取足三里、三阴交加血海穴则能够产生养血和补血之功效。此外还可以对其进行健脾化湿，根据相关研究表明，刺三焦俞亦能够起到清利湿浊之功效，刺关元，可发挥养血润燥效果。若以艾条灸之，则有温经通络、行气活血之效。临床研究表明，针灸对于婴幼儿而言，是一种有效和安全的预防手段，可以明显提高其免疫能力和抵抗力。对于婴幼儿湿疹的预防而言，只要能够辨证清晰，准确对其实施针刺取穴和灸治，则可收到良好的预防效果。中医针灸预防婴儿湿疹具有其独特优势，在临床进行针刺时，我们通常会选用相对的小针和短针进行施针，这样可以缓解孩子对扎针的恐惧心理，同时在进针之时，要做到虽扎得浅、还能达到针灸效果。如果实施不好，则会造成一定痛感，很容易致使婴幼儿哭闹，从而不再配合医生操作，严重者甚至会因此而损伤其柔嫩皮肤和肌肉。此外，对于处于留针时期的婴幼儿，我们应依照差异性承受能力，选择性减少对其留针时间。选穴之时，也要恰当准确，从而尽可能达到最好的预防效果。而关于针刺手法，则应该迅速进针，如此方可降低进针之时的痛苦。同时要做好小幅度性提插捻转，待其达到预计扎针效果之后应该马上出针。利用中医针灸可以预防婴幼儿湿疹的发生，具有疗效显著之优点，且因过敏体质为本病的主要致病性因素，调查婴幼儿家族过敏史，可以及时准确地进行针对性预防，最终降低此类疾病的发病率。

2. 婴儿湿疹的护理

（1）家庭护理　新生儿湿疹是一种高发性新生儿皮肤症状，其病因较为复杂，且病情极易反复性发展，严重影响患儿的生存质量。因新生儿湿疹的复发率高，因此，家庭护理对患儿的治疗效果及康复质量均有重要价值，家长必须密切对患儿皮肤变化进行观察，一旦发现有异常情况，必须立即就诊。家庭护理以家庭为服务对象，国外等发达国家的家庭护理已法制化、规范化，已经形成了一套科学、严密的管理和措施，成为一个相对独立的护理医疗系统。家庭护理干预应以全家为工作单位，通过建立良好的人际关系，运用护理程序并选择合适的方式提供家庭相关的医护协助，家庭护理建立在家庭护士与家庭合作的基础上。对湿疹患儿实行家庭护理干预可以增加患儿家属对本病的了解，患儿乐于接受，疗效显著、安全有效、复发率低、不良反应小。

新生儿皮肤娇嫩，皮肤角质尚未完全发育，其真皮层薄，纤维组织少，无法有效进行酸碱能力控制。因皮肤的屏障功能下降，新生儿自身免疫系统未完全发育，极易被外界刺激而影响，如药物、化学等，均会导致皮肤损伤，细菌侵袭，引发皮肤感染。在居家生活中，必须消除对患儿皮肤造成影响的危险因素，消除刺激原。特别是对患过湿疹的新生儿，必须尽量消除各种影响因素，尽量将家里的旧报纸、杂志及其他容易积尘的物品移出室外。棉花、羽毛等填充物玩具也应少让婴儿接触。

在家中居室内禁止排放花草，并禁止饲养猫、狗等宠物，且不可使用地毯。家庭人员必须保持手部清洁，以免手部细菌感染患儿。多给新生儿摄入维生素，增强机体免疫力，对降低病情复发具有重要价值，患儿湿疹面积会逐渐缩小。随着新生儿免疫力逐渐发育，抵抗力成熟，增加活动量可以起到抵抗细菌的感染作用。家长一定要指导小儿保持良好的生活规律，对降低病情反复有重要意义。要勤换尿布，注意保持宝宝臀部、会阴部位的干燥、清洁，避免潮湿闷热。很多家长为防止孩子尿湿裤子，喜欢在尿布外罩一层塑料，这极容易造成孩子臀部和会阴的潮热，引起湿疹。另外，在孩子尿湿之后，应用温水洗净臀部、肛门和会阴部位，做好清洁工作。尤其需要注意的是，不要用热水、香皂、肥皂等带刺激性的物品清洁孩子的皮肤。还有，孩子的日常起居要规律，饮食要适量，母乳喂养最佳。对孩子的衣着打扮，不可包得太过严实，室内温度也不宜过高导致孩子出汗并长期处于闷热中。夏天时应适当增减衣物，避免出汗、发热加重湿疹病情，同时，避免夏日阳光直晒湿疹部位。给孩子的衣物，也要注意尽量少甚至不用丝毛和人造纤维织物。孩子的头部可戴柔软舒适的帽子，避免皮肤的摩擦。

（2）饮食护理　① 在治疗期间要注重对患儿的饮食护理，若患儿还处于哺乳期，应尽量通过母乳喂养，以减少因饮食不当引起的消化功能紊乱。母乳是婴幼儿成长阶段最安全、最营养、最天然的食物，母乳中蕴含婴幼儿所需的丰富营养、抗体及免疫球蛋白为婴幼儿提供热量的同时，还要能够增强婴幼儿的身体免疫力。提倡母乳喂养，由于湿疹属于过敏性皮肤疾病，在母乳喂养期间，乳母应给予清淡易消化的饮食，避免食用过于寒凉的食物，禁食辛辣刺激性食物，禁食易过敏或刺激性较强的食物，禁止饮酒。

如果婴儿已经患上了湿疹，妈妈在吃过鱼、虾、蟹、蛋等食物后，要细心观察婴儿的湿疹是否加重，应用食物排除法寻找、确定过敏的食物。如果湿疹加重了，说明这些食物可能就是变应原，要尽量少吃或完全不吃这些食物；如果无明显的变化，那么妈妈可以适量摄入，以保持营养均衡，宜多食用苦瓜、冬瓜、丝瓜等凉血利尿、清热解毒的食品。若婴儿为人工喂养，必须选择适当的奶粉，确定奶粉成分，煮奶时间可适当延长。如果效果不明显，必要时，也可以选择更换奶粉，减少致敏影响因素。婴儿稍大，添加适当辅食，注意对婴儿饮食习惯进行调整，保持良好的饮食规律，合理调配喂养量，避免喂食过量、过少等情况，保护婴儿的消化道能力。避免喂养过量而加重婴儿的肠胃负担。此外要给予患儿易消化的食物，定时定量，确保婴儿大便通畅，及时排除体内毒素。② 若确定婴儿为奶类过敏时，可将奶多煮沸几次，加热 20 分钟以上，将蛋白结构成功破坏，减少其中过敏成分，能缓解患儿致敏因素，必要时可改为低抗原性配方奶粉，如水解蛋白奶粉，经过水解，将原来大分子的牛奶蛋白转变成小分子，降低了致敏性。如确认为牛奶引起的过敏，可将牛奶多煮沸几次，使牛奶的乳白蛋白变性成为蒸发奶，或改用人奶、羊奶或其他适宜的代乳品喂养，对已患湿疹的婴幼儿，应给予清淡少流饮食，以减少患处渗出液。③ 每次喂奶后，托住患儿背部，使其保持直立体位，并将患儿头部趴在护理人员的肩膀上，轻拍患儿背部，待患儿打嗝后，再保持卧位，以免喂奶后奶水外溢至颌下及颈部，而加重湿疹蔓延，若已发生奶水外溢，则需用软毛巾予以轻蘸，并保持患处通风，预防湿疹加重。④ 注意患儿饮食多样性，给予患儿富含维生素和矿物质的盐类食物，如绿叶菜汁、胡萝卜汁、新鲜果汁、西红柿汁等，以合理改善营养状况。稍大些的幼儿，可给新鲜菜泥、果泥，这些食物可调节婴幼儿生理功能，从而减少皮肤的过敏反应。湿疹患儿的血液中，不饱和脂肪酸的含量一般都偏低，所以为患儿烹调食物时，应尽量采用植物油，如花生油、豆油、芝麻油等，这样可提高血中不饱和脂肪酸含量，对促进湿疹痊愈有一定作用。⑤ 给婴幼儿试用某种新的食物时，在给量上应由少到多，循序渐进，使之慢慢适应，以免因不适应而造成湿疹疾患。蛋白类辅食应该晚一些添加，如鸡蛋、鱼、虾类，一般婴儿从 4 个月开始逐渐添加，而有湿疹的婴儿，建议推至 7～8 个月，甚至 1 岁以后。如果是蛋白过敏，可单给蛋黄，或由少量蛋白开始逐渐加量，哺乳期的母亲可暂停吃鸡蛋。

（3）病房日常护理　　患儿需要在优良的环境下进行治疗，在患儿住院期间，护理人员应保持病房的空气清新、安全与清洁，提供较为舒适的睡眠及治疗环境。室内湿度不宜过高，否则会使湿疹痒感加重，过热也会加重症状，注意要保持适宜的温度。婴儿所处生活环境要保持清洁干燥、通风。床铺保持清洁、避免感染，对患儿使用的枕巾、被单进行定期换洗。病房每日消毒，定时进行室内紫外线消毒，减少细菌刺激。保持病房的安静，为患儿提供优质的休息环境，以免因睡眠不足加重病情。另外要加强对患儿的日常皮肤护理，小儿的皮肤柔嫩，护理人员需要做好防护措施，戴好手套之后进行护理工作，以免对患处造成刮伤，引起二次感染，加重患儿的病情。护理时，避免对患儿皮肤过度摩擦。由于患处可能遍布全身，每日洗澡次数不宜太多，隔日 1 次即可，洗澡时适宜采用温水，若湿疹患处出现分泌物，则适宜采用淋浴进行清洗，洗完之后要保持患儿的皮肤干爽。如果患者溢奶吐奶，妈妈要及时处理，避免唾液和奶液污染皮肤。对患儿的手进行约束，避免在瘙痒时，患儿对皮肤进行抓挠，以降低感染发生率。

（4）用药护理　在用药方面护理人员需要按时给患儿患处涂抹药膏，涂药前使用生理盐水清洗患处，有痂皮出现时使用棉签蘸取橄榄油浸湿，再进行擦洗。严格判定婴幼儿湿疹的分期，针对脂溢性湿疹患儿清除患处的渗液后涂抹收湿止痒散。另外，观察婴儿皮肤的褶皱处，发现有皮损时也同样涂抹收湿止痒散。针对湿性湿疹患儿，可采用祛湿止痒散混合麻油，调至糊状涂抹于患处。针对干性湿疹患儿，可用美宝烧伤膏涂抹并加以轻柔按摩，针对全身湿疹患儿，可采用外敷内服结合方式。另外还需叮嘱家长不得擅自为患儿使用激素类药物，以免影响治疗效果。若患儿病情严重影响日常休息，经医生同意后对患儿严格按量使用抗组胺药。

（5）局部皮肤护理及痂皮处理　每日为患儿用适宜的温水快速清洗皮肤以减轻湿疹症状，切勿清洗湿疹患处，避免继发感染，不可洗澡过于频繁，浴后用柔软的毛巾把水吸干，不使用刺激性清洁剂。清洁完成 3 分钟后，可选择柔和的润滑剂，使用舒适、清洁、柔软的纯棉制品的软绵衣物，衣物尽量保持宽松，不宜衣被过厚，包裹避免过紧。婴儿的衣服特别是内衣应选择浅色、柔软的纯棉布制品，床单、被褥也需要以纯棉为主，避免给患儿穿化纤类内衣，减少化纤制品衣物对患儿皮肤造成刺激。每日必须更换内衣与毛巾。要专用洗衣盆，洗衣盆与洗澡盆必须每日消毒，或者在洗衣、洗澡后使用开水烫洗、暴晒，起到杀毒作用。针对局部糜烂渗液、红肿的皮损可采用 2.5%硼酸溶液湿敷，针对湿疹症状较轻患儿可采用氧化锌洗剂清理创面。清洗完成后可用新霉素软膏均匀涂抹患处，保持局部清洁干燥。此外婴幼儿日常要多补充维生素 B、维生素 C 以促进患处皮肤愈合。积极开展患儿抚触，每日 3 次，每次 15 分钟，以利于刺激患儿淋巴系统，提高机体免疫力，并通过抚触减少患儿因瘙痒所致的哭闹，平复患儿的情绪，改善患儿的睡眠。为避免患儿因瘙痒而抓挠湿疹患处，应勤剪指甲，或用纱布包裹指尖。

家长在处理患儿头皮、前额、眉间的痂皮时，可将熟香油均匀涂抹于上述痂皮处，每日 3～4 次，直至香油完全浸透痂皮，且观察痂皮四周与患儿皮肤之间呈翘起分离状后，应用消毒棉签蘸无菌生理盐水，轻柔地逐渐将痂皮洗掉，若清洗困难则继续用熟香油浸入痂皮，重复上述处理措施，切不可强行剥下痂皮。

（6）心理护理　小儿患处常出现瘙痒，小儿不自主搔抓会引发更严重的病症，并给患儿带来更大的疼痛感，引起患儿哭闹。因此护理人员需协助家长对患儿进行心理安抚，使患儿保持良好的心情，积极配合治疗。对于焦躁、哭闹不止的患儿，要具备相当的耐性和细心，配合相关心理学知识，多加安抚患儿的情绪，减少治疗的难度。

第二节 老年湿疹

老年人发生湿疹与患者年龄增大，皮肤屏障功能受损有关，还与激素水平、环境干燥、物理刺激、饮食习惯、精神紧张、新陈代谢障碍、脾胃失调等有关。老年湿疹的预防与护理要点如下。

（1）常规护理　　注意保持室内温湿度适宜，温度在 20℃左右，湿度在 50%～60%；室内光线充足，保持室内空气新鲜，每日通风 2～3 次，每次 30 分钟，可使用空气消毒柜对病室空气进行消毒，保持床单和衣服清洁。严格执行消毒隔离措施，减少探视陪住人员，防止交叉感染。并帮助患者做好“三短”：头发、胡须、指（趾）甲短，“九洁”：面颊、口腔、头发、手、足、会阴部、臀部、肛门、皮肤清洁。根据患者的生活和工作环境，查找可能的变应原，避免接触可诱发湿疹的因素，如染料、花粉、油漆、洗洁精等；养成良好的排便习惯，保持大便通畅，生活有规律；缓解瘙痒，穿着柔软、透气的全棉内衣，不可过暖。多饮水，避免皮肤干燥。

（2）饮食与休息　　足量的营养和合适的热量在疾病转归过程中至关重要。护理人员可向老年湿疹患者宣教合理的饮食方法，根据患者的饮食习惯和过敏等饮食特点设计一套适合患者的预防性食谱。患者疾病急性期机体处于高敏状态，多食清淡易消化、低盐低脂、富含营养的食物，应避免进食腥辣、酒、虾、蟹等易过敏与刺激性食物，对怀疑可致过敏的食物采取逐一筛选的方法，间歇、逐一、少量尝试食用，以避免偏食现象。对已经证实致敏的食品，包括同类食品应绝对禁服。多进食新鲜蔬菜、水果、牛奶、蛋类、豆制品等，也可适量补充维生素、鱼肝油等。多喝水，保持大便通畅，以增加皮肤表面的抵抗力。除上述可能引起过敏的食物外，应根据患者自身情况，注意谨慎食用榴莲、芒果、龙眼、荔枝等热性水果。患者应劳逸结合，工作不要过于紧张，多注意休息和保证足够的睡眠时间。

（3）皮肤、瘙痒护理　　保持皮肤不受损伤和感染是预防和护理成败的关键。保护皮损避免继发损伤和感染，寻找变应原及可疑致敏病因，避免外界不良刺激的再侵扰，以免加重病情。皮损剧痒时，可配合中草药药浴，同时嘱患者用手轻轻拍打痒处，避免搔抓皮肤。保持皮肤干燥、清洁，特别是治疗后的 24 小时内禁沾水，避免过度搔抓、热水烫洗及刺激性洗涤物洗涤，防止皮肤发生感染。预防皮肤损伤和感染，护理上注意糜烂创面，预防感染，促进愈合。渗液伴有皮肤感染者，局部用 3%硼酸水轻拭渗液处，保持创面干燥，避免潮湿。护理人员还要协助患者使用正确的方法按摩未破损的皮肤，以增强皮肤抵抗力，增加舒适感。

瘙痒是湿疹最典型的临床表现。夏季建议患者尽量处于有制冷设备的环境中，通过阅读、听音乐或看电视、与亲友聊天等分散注意力。如感觉瘙痒难忍，可用手掌按压、拍打或按摩代替搔抓，减少“痒－搔抓－再痒－再搔抓－用力搔抓”的恶性循环。白天避免阳光下暴晒皮肤，夜间瘙痒感觉更甚于白天，且影响睡眠。护理人员也可以遵医嘱给予有止痒作用的镇静、抗组胺药以保证患者的睡眠。同时嘱患者睡前不要看刺激情绪的电视、书籍等。突然的情绪变化可使瘙痒加重，因此要保持良好的情绪，一旦心情舒坦，瘙痒同时也就减轻了。

（4）心理护理　老年慢性湿疹患者由于疾病病情较复杂、病程较长且反复发作、久治不愈，再加上长期皮肤瘙痒，使得患者的日常生活痛苦不堪。老年患者年龄偏大，免疫力较弱，所以对治疗更加不利。因此，大多数患者表现出烦躁、焦虑、精神不振、失眠、易发脾气、怀疑、消沉等不良情绪反应，长此以往还会使患者产生较大的经济压力，使患者的心理出现紧张焦虑等问题，甚至有些患者还会失去治疗的信心。这些将直接影响治疗效果，甚至导致病情发展。此时，护理人员应给予患者热情的接待，对其主诉给予耐心的倾听，对患者主动介绍慢性湿疹的有关知识，使患者对病情有正确的认识，放松精神，解除心理障碍。采用安慰疏导、精神转移等方法消除患者的紧张心理，耐心向患者及家属介绍有关本病的知识，积极争取患者家属的协作，通过教育、引导活动帮助患者正确认识疾病和症状，掌握疾病的发生、发展规律，树立正确的生活方式，以解除其思想顾虑，取得患者的信任和配合，提高治愈本病的信心。同时增加与患者交流的次数，交谈其感兴趣的话题，分散患者的注意力能有效地减轻患者的痛苦。通过仔细观察，护理人员根据患者的不同性格和不同生活特点，然后归纳性格类型，针对不良情绪进行必要的谈话、疏导，帮助患者建立正规的生活规律，经临床证明，对于一些性格被动、顺从的患者，一方面建立正规的生活方式，另一方面通过谈话疏导，可以提高对刺激感觉的耐受性，瘙痒的感觉也可明显减轻。交流过程中要注意着装、表情，了解患者的感受和要求，耐心倾听并分析患者的思想，用通俗易懂的语言进行细致的心理疏导，及时调整患者心态，使其有效掌握教育的内容，勇敢地面对疾病，使患者心理处于良好状态，调动主观能动性。解除患者的顾虑，增强信心，以良好稳定的心理状态接受治疗。

（5）用药护理　湿疹治疗一般不采用皮质类固醇激素药物口服、肌内注射或静脉注射治疗，此药虽对消炎止痒及减少渗出的作用较快，但停药后很快复发且症状更严重，长期应用易引起许多不良反应。老年湿疹患者滥用皮质类固醇激素药物后，易发展成继发性红皮病。治疗和护理过程中需要时应向患者讲明坚持按医嘱正规治疗的重要性，严格在医生的指导下使用，并监督用药全过程。一般老年湿疹患者住院大多都合并有其他脏器疾病，因此用药较为复杂，医护人员应密切注意观察皮损情况，指导、督促、协助患者用药，向患者讲明外用药的作用，使患者积极主动配合治疗。

第三节 肛周湿疹

术后极易引起肛周湿疹，原因主要有术后出现湿疹与体形肥胖、臀沟深有一定关系；由于肛门或直肠疾患，病灶的刺激及其分泌物、渗出液的浸润而造成肛门湿疹；坐浴水温过高，直接刺激局部肉芽及肛周皮肤；肛门清洗次数过多，导致局部潮湿，出观湿疹；局部换药，纱条、敷料过多过厚，使局部处于湿润状态易出现湿疹。肛周湿疹瘙痒剧烈，易复发，病程长，不仅加重了患者的身心痛苦，更延长了康复时间，给临床护理工作带来困难。肛周湿疹的预防与护理要点如下。

（1）生活护理　由于肛周湿疹的病灶位置特殊，患者需卧床休息，其会在一定程度上限制患者的行动，所以护理人员要主动关心患者，了解患者需求，及时满足患者的生活所需。患者要多饮水，不食刺激、辛辣食物。肛周湿疹患者要勤换内裤，衣着要宽松、透气，加强个人卫生，不得使用碱性溶液清洗会阴部，避免抓挠病灶部位。患者平卧时，要将双腿外展，使腹股沟、会阴部暴露，以减少对肛周皮肤的摩擦刺激。

（2）用药护理　患者排便后，取温水洗净患者肛周皮肤，并通过电吹风将清洗部位吹至干燥。肛周湿疹用药时，要注意先清洗肛周皮肤，待肛周皮肤干燥、清洁后再涂擦药物。注意根据创面病变特点，及时调整外用药物剂量、剂型，以缩短病程，促进创面愈合。护理人员每隔一段时间帮患者更换一次体位，并且保持患者肛周皮肤清洁干燥。

（3）并发症护理　一般肛肠手术后，会影响肛门局部循环，容易因感染、发炎、排便困难等引起肛门水肿。在护理工作中，护理人员要鼓励患者使用高锰酸钾或洁尔阴稀释液进行坐浴，术后指导患者如何正确诱导排便、排尿，以免发生排便、排尿困难。对于排尿、排便困难者，可进行导尿、应用针剂、穴位按摩等方式进行处理。对于腹泻者，遵医嘱应用止泻药物，以减少排便次数，避免对肛周造成过多刺激。

（4）心理护理　在发生肛周湿疹后，由于肛门部位奇痒难忍、摩擦出血，加之病变部位特殊，患者对疾病缺乏足够的认识，容易出现害羞、焦虑、恐惧、紧张心理，甚至还会拒绝护理。此时，护理人员应根据患者的年龄、性别、生活背景、心理特点等，耐心地对其普及卫生健康常识，减轻患者的焦虑、恐惧情绪。同时，护理人员还要充分利用所学的心理学知识，主动与患者沟通，有针对性地对患者进行心理疏导，取得患者的信任，使之保持一个积极、乐观的心理状态，从而积极配合临床护理工作。

（5）健康宣教　护理人员要对患者及其家属加强健康宣教，宣教内容包括肛周湿疹的发病原因、临床表现、治疗方法、预防措施等。嘱患者在日常生活中要避免食用蟹、虾、酒、浓茶，以及含高蛋白的肉类、牛奶、豆类食品，以免加重病情。日常饮食要以清淡、易消化为宜，还要注意保持肛周洁净和干燥。

第四节　外阴湿疹

外阴湿疹是湿疹中常见的一种，男女均可发病，但女性多见。好发于长期卧床、全身营养状况差、抵抗力差、长期应用抗生素导致菌群失调、大小便失禁及腹泻的患者。临床预防措施主要包括避免食用刺激性及易致敏性食物、调整精神心理状态、保持会阴部清洁干燥、勿用刺激性清洁剂或膏霜，最为关键的是隔绝致敏原及各种不良刺激。外阴湿疹的预防与护理要点如下。

（1）皮肤护理　湿疹患者由于皮肤瘙痒、红斑，严重者有浸润或苔藓化，水洗会加重浸润或糜烂面（忌烫洗），保持皮肤清洁、干燥通风是非常必要的。预防皮肤损伤和感染，护理上注意糜烂创面，预防感染，促进愈合。平时患者应穿宽松纯棉内衣，勤剪指甲，切忌搔抓，必要清洁时，用湿润软毛巾擦干局部，每日观察皮肤颜色及感觉有无异常。女性外阴分泌物多时，需检查妇科情况，排除或治疗念珠球菌及卫生巾等引起的接触性皮炎。

（2）饮食与休息　忌饮酒及辛辣食物，减少鱼虾等动物蛋白食物，禁食高脂肪、过甜的食物，多补充新鲜蔬菜和水果，以增加皮肤表面的抵抗力。生活要规律，要有正确的作息时间，劳逸结合，保证充足睡眠，让皮肤得到适当休息。

（3）心理护理　外阴湿疹易反复发作，特别是慢性湿疹病情较长，反复不易治愈，剧烈瘙痒导致患者休息质量变差，生活和工作质量下降，长期就医经济负担重，患者会出现烦躁、消沉等心理问题，直接影响治疗效果，甚至导致病情发展。面对患者的忧虑，护理人员要有效地利用当面解说、发放健康教育处方和资料，医院的宣传栏、电话咨询等方式指导患者，使患者对病情有正确的认识，放松精神，解除心理障碍。可向患者介绍有关本病的知识及成功治疗案例，通过教育引导活动帮助患者正确认识疾病和症状，掌握疾病的发生、发展规律，树立正确的生活方式，取得患者配合，提高治愈本病的信心。

第五节　手部湿疹

手部湿疹临床病因主要由外在因素和内在因素引起。如生活环境、气候条件、外界刺激、日常生活用品、接触过敏物、真菌感染、食物药物过敏、新陈代谢障碍、内分泌功能失调、精神因素等。针对以上手部湿疹可能的致病因素，手部湿疹的预防与护理应注意以下几点。

1）尽量避免可能的变应原，不用刺激性强的肥皂等洗护用品。为了避免手部汗疹，尽量保持手部干燥，洗手后尽量擦干，可涂柔顺无刺激的护手霜。

2）少食或禁食易过敏食物，尽量避免接触过敏物，如确实需要接触，可通过戴手套避免直接接触。

3）养成良好的生活习惯，作息正常不熬夜，保持良好的精神状态，避免内分泌系统等的紊乱。

4）已经患病者，避免搔抓，剧痒难忍时可轻拍缓解。患病后及时就医，按医嘱用药控制和治疗。

第六节　乳房湿疹

乳房湿疹是发生在乳头、乳晕及周围部位皮肤的一种非特异性变态反应性炎症，男女均可发病，但以哺乳期妇女多见。

哺乳期妇女喂奶后应注意保持乳房干燥，每日温水擦洗，为防止乳头干裂，可涂抹乳汁。肥胖妇女或垂乳者，特别注意乳房下褶皱处的干燥，尤其夏季气候湿热时，要注意清洗。穿着干燥、透气的棉柔衣物，内衣不宜过紧。乳房湿疹患者宜食清淡食物，忌油腻、辛辣。瘙痒难耐时可用温毛巾擦拭，忌剧烈抓搔。严重有黄水渗出结痂者，可用棉签轻拭，遵医嘱涂抹药膏。

参考文献

[1] 王雅莉，李彤彤，赵艳霞. 近5年中医治疗湿疹的研究进展. 中国中西医结合皮肤性病学杂志，2017，16(5)：474－477.
[2] 郭菁怡，张明. 中医药治疗湿疹临床进展. 辽宁中医药大学学报，2014，16(3)：240－244.
[3] 周少林，高红兰. 从中医体质学说谈“治未病”理论. 江苏中医药，2012，44(7)：1－3.
[4] 刘勇. 中西医结合治未病述评与探讨. 中西医结合心脑血管病杂，2010，8(12)：1498－1500.
[5] 袁尚华.中医整体观念对疾病整体预防的指导作用. 中华中医药杂志，2015，30(7)：2313－2315.
[6] 刘昭纯. 论中医预防学的概念与研究范畴. 山东中医药大学学报，1998，22(2)：92－95.
[7] 陈红桂，陈德监.中医护理在急性湿疹诊治中的体会. 内蒙古中医药，2014，33(28)：144.
[8] 龚娟，戚东卫，刘毅. 急性湿疹中医临床路径实施的应用评价. 中国中医急症，2014，23(4)：610－612.
[9] 刘红霞.皮炎湿疹中西医特色治疗. 北京：人民军医出版社，2011.
[10] 李斌. 湿疹防治. 北京：人民军医出版社，2011.
[11] 李林峰. 慢性湿疹的环境因素和预防. 中国全科医学，2004，7(12)：853－854.
[12] 张建中. 慢性湿疹的内在因素和预防. 中国全科医学，2004，7(12)：854－855.
[13] 舒甜. 家庭护理对小儿湿疹愈合的效果分析. 全科护理，2017，15(33)：4141－4143.
[14] 汪丽霞. 小儿湿疹的防治与护理措施分析. 当代医学，2016，22(24)：104－105.

[15] 田贞. 新生儿湿疹的护理和预防. 中国医疗美容,2015,3：162-163.
[16] 孙元红,王玮琦,焦迎先. 新生儿湿疹的预防和护理. 中国实用医药,2012,8(7)：234-235.
[17] 冷丽,郑素平. 益生菌在婴儿湿疹临床一级预防中的作用. 中外医学研究,2011,9(10)：78.
[18] 王李敏. 婴儿湿疹预防和治疗现状. 齐齐哈尔医学院学报,2009,30(12)：1489-1490.
[19] 张瑜. 婴幼儿湿疹的预防及护理分析. 中国医疗美容,2015,3：164-165.
[20] 吴媛媛,钱劲英,朱靖. 婴幼儿湿疹的预防与护理. 航空航天医学杂志,2013,24(10)：1259-1260.
[21] 罗丽娜,杨金玲. 针灸对孕产期预防婴幼儿湿疹疗效观察. 陕西中医,2014,35(7)：909-910.
[22] 林贤娜,潘健楷,袁定贵,等. 护理干预对老年湿疹病人瘙痒的影响. 全科护理,2013,11(6)：1646-1647.
[23] 李汉珍. 老年慢性湿疹患者的护理. 咸宁学院学报,2006,20(2)：179.
[24] 郑晓晓. 老年慢性湿疹患者的临床护理. 吉林医学,2012,33(9)：1958.
[25] 张诚昊,杨恩品. 浅述老年湿疹的辨证论治. 天津中医药,2016,33(2)：118-119.
[26] 桑化婷. 研究老年慢性湿疹患者的护理干预与措施. 世界最新医学信息文摘,2017,17(70)：204.
[27] 吕舒怡,王军省. 肛周湿疹治疗方法概述. 新疆中医药,2017,35(5)：149-151.
[28] 王森,侯勇. 肛周湿疹中医药治疗进展. 中医药临床杂志,2013,25(7)：656-658.
[29] 尹景霞. 浅析 82 例大便失禁致肛周湿疹的护理效果. 世界最新医学信息文摘,2015,15(2)：242-243.
[30] 夏丽彦. 细节护理对肛周湿疹患者的护理效果研究. 中国医疗美容,2014,5：132-133.
[31] 宋慧英,迟慧彦,姚春海. 中医药内外合治外阴湿疹 96 例临床观察. 中国中医药现代远程教育,2009,7(12)：211-212.
[32] 向丽,麦月好,王京. 高能窄谱光子联合药物治疗外阴湿疹的疗效观察及护理. 护理实践与研究,2013,10(11)：56-57.
[33] 杨娟. 中西医结合治疗外阴湿疹 42 例临床观察. 中医药导报,2015,21(1)：88-90.
[34] 吕学翠. 手部湿疹病因与分类. 中国校医,2012,26(10)：782.
[35] 张培霞,董红建,张芳. 地氯雷他定联合冰黄肤乐软膏治疗亚急性及慢性手部湿疹的临床观察. 临床医学,2014,34(11)：76-77.
[36] 佟彦丽,秦录,杨杰. 中西医结合治疗乳房湿疹 36 例. 吉林中医药,2011,31(7)：660-661.
[37] 蒋艳姣. 参考月经周期中医治疗乳房湿疹的疗效观察. 内蒙古中医药,2016,9：50.